Medien +
Gesundheit

Reihe **Medien +** Gesundheit

herausgegeben von Patrick Rössler

Band 10

Medien + Gesundheit

Markus Schäfer | Oliver Quiring | Constanze Rossmann |
Matthias R. Hastall | Eva Baumann [Hrsg.]

Gesundheitskommunikation im gesellschaftlichen Wandel

Nomos

Redaktion der Reihe **Medien +** Gesundheit:

Prof. Dr. Patrick Rössler
Universität Erfurt
Kommunikationswissenschaft/Empirische Kommunikationsforschung
Nordhäuser Str. 63
99089 Erfurt
Tel.: 0361/ 737-4181
E-mail: patrick.roessler@uni-erfurt.de

Die Deutsche Nationalbibliothek verzeichnet diese Publikation in der Deutschen Nationalbibliografie; detaillierte bibliografische Daten sind im Internet über http://dnb.d-nb.de abrufbar.

ISBN 978-3-8487-2365-2 (Print)
ISBN 978-3-8452-6467-7 (ePDF)

1. Auflage 2015

Vorwort

Der rasante technologische Fortschritt und die damit einhergehenden Entgrenzungsprozesse führen nicht nur zu tiefgreifenden Veränderungen in Wirtschaft, Politik und Gesundheitswesen, sondern auch in Massenmedien und Journalismus. Konvergente Medien spielen eine immer wichtigere Rolle und durchdringen den menschlichen Lebensalltag auf immer vielfältigere Weise. Gleichzeitig stellen soziale Veränderungsprozesse wie der demografische Wandel moderne Gesellschaften vor enorme gesundheitspolitische Herausforderungen. Die Gesundheitskosten drohen zu explodieren, und auch die Organisation der notwendigen flächendeckenden medizinischen Versorgung ist mit erheblichen Schwierigkeiten verbunden.

Viele dieser Veränderungen sind bereits heute tagtäglich in zahlreichen Lebensbereichen sicht- und spürbar. Und sie bieten allen an der Kommunikation in Gesundheitskontexten beteiligten Akteuren neue Chancen, stellen sie aber auch vor neue Herausforderungen. Der Titel des vorliegenden Sammelbands, „Gesundheitskommunikation im gesellschaftlichen Wandel", ist bewusst mehrdeutig gehalten. Er umfasst zum einen die Auseinandersetzung in Medienforschung, Publizistik- und Kommunikationswissenschaft mit den Bedingungen, Möglichkeiten und Grenzen moderner Gesundheitskommunikation in Zeiten gesellschaftlicher Veränderungsprozesse. Zum anderen deutet der Titel aber gleichzeitig den Wandel an, dem die Gesundheitskommunikation in Forschung und Praxis selbst ausgesetzt ist. Denn die Herausforderungen, die die vielschichtigen gesellschaftlichen Veränderungen mit sich bringen, führen eben auch dazu, dass sich Gesundheitskommunikation immer wieder anpassen, in vielen Bereichen neu beweisen und nicht zuletzt angesichts neuer Kommunikationswege und technischer Möglichkeiten mitunter (immer wieder) neu erfinden muss. In diesem Spannungsfeld von internem und externem Wandel bewegt sich die kommunikationswissenschaftliche Forschung auf der Suche nach fruchtbaren theoretischen Konzepten, methodischen Innovationen und praktischer Anwendbarkeit.

Im deutschsprachigen Raum hat sich die Gesundheitskommunikation in den vergangenen Jahren zu einem florierenden und schnell wachsenden Forschungsfeld entwickelt. Dies scheint keinesfalls verwunderlich, sind doch Befunde zu den Bedingungen, Ursachen und Folgen gesundheitsbezogener und gesundheitsrelevanter Kommunikation gerade in sich demografisch und medial wandelnden Gesellschaften nicht nur von hoher theoretischer, sondern eben auch von enormer praktischer Relevanz. Das konstant große Interesse am Forschungsfeld spiegelt sich nicht zuletzt in der hohen Zahl an Einreichungen und den stetig wachsenden Teilnehmerzahlen bei den Jahrestagungen der Ad-Hoc-Gruppe Gesundheitskommunikation der Deutschen Gesellschaft für Publizistik- und Kommunikationswissenschaft (DGPuK) wider. Die anhaltende Resonanz bestätigt die Arbeit der Ad-Hoc-Gruppe, die vor fast drei Jahren mit dem Ziel angetreten war, das Forschungsfeld der Gesundheitskommunikation in der Publizistik, Kommunikations- und Medienwissenschaft im deutschsprachigen Raum zu etablieren und zu institutionalisieren.

Der vorliegende Tagungsband zur zweiten Tagung in Mainz gliedert sich in fünf thematische Abschnitte, die mit insgesamt 18 Beiträgen zentralen Fragen und Herausforderungen der Gesundheitskommunikation im gesellschaftlichen Wandel auf den Grund gehen. Im ersten Abschnitt zu theoretischen Zugängen der modernen Gesundheitskommunikation stehen Entwicklungen des Forschungsfelds selbst im Fokus. Astrid Spatzier beleuchtet die Besonderheiten und Vorzüge einer kommunikationswissenschaftlichen Sichtweise von Gesundheitskommunikation und geht theoretischen Fundierungsmöglichkeiten nach. Doreen Reifegerste und Matthias R. Hastall legen anschließend in ihrem Beitrag den Fokus auf ethische Dilemmata in der aktuellen Gesundheitskommunikation und identifizieren dabei vier ethisch-moralische Konfliktkonstellationen.

Gesundheit als Thema in den klassischen Massenmedien steht im zweiten Abschnitt des Sammelbands im Vordergrund. Farina Madita Dobrick und Doreen Reifegerste gehen der Frage nach, wie der Begriff „Eigenverantwortung“ in der deutschen Presseberichterstattung journalistisch gerahmt wird. Frames in der deutschen Presseberichterstattung stehen auch im Beitrag von Lisa Meyer und Constanze Rossmann mit Blick auf das Thema Organspende und Organspendeskandale im Mittelpunkt. Mit ihrem Beitrag zu patientengerichteter Werbung für verschreibungspflichtige Medikamente liefert Viorela Dan einen Überblick zu einem Thema, das im angloamerikanischen Raum bereits intensiv diskutiert wird, dem in Zukunft aber auch in Europa mehr Bedeutung zukommen könnte.

Unter der Überschrift „Gesundheitskommunikation Online“ steht der dritte Abschnitt des Bandes. Fünf Beiträge widmen sich sowohl gesundheitsbezogenen als auch gesundheitsrelevanten Aspekten der Online-Kommunikation, wobei Möglichkeiten und Risiken der neuen Medien gleichermaßen im Fokus stehen. Yvonne Prinzellner und Nicola Döring analysieren die Peer-to-Peer-Gesundheitskommunikation von Mädchen in Online-Foren, Marko Bachl und Michael Scharkow auf Basis einer computergestützten Inhaltsanalyse die Informationen über Krankheiten auf Wikipedia. Mit einem der aktuell wohl wichtigsten Onlinekanäle befasst sich Nicola Döring in ihrem Beitrag zu Rolle und Bedeutung von Fitness- und Lifestyle-Kanälen auf YouTube. Anne-Linda Camerini und Peter J. Schulz gehen in ihrem Artikel der Frage nach, wie sich interaktive Applikationen von E-Health-Interventionen auf das Empowerment von Patientinnen und Patienten mit chronischen Rückenschmerzen auswirken. Sebastian Scherr beleuchtet schließlich den Zusammenhang zwischen der Nutzung von Gesundheitsforen im Internet und der Suizidalität der Nutzer.

Ein in Anbetracht gesellschaftlicher Veränderungsprozesse zunehmend wichtiger werdender Bereich der Forschung ist das (veränderte) Gesundheits-Informationsverhalten verschiedener Akteure. Markus Seifert untersucht, wie sich Patientinnen und Patienten im Vorfeld eines Krankenhausaufenthaltes informieren. Die Rolle von Arztbewertungsportalen im Zuge der Arztwahl steht im Beitrag von Nils Borchers und Nicola Krömer im Mittelpunkt. Die Arztperspektive in der Interaktion mit Internetpatienten rückt Simone Jäger in ihrem Aufsatz in den Fokus.

Der fünfte und letzte Abschnitt des Tagungsbandes ist intendierten und nicht-intendierten Effekten von Gesundheitsbotschaften gewidmet. Doreen Reifegerste und Constanze Rossmann beschäftigen sich mit der Frage, inwieweit sich Gruppenbilder in Präventionskampagnen zur Förderung körperlicher Aktivität wirkungsvoll einsetzen lassen. Freya Sukalla, Isabel Rackow und Anna J. M. Wagner beleuchten die Wirkung narrativer Elemente in der Kommunikation zur Organspende. Anja Kalch und Tino Meitz wiederum gehen den Wirkungen von Zeugenberichten im Kontext von Informationskampagnen gegen partnerschaftliche Gewalt auf den Grund. Auf Grenzen der Wirksamkeit präventiver Botschaften verweisen Eva Baumann, Sarah Geber, Christoph Klimmt, Marcus Maurer, Corinna Oschatz und Michael Sülflow am Beispiel von Verkehrssicherheitskampagnen. Und schließlich zeigen Linda Mummer, Juliane Wagner, Doreen Reifegerste und Martin Degen in ihrem Beitrag, dass Lebensmittelskandale nicht zwangsläufig zu Verunsicherung bei Rezipienten führen müssen.

Wir möchten es an dieser Stelle nicht versäumen, uns bei allen zu bedanken, die uns in den vergangenen Monaten tatkräftig unterstützt haben, sei es bei der Organisation der Tagung in Mainz oder bei der Erstellung dieses Tagungsbandes. Ein herzliches Dankeschön gilt allen Teilnehmenden, Vortragenden und Präsentierenden, aber auch den Reviewerinnen, Reviewern und Chairs, ohne die eine Veranstaltung in dieser Form nicht möglich gewesen wäre. Besonders danken möchten wir auch allen Sponsoren und Unterstützern der Tagung, allen voran dem Forschungsschwerpunkt Medienkonvergenz der Johannes Gutenberg-Universität Mainz. Ebenfalls bedanken möchten wir uns bei Viola Granow, die uns als studentische Hilfskraft mit viel Einsatz beim Formatieren und Korrekturlesen des Bandes unterstützt hat. Und natürlich gilt unser ganz besonderer Dank allen Autorinnen und Autoren dieses Sammelbandes, die mit ihren interessanten Beiträgen und ihrer Zuverlässigkeit maßgeblich zum Gelingen des Projekts beigetragen haben.

Markus Schäfer, Oliver Quiring, Constanze Rossmann, Matthias Hastall, Eva Baumann — *September 2015*

Inhaltsverzeichnis

V Intendierte und nicht-intendierte Effekte von Gesundheitsbotschaften

I Theoretische Zugänge der Gesundheitskommunikation

Astrid Spatzier

Überlegungen zur kommunikationswissenschaftlichen Sichtweise von Gesundheitskommunikation

1 Einleitung

Im nordamerikanischen Raum gibt es seit Ende der 1980er Jahre nach Baumann & Hurrelmann (2014) sowie Spatzier & Signitzer (2014) deutlich sichtbare äußere Entwicklungstendenzen im Forschungsfeld Gesundheitskommunikation.[1] In den vergangenen 15 Jahren kamen in der deutschsprachigen Kommunikationswissenschafts-Community verstärkt Bemühungen zur Institutionalisierung von Gesundheitskommunikation auf. Insbesondere ist dabei der Blick auf das renommierte Hans-Bredow-Institut in Hamburg[2], die Gründung der Ad-hoc-Gruppe Gesundheitskommunikation[3] in der DGPuK (Deutsche Gesellschaft für Publizistik- und Kommunikationswissenschaft) und das Handbuch Gesundheitskommunikation von Hurrelmann & Baumann (2014)[4] gerichtet.

Gleichwohl mit den angeführten Beispielen eine Programmatik in Richtung Eigenständigkeit innerhalb der Kommunikationswissenschaft nachverfolgt werden kann, ist eine Anerkennung als eigenständiger Forschungsbereich im deutschsprachigen Raum nicht voraussetzungsfrei gegeben. Einerseits kann argumentiert werden, dass das Thema Gesundheit in bereits bestehende Forschungsbereiche wie beispielgebend in der Journalistik/Journalismusforschung, Rezeptions- und Wirkungsforschung, PR und Organisationskommunikation, Kommunikation und Politik, usw. ein Dach bzw. mehrere Dächer findet. Andererseits ist zu argumentieren, dass mit Gesundheit ein Querschnittsthema behandelt

---

1 Beispielsweise können die Gründung der Fachjournale ‚Health Communication' (gegründet 1989) oder ‚Journal of Health Communication' (gegründet 1996), aber auch Aktivitäten der ICA (International Communication Association) sowie zahlreiche Publikationen angeführt werden (siehe ausführlich Spatzier & Signitzer, 2014, S. 36).

2 Das von Baumann, Lampert & Rossmann 2003 am Hans-Bredow-Institut initiierte Netzwerk ‚Kompetenzbereich Gesundheitskommunikation (vormals ‚Forschungs- und Transferzentrum Medien und Gesundheit') zielt auf einen Wissenschafts-Praxistransfer.

3 Die erste Tagung dieser Ad-hoc Gruppe fand im November 2013 zum Thema ‚Gesundheitskommunikation als Forschungsfeld der Kommunikations- und Medienwissenschaft' in Hannover statt.

4 Einen ersten bezeichnenden Sammelband gab es bereits 2001, herausgegeben von Hurrelmann & Leppin.

wird, das nicht nur alle Menschen und die Gesellschaft insgesamt betrifft, sondern inter- und intradisziplinär zu begreifen ist, sodass sich eine facettenreiche Betrachtung als eigenständige Subdisziplin förmlich aufdrängt.

Bislang wurden Sichtweisen und Forschungsparadigmen zum Gegenstandsbereich zunächst aus der nordamerikanischen Tradition heraus anhand des Vier-Ebenen-Modells nach Chaffee & Berger (1987) funktional anspruchsvoll illustriert (siehe Kapitel 2). Gesundheitskommunikation ist auf mindestens zwei miteinander verwobenen Ebenen, optimalerweise auf allen vier Ebenen (intra-, interpersonell, organisationsbezogen, massenmedial), zu betrachten. Eine Kritik an dem Modell bezieht sich auf die Unangemessenheit im Blick auf eine mediatisierte Gesellschaft. Vor diesem Hintergrund adaptierten Baumann, Lampert & Fromm (2012) die Sichtweisen in eine Richtung, in der die bislang vierte Ebene nicht mehr die massenmediale Betrachtung umfasst, sondern als gesellschaftliche Ebene konstruiert wird. Dafür nimmt der massenmediale Gesichtspunkt zentralen Raum in allen vier Ebenen (intra-, interpersonell, organisationsbezogen, Gesellschaft) ein. Positiv an einer derartigen Modifikation erscheint, dass genuin kommunikationswissenschaftliche Fragestellungen in der Gesundheitskommunikations-Forschung Raum finden. Ungeachtet dieser Tendenzen bleibt die Frage, inwieweit ein auf massenmedialen Bezügen fußendes Vier-Ebenen-Modell alle kommunikationswissenschaftlichen Forschungsperspektiven erfassen kann. Ausgehend von einer kritischen Betrachtung der beiden angeführten Vier-Ebenen-Modelle stellt der nachfolgende Beitrag eine weitere Sichtweise auf Gesundheitskommunikation vor, die auf drei von Levy & Windahl (1985) postulierten kommunikativen Phasen beruht. Darauf aufbauend lassen sich Fragestellungen illustrieren. Zusammenfassend betrachtet das Fazit konkret Chancen und Herausforderungen, die für die weitere Entwicklung des Faches von Bedeutung sein können.

2 Vier-Ebenen-Modelle der Gesundheitskommunikation

Zu Beginn mag eine der ersten anerkannten Definitionen von Gesundheitskommunikation nach Kreps & Thornton (1992, S. 2) herangezogen werden: „Health communication is an area of study concerned with human interaction in the health care process." Positiv daran ist die Offenheit für Denkansätze in Richtung Kommunikation im Rahmen von Gesundheitsprozessen. In kritischer Betrachtung kann argumentiert werden, dass mediale und gesellschaftliche Perspektiven wenig Raum finden. Mit Rogers (1996, S. 15) wird die Sichtweise in Richtung Gesundheit allgemein erweitert: „Health communication refers to any type of human communication whose content is concerned with health.“ Eine Ergänzung um gesundheitsbezogene Botschaften ist in einer Definition von Northhouse & Northhouse (1998, S. 3) zu finden: „Health communication is a subset of human communication that is concerned with how individuals deal with health-related issues.“ Eine bemerkenswerte deutschsprachige Definition von Schnabel (2009, S. 39) markiert den Gegenstandsbereich umfassend und nimmt insofern Bezug auf verschiedene Ebenen der Betrachtung, als Gesundheitskommunikation „auf allen vermittlungsrelevanten Ebenen (Individuen, Organisation, ganze Gesellschaften)“ erfasst wird.

Dass Gesundheitskommunikation auf unterschiedlichen Ebenen zu betrachten ist, skizzierten bereits Chaffee & Berger (1987) in ihrem Vier-Ebenen-Modell. Konkret geht es dabei nicht nur um Arzt-Patienten-Kommunikation im Sinne von Gesundheitsprozessen, sondern vielmehr um intra-, interpersonelle, organisationsbezogene und massenmediale Perspektiven.

Damit gelang Chaffee & Berger (1987) eine zielführende Systematisierung zu unterschiedlichen Sichtweisen und Zugängen in der Gesundheitskommunikation. Auf der *intrapersonellen Ebene* geht es beispielgebend nach Chaffee & Berger (1987) um die Frage, inwieweit individuelle Prägungen, Dispositionen und Einstellungen Effekte auf die Verarbeitung von Gesundheitsbotschaften zeigen. Pettegrew & Logan (1987) sowie Kreps (1988) sprechen dabei Unterscheidungsmodi hinsichtlich unterschiedlicher Patienten-Typen an, aber auch Selbst- und Rollenbilder von Ärztinnen und Ärzten, die Wirkungen auf Patientinnen und Patienten zeigen. Im Rahmen der *interpersonellen Ebene* steht nach Chaffee und Berger (1987) beispielgebend das Arzt-Patienten-Gespräch im Fokus. Auf der Ebene der *Organisationskommunikation* lässt sich Kommunikation von und in Organisationen mit Bezug zum Thema Gesundheit erfassen. Die Ebene der *Massenkommunikation* umfasst klassische Themen der Kommunikationswissenschaft wie die Aufbereitung von Medieninhalten zu Gesundheitsthemen, aber auch Informationskampagnen.

Im Gegensatz dazu steht das deutschsprachige Vier-Ebenen-Modell von Baumann, Lampert & Fromm (2012, S. 465) ganz im Zeichen der „Mediatisierung der Gesundheitsversorgung“. Darauf aufbauend fokussieren alle vier skizzierten Ebenen – intrapersonelle Ebene, interpersonelle Ebene, Organisationsebene, gesellschaftliche Ebene – die mediale Kommunikation. Vergleicht man die Ebenen mit dem Ausgangsmodell von Chaffee und Berger (1987) wird deutlich, dass die vierte Ebene der Massenkommunikation im neuen Modell ins Zentrum aller Ebenen rückt und Raum für gesellschaftliche Aspekte bietet. Baumann, Lampert & Fromm (2012, S. 468) illustrieren für die intrapersonelle Ebene beispielgebend als forschungsleitende Frage: „Welche individuellen Voraussetzungen (Persönlichkeitseigenschaften, Einstellungen, Vorwissen, Erfahrungen z. B. aufgrund eigener Erkrankungen usw.) beeinflussen in welcher Weise die Wahrnehmung von und die Suche nach und den Umgang mit medialen Gesundheitsbotschaften?" Auf der interpersonellen Ebene steht die Anschlusskommunikation im Zentrum der Forschung. Im Rahmen gesundheitsbezogener Organisationskommunikation sind die medialen Botschaften institutionalisierter kollektiver Akteure Ausgangspunkt für Studien. Auf der gesellschaftlichen Ebene markieren Effekte von Gesundheitskampagnen einen Forschungsrahmen.

Dies mag einerseits im Blick auf die Akzeptanz eines eigenen kommunikationswissenschaftlichen Forschungsfeldes durchaus fruchtend sein, bieten sich doch genuin kommunikationswissenschaftliche Fragestellungen an. Andererseits wird ein nicht unwesentlicher Kernaspekt im Rahmen von Gesundheitskommunikation vernachlässigt: die strategische Komponente aus Sicht von Kommunikatoren. Zu sehr dominiert der mediale Bezug, der den Blick für nicht-mediale Kommunikationsprozesse vernachlässigt.

3 Drei-Phasen-Modell zur Sichtweise von Gesundheitskommunikation

Ungeachtet der bislang durchaus fruchtenden Entwicklung von Gesundheitskommunikation als substanzielles Forschungsfeld, mag eine Orientierung an den von Chaffee & Berger (1987) vorgeschlagenen vier Ebenen zur Vernachlässigung von Theorien führen und die deutschsprachige Adaption von Baumann, Lampert & Fromm (2012) die nicht-medialen Kommunikationsprozesse etwas vernachlässigen. Gleichwohl der ursprüngliche Gedanke des Vier-Ebenen-Modells von Chaffee & Berger (1987) nach Einschätzung von Spatzier & Signitzer (2014) insbesondere versucht, einer eindimensionalen Betrachtung von Gesundheitskommunikation (nur auf interpersonelle oder nur auf massenmediale Aspekte fokussiert) entgegenzuwirken, tritt gerade dieser Anspruch im deutschsprachigen Modell insofern in den Hintergrund, als der massenmediale

Bezug auf allen vier Ebenen zentraler Ausgangspunkt ist. Vor diesem Hintergrund scheint eine zusätzliche Sichtweise zwar nicht zwingend erforderlich, kann aber hilfreich sein, will man den Gehalt der vier Ebenen betonen, ohne dabei zentrale Forschungsperspektiven der Kommunikationswissenschaft zu übergehen. Zu diesem Zwecke stellt der Beitrag zunächst eine Distanz zu den vier Ebenen her, um schlussendlich eine Integration vorzunehmen.

Gesundheitskommunikation ist aus deutschsprachiger kommunikationswissenschaftlicher Sichtweise nach Rossmann, Hastall & Baumann (2014) in der Kommunikatorforschung (Journalismusforschung, Public Relations), in der Medieninhaltsforschung, in der Forschung zu Medienkanälen, Rezeptions- und Wirkungsforschung repräsentiert. Darauf aufbauend zeigen sich im Blick auf die angeführten Forschungsfelder drei Phasen der Kommunikation in Anlehnung an Levy & Windahl (1985, S. 113): „Before Exposure", „During Exposure", „After Exposure". Gleichwohl sich diese Typologisierung auf das Rezeptionsverhalten von Publika bezieht, sind diese drei Phasen auf jegliche Kommunikation übertragbar. Nicht nur aus Sicht der Rezipientinnen und Rezipienten gibt es präkommunikative, kommunikative und postkommunikative Phasen, sondern auch aus der Perspektive von Kommunikatoren, unabhängig davon, ob es sich um Journalisten und Journalistinnen oder PR-Praktiker handelt. Zudem ist auch in der Public Relations-Orientierung mit den Zielgruppen eine Gruppe von Menschen erfasst, die Botschaften und Inhalte rezipiert. Ein Zugang durch die drei Phasen der Kommunikation verdeutlicht zunächst sowohl eine produzierende (Kommunikatorforschung) als auch eine rezipierende Dimension (Nutzungs-, Rezeptions- und Wirkungsforschung). In beiden Dimensionen gibt es vorbereitende, kommunikationsbezogene und nachbereitende (verarbeitende) Gesichtspunkte. Um der Verwebung von Makro-, Meso-, und Mikro-Ebene Ausdruck zu verleihen, bedarf es der Integration der Vier-Ebenen in das Drei-Phasen-Modell (Tabelle 1).

Tabelle 1: Mehrdimensionales Drei-Phasen Modell

	Kommunikatorforschung (Journalismus, Public Relations und Organisationskommunikation)	Inhalts-, Nutzungs-, Rezeptions- und Wirkungsforschung	
Präkommunikative Phase	Selektion, Planung Produktion, Auswahl von Inhalten, Kanälen	Medienauswahl, Befindlichkeiten	in allen Phasen: **intra-, interpersonelle, organisationale, gesellschaftliche Perspektiven**
Kommunikative Phase	Umsetzung, Verteilung von Inhalten auf unterschiedlichen Kanälen	Rezeption, Kontakt mit Inhalten/ Botschaften	
Postkommunikative Phase	Evaluierung	Aneignung von Inhalten, Einstellungs- und Verhaltensänderungen	

Quelle: eigene Darstellung.

Der funktionale Anspruch besteht nun darin, die Phasen nicht nur aus einer Perspektive, im Sinne einer Ebene, sondern mehrdimensional zu betrachten. Darauf bezugnehmend bieten sich aus Kommunikator-Sicht für die präkommunikative Phase beispielsweise folgende Fragestellungen an: Von welchen Faktoren wird die Selektion von gesundheitsbezogenen Themen beeinflusst? Welche Rolle spielen gesellschaftsbezogene, organisationale und persönliche Dispositionen bei der Planung von Gesundheitskampagnen? Zum Rezeptionsverhalten legt das Modell beispielsweise folgende Fragestellungen nahe: Inwieweit verändern Interaktionen das Bewusstsein für einen gesundheitsfördernden Lebensstil? Welche Faktoren beeinflussen die Befindlichkeiten von Teilöffentlichkeiten im Umgang mit gesundheitsbezogener Kommunikation? Für die kommunikative und postkommunikative Phase sind ebenfalls Fragestellungen gefordert, die eine Verquickung der einzelnen Ebenen fokussieren: Inwieweit sind Arzt-Patienten-Gespräche von organisationalen, gesellschaftlichen und personalen Rahmenbedingungen beeinflusst? Welche Kontexte fördern bzw. behindern die Verarbeitung von gesundheitsbezogenen Botschaften? Welche Frames wirken in welcher Art und Weise auf die Bereitschaft von Individuen für einen gesundheitsfördernden Lebensstil? Darüber hinaus sind interkulturelle Aspekte wie auch Perspektiven zu neuen Medien fruchtend, um die intradisziplinäre Anschlussfähigkeit zu demonstrieren.

Ein Kritikpunkt, der sich vor allem auf nordamerikanische Forschungsbeiträge bezieht, darf nicht unerwähnt bleiben: zu wenig theoretische Fundierung der Forschung. Gleichwohl die nordamerikanische Tradition nach Spatzier & Signitzer (2014, S. 41) „bemüht ist, ein eigenständiges Forschungsfeld zu etablieren, und die Suche nach einer Theorie für Gesundheitskommunikation thematisiert wird", verleitet der häufig im Vordergrund stehende medizinische Kontext dazu, kommunikationswissenschaftliche Fundierung von Forschungen zu übersehen.[5]

Die Forschungen in der deutschsprachigen Community zeigen sich durchaus kommunikationstheoretisch fundiert, wie Rossmann, Hastall & Baumann (2014) überblicksmäßig aufzeigen: Neben der Nachrichtenwerttheorie verweisen die Autoren beispielsweise auf den Nutzen- und Belohnungsansatz, den Information-Utility-Ansatz, die Affective-Dispositions-Theorie, die Wissensklufthypothese (Tichenor, Donohue & Olien, 1970), die Diffussionstheorie (Karnowski, 2013), die Exemplification-Theorie (Zillmann & Brosius, 2000) oder die sozial-kognitive Lerntheorie (Bandura 1984) als mögliche theoretische Verortungen. Derartige Verortungen sind möglicherweise dem veränderten Blickwinkel durch den medialen Bezug geschuldet, den genuin kommunikationswissenschaftliche Fragestellungen nach sich ziehen. Aber auch die hier angeführte Sichtweise im Sinne von drei Phasen lässt tradierte theoretische Bezüge zu. Beispielsweise können das Modell der Alltagsrationalität zur Wahrnehmung und Verarbeitung von Nachrichteninhalten (Brosius, 1995), das Kaskaden-Modell von Krotz (1992) oder die Handlungsfelder von Klemm (2001) zu Forschungszwecken herangezogen werden. Im

5 Beispielsweise schlussfolgern Kim, Park, Yoo & Shen (2010) angesichts ihrer durchgeführten Inhaltsanalyse von 642 Beiträgen in der Fachzeitschrift ‚Health Communication' im Zeitraum von 1989 bis 2010, dass etwas mehr als die Hälfte der Beiträge (52,2 %) einen expliziten Theorienbezug vernachlässigen. In 38,5 Prozent der Beiträge fanden sich nennenswerte theoretische Rahmungen. Insgesamt zeigt die Inhaltsanalyse 104 unterschiedliche theoretische Bezüge, wobei die Theorie des geplanten Verhaltens (Theory of Planned Behavior) sowie die narrative Theorie überdurchschnittlich repräsentiert sind.

Blick auf strategische Kommunikation sind unter anderem die Determinationsthese von Baerns (1985), das Intereffikationsmodell (Bentele, 2008) sowie das Mehrdimensionale-Kommunikations-Controlling von Zerfaß (2008) fruchtend, will man Gesundheitskommunikation auch in der strategischen Ausrichtung erfassen.

4 Fazit

Die angeführten Kritikpunkte bieten Anlass, den kommunikationswissenschaftlichen Bezug zu reflektieren. Die Fragestellungen in der nordamerikanischen Tradition sind von der eher medizinischen und gesundheitswissenschaftlichen Vorstellung geleitet, durch Kommunikation einen Beitrag zum Erhalt und zur Verbesserung der Gesundheit zu leisten. Doch inwieweit Kommunikation hilfreich sein kann, um Gesundheit individuell wie auch in Betrachtung der Gesamtgesellschaft zu fördern, kann die Kommunikationswissenschaft allein nicht beantworten. Sie kann allerdings Auskunft darüber geben, in welcher Art gesundheitsbezogene Botschaften verteilt, aufgenommen, verarbeitet und akzeptiert werden und inwieweit gesundheitsbezogene Kommunikation Einstellungs- und Verhaltensänderungen bei Menschen für ein gesundes Leben herbeiführt. Das Vier-Ebenen Modell von Baumann, Lampert & Fromm (2012) betont kommunikationswissenschaftliche Aspekte, vernachlässigt jedoch nicht-mediale Kommunikationsbezüge.

Das hier vorgeschlagene mehrdimensionale Drei-Phasen-Modell zur Gesundheitskommunikation versucht, einen kommunikationswissenschaftlichen Anspruch zu verdeutlichen. Kritisch betrachtet mag dem vorgelegten Modell eine reduzierte wie auch starre Sichtweise unterstellt werden, die in Zeiten von interaktiven Medien als überholt gelten kann. Dennoch ist zu argumentieren, dass eine modellhafte Unterteilung in Kommunikator und Rezipient insofern zu rechtfertigen ist, als damit strategische Aspekte Raum finden. Das vorgelegte Drei-Phasen-Modell ist darüber hinaus limitiert, hält es doch den wechselseitigen Charakter der Kommunikation nicht bereit. Dagegen ist einzuwenden, dass das jeweils vorhandene Vorwissen von Kommunikator/-innen wie auch Rezipient/-innen anhand der Phasen ermittelt werden kann.

Zudem sollte man nach Spatzier & Signitzer (2014, S. 40, H.i.O.) der Frage nach „den konkreten *Verknüpfungspunkten* zwischen *Gesundheit* und *Kommunikation*“ nicht ausweichen, will man eine Anerkennung als eigenständige Teildisziplin erreichen. Dabei stößt eine rein kommunikationswissenschaftliche Betrachtung an ihre Grenzen und eine Forderung nach disziplinübergreifender Forschung liegt nahe. Dies ist als besondere Herausforderung und Chance zu sehen. Dahingehend könnte schlussendlich eine Zusammenarbeit von Kommunikationswissenschaftler mit Medizinern, Gesundheitswissenschaftlern, Psychologen oder Wissenschaftslern aus anderen therapeutischen Fächern fruchtend sein.

Literaturverzeichnis

Baerns, B. (1985). *Öffentlichkeitsarbeit oder Journalismus? Zum Einfluss im Mediensystem.* Köln: Verlag Wissenschaft und Politik.

Bandura, A. (1994). *Lernen am Modell. Ansätze zu einer sozial-kognitiven Lerntheorie.* Stuttgart: Klett.

Baumann, E. & Hurrelmann, K. (2014). Gesundheitskommunikation: Eine Einführung. In K. Hurrelmann & E. Baumann (Hrsg.), *Handbuch Gesundheitskommunikation* (S. 8-17). Bern: Huber.

Baumann, E., Lampert C. & Fromm, B (2012). Gesundheitskommunikation. In K. Hurrelmann & O. Razum (Hrsg.), *Handbuch Gesundheitswissenschaften* (S. 461-489). Weinheim: Beltz.

Brosius, H.-B. (1995). *Alltagsrationalität in der Nachrichtenrezeption. Ein Modell zur Wahrnehmung und Verarbeitung von Nachrichteninhalten.* Opladen: Westdeutscher Verlag.

Chaffee, S.H. & Berger, C.R. (1987). Levels of analysis: An introduction. In C.R. Berger & S.H. Chaffee (Hrsg.), *Handbook of communication science* (S. 143-145). Newbury Park: Sage.

Hurrelmann, K. & Baumann, E. (Hrsg.). (2014). *Handbuch Gesundheitskommunikation.* Bern: Huber.

Hurrelmann, K. & Leppin, A. (Hrsg.). (2001). *Moderne Gesundheitskommunikation.* Vom Aufklärungsgespräch zur E-Health. Bern: Huber.

Karnowski, V. (2013). Diffustionstheorie. In W. Schweiger & A. Fahr (Hrsg.), *Handbuch Medienwirkungsforschung* (S. 513-528). Wiesbaden: Springer.

Kim. J, Park, S., Yoo, S. & Shen, H. (2010). Mapping health communication scholarship: Breadth, depth, and agenda of published research in health communication. *Health Communication, 25*, 487-503.

Klemm, M. (2001). *Zuschauerkommunikation: Formen und Funktionen der alltäglichen kommunikativen Fernsehaneignung.* Frankfurt: Peter Lang.

Kreps, G.L. (1988). The pervasive role of information in health and health care: Implications for health communication policy. In J.A. Anderson (Hrsg.), *Communication yearbook 11* (S. 238-276). Newbury Park: Sage.

Kreps, G.L. & Thornton, B.C. (1992). *Health communication: Theory and practice* (2. Aufl.). Prospect Heigths, IL: Waveland Press.

Krotz, F. (1992). Handlungsrollen und Fernsehnutzung. Umriß eines theoretischen und empirischen Konzepts. *Rundfunk und Fernsehen, 40*(2), 222-246.

Levy, M.R & Windahl, S. (1985). The concept of audience activity. In K.E. Rosengren, L.A. Wenner & P. Palmgreen (Hrsg.), *Media gratifications research. Current perspectives* (S. 109-122). Beverly Hills: Sage.

Northouse, L.L. & Northouse, P.G. (1998). *Health communication: Strategies for health professionals* (3. Aufl.) Stamford, CT: Aplleton & Lange.

Pettegrew, L.D. & Logan, R. (1987). The health care context. In C.R. Berger & S.H. Chafee (Hrsg.), *Handbook of communication science* (S. 67-71). Newbury Park: Sage.

Rogers, E.M. (1996). The field of health communication today: An up-to-date report. *Journal of Health Communication, 1*(1), 15-23.

Rossmann, C., Hastall, M.R. & Baumann, E. (2014). Kommunikationswissenschaftliche Grundlagen der Gesundheitskommunikation. In K. Hurrelmann & E. Baumann (Hrsg.), *Handbuch Gesundheitskommunikation* (S. 81-94). Bern: Huber.

Schnabl, P.E. (2009). Kommunikation im Gesundheitswesen – Problemfelder und Chancen. In R. Roski (Hrsg.), *Zielgruppengerechte Gesundheitskommunikation. Akteure – Audience – Segmentation – Anwendungsfelder* (S. 33-55). Wiesbaden VS.

Spatzier, A. & Signitzer, B. (2014). Ansätze und Forschungsfelder der Gesundheitskommunikation. In K. Hurrelmann & E. Baumann (Hrsg.), *Handbuch Gesundheitskommunikation* (S. 34-50.). Bern: Huber.

Tichenor, P.J., Donohue, G.A. & Olien, C.N. (1970). Mass media flow and differential growth in knowledge. *Public Opinion Quarterly*, *34*(2), 159-170.

Zerfaß, A. (2008). Steuerung und Wertschöpfung von Kommunikation. In G. Bentele, R. Fröhlich & P. Szyszka (Hrsg.), *Handbuch der Public Relations. Wissenschaftliche Grundlagen und berufliches Handeln* (2. Aufl., S. 65-96). Wiesbaden: VS.

Zillmann, D. & Brosius, H.-B. (2000). *Exemplification in communication: The influence of case reports on the perception of issues.* Mahwah, NJ: Lawrence Erlbaum.

Doreen Reifegerste & Matthias R. Hastall

Ethische Dimensionen und Dilemmata in der Gesundheitskommunikation

1 Einleitung

Das Handeln der vielfältigen Akteure der Gesundheitskommunikation ist stark von individuellen und organisationsspezifischen ethisch-moralischen Standpunkten geprägt. Welche *Ziele* Journalisten, Kampagnenplaner, Ärzte, Therapeuten oder Wissenschaftler beispielsweise als handlungsrelevant erachten, welche *Maßnahmen zur Zielerreichung* als zulässig eingeschätzt und welche *Nebenwirkungen* als tolerabel erachtet werden – all dies hängt nicht nur von ethischen Ansichten ab, es beeinflusst auch Aspekte wie die Priorisierung bestimmter Gesundheitsthemen, die Gestaltung von Botschaften und die Entscheidung für Evaluationskriterien.

Trotz ihrer unbestrittenen Bedeutung für das tägliche Handeln bleiben ethisch-moralische Standpunkte sowie die daraus resultierenden Konsequenzen überwiegend implizit und unzureichend reflektiert (Schildmann, Hirschberg & Vollmann, 2014). Die Existenz abweichender Positionen wird oft erst bei kontrovers geführten Diskussionen wahrgenommen. Häufig geht es hierbei um Handlungsoptionen, die sich aus dem medizinisch-technischen Fortschritt ergeben (z. B. Präimplantationsdiagnostik, Neuro-Enhancement, gentechnisch veränderte Lebensmittel). Vor diesem Hintergrund erscheint eine Auseinandersetzung mit den Prämissen und Implikationen verschiedener Standpunkte im Kontext der Gesundheitskommunikation nicht nur nützlich, sondern auch moralisch geboten (Guttmann, 2003; Quante, 2010). Begrifflich zu unterscheiden ist zwischen der *Moral* als dem tatsächlichen und nicht wissenschaftlich reflektierten Handeln von Personen und der *Ethik* als dem Prozess der Reflektion über moralische Werte sowie über Kriterien für richtiges oder falsches Handeln (Schildmann et al., 2014).

Kritische Reflektionen (d. h. Ethik im eigentlichen Sinne) eigener Werte oder sachliche Diskurse zur Abwägung zwischen verschiedenen Positionen sind in der Praxis oft schwierig umsetzbar (Haidt & Joseph, 2007): Zu stark sind moralische Werte an die Identität, den Selbstwert und das bisherige Handeln gekoppelt, zu stark sind sie mit Emotionen besetzt, als dass eine neutrale Bewertung leicht wäre. Neben einer soziokulturellen Komponente haben ethisch-moralische Vorstellungen auch phylogenetische und ontogenetische Facetten, was die Reflektion weiter erschwert; zudem ist das Wissen um die Diversität moralischer Ansichten und die ihnen jeweils zugrunde liegenden Motive kaum verbreitet (Haidt, 2013). Ziel dieses Beitrags ist es daher, auf der Basis von vier Wertekonflikten, die sich in Diskussionen um Aktivitäten der Gesundheitskommunikation regelmäßig materialisieren, die zugrundeliegenden ethischen Dimensionen zu explizieren und die wichtigsten Konsequenzen der jeweiligen Positionen aufzuzeigen. Dabei geht es nicht um eine Bewertung der Positionen, sondern um eine Sensibilisierung für mögliche Ursachen, Ausprägungen und Optionen zur möglichst konstruktiven Diskussion von Konfliktpositionen.

2 Vier ethisch-moralische Konfliktkonstellationen

Ethische Dilemmata liegen vor, wenn zwei als grundsätzlich positiv oder richtig eingeschätzte Prinzipien unvereinbar erscheinen (Gowans, 1987). Das Befolgen eines moralischen Gebots führt in solchen Situationen zwangsläufig zum Verstoß gegen andere moralische Prinzipien. Vier für die Gesundheitskommunikation prototypische Konfliktkonstellationen werden nachfolgend beschrieben.

2.1 Nutzen vs. Schaden

Die meisten Definitionen von Gesundheitskommunikation verweisen auf das Ziel, den Gesundheitszustand von sozialen Gruppen oder Individuen zu *verbessern* (z. B. Schiavo, 2013). Trotz bester Intentionen kann kommunikatives Handeln oder Unterlassen allerdings auch *negative Folgen* für die körperliche und mentale Gesundheit der Rezipienten haben. Das Spektrum entsprechender Konsequenzen ist sehr groß (Austin, 2014; Hastall, 2012; Loss & Nagel, 2009) und umfasst beispielsweise Bumerangeffekte, das Auslösen unnötiger Angst-, Panik- und Sorgengefühle, die Inanspruchnahme überflüssiger (ggf. sogar gefährlicher und teurer) Behandlung, das Evozieren dauerhafter Abwehrreaktionen sowie soziale bzw. institutionelle Stigmatisierungen betroffener Personengruppen.

Die Verpflichtung, nach bestem Wissen und Gewissen sowohl Schaden von Menschen fernzuhalten als auch deren Wohl zu dienen, findet sich bereits im Hippokratischen Eid. Es handelt sich dabei um zwei unabhängige Prinzipien, die nicht nur für Ärzte und andere Akteure im

Gesundheitswesen gelten: Auch Journalisten, Kampagnenplaner oder Wissenschaftler sind durch berufs- bzw. fachspezifische Verhaltenskodizes sowie gesetzliche Regelungen mehr oder weniger offensichtlich diesen Prinzipien unterworfen. Während die Pharmaindustrie gesetzlich dazu verpflichtet ist, das Spektrum und jeweils zu erwartende Ausmaß unerwünschter Nebenwirkungen von Medikamenten vergleichsweise transparent (z. B. auf Beipackzetteln) zu dokumentieren, sind die individuellen und gesellschaftlichen Nutzen- und Schadenspotenziale vieler Kommunikationsmaßnahmen bislang erst ansatzweise systematisch aufbereitet (Schildmann et al., 2014).

Differenzen bei der Diskussion von Botschaftsstrategien können auf ein unterschiedliches Wissen sowie eine unterschiedliche Gewichtung der zu antizipierenden positiven und negativen Effekte zurückzuführen sein. Solange Furchtappelle beispielsweise lediglich aus der Perspektive analysiert wurden, inwieweit sie ihre positiven persuasiven Ziele erreichten, wurde ihr Einsatz – obgleich nicht immer uneingeschränkt – eher empfohlen. Seitdem, etwa ab der Jahrtausendwende, in Meta-Analysen auch mögliche negative Effekte verstärkt Berücksichtigung finden, erscheinen andere Botschaftsstrategien für mehrere Anwendungskontexte nicht nur potenziell erfolgreicher, sondern auch in ethisch-moralischer Hinsicht weniger problematisch (Hastall, 2016). Auf empirischer Ebene spiegelt sich eine parallele Berücksichtigung positiver wie negativer Effekte darin wider, dass auch negative Kampagneneffekte sowohl erhoben als auch veröffentlicht werden.

2.2 Dimensionen von Gesundheit und Krankheit

Gesundheit wird weitgehend kulturübergreifend als wertvolles Gut angesehen. Allerdings gibt es unterschiedliche Vorstellungen davon, was jeweils unter den Begriffen Gesundheit und Krankheit zu verstehen bzw. nicht zu verstehen ist (Faltermaier, 2002; Steinkamp & Gordijn, 2003). Diese definitorische Unschärfe hat praktische Konsequenzen, beispielsweise bei der Feststellung, welche Zustände als gesund oder krank anzusehen sind, was als (nicht) behandlungsbedürftig eingeschätzt wird und wer ggf. für die Kosten aufzukommen hat. Journalisten, Kampagnenplaner und Wissenschaftler nehmen in Abhängigkeit ihres jeweiligen Verständnisses bestimmte Themen als handlungsrelevant wahr und setzen sie auf ihre und die öffentliche Agenda, während betroffene Personen sich ggf. mit der entsprechenden (hochgradig selbstwertrelevanten) Klassifikation als ‚gesund' oder ‚krank', die zudem nicht notwendigerweise mit der Diagnose von Ärzten übereinstimmen, arrangieren müssen.

Die klassische Definition der Weltgesundheitsorganisation (WHO, 1946), in der Gesundheit als Zustand vollkommenen *körperlichen*, *geistigen* und *sozialen* Wohlbefindens charakterisiert wird, verweist bereits auf mehrere potenziell relevante Facetten. Im Unterschied zu dieser multidimensionalen Positivdefinition ist bei vielen Akteuren der Gesundheitskommunikation – Ärzten, Kampagnenplanern, Journalisten und Wissenschaftlern – ein negativ definiertes und oftmals auch unidimensionales Gesundheitsbild anzutreffen, dass primär an biologisch-körperlichen Parametern ansetzt (Appell, 2000). Eine solche biomedizinische Perspektive steht nicht nur im Widerspruch zu den multidimensionalen subjektiven Verständnissen der Rezipienten (z. B. Kolip, 2000), es ignoriert auch soziale und psychologische Einflussfaktoren und Interventionswege (Lippke & Renneberg, 2006).

Konfliktpotenzial birgt auch die Differenzierung zwischen *objektiven Gesundheitsindikatoren* und dem *subjektiven Wohlbefinden* von Personen. Die Beziehungen zwischen Gesundheitsverhalten, Gesundheitszustand und subjektivem Wohlbefinden sind komplex und dynamisch, zumal es sich um jeweils multidimensionale Konzepte handelt (Hastall, in Druck). Gesundheit und subjektives Wohlbefinden (engl.: well-being) können sich positiv verstärken, sie können aber auch im Widerspruch zueinander stehen: Personen können sich beispielsweise unwohl oder krank fühlen, ohne dies tatsächlich zu sein; auch können Menschen stark erkrankt sein, ohne dies wahrzunehmen zu können oder zu wollen. Gerade die hedonistische Facette des Wohlbefindens kann mit ausgeprägtem Risikoverhalten (z. B. ungesunde Ernährung, ungeschützter Geschlechtsverkehr, mangelnde Bewegung, riskantes Autofahren) einhergehen, deren Ausübung Akteure der Gesundheitskommunikation gern reduzieren würden.

Wenn (a) die Rezeption von klassischen Gesundheitsinformationen (z. B. Furchtappellen) das aktuelle Wohlbefinden reduziert, indem sie negative Kognitionen und Emotionen (Besorgnis, zwanghaftes Grübeln, Angst) hervorrufen kann, und wenn (b) Wohlbefinden und – insbesondere mentale – Gesundheit eng zusammenhängen (Hastall, in Druck), dann besteht je nach Gesundheitsbegriff prinzipiell die Gefahr, dass diese Rezeption gesundheitsschädlich ist. Ein alleiniges Ansetzen am subjektiven Wohlbefinden der Rezipienten oder Patienten ist jedoch ebenso leicht zu problematisieren wie eine ausschließliche Berücksichtigung biophysiologischer, sozialer oder umweltbezogener Parameter. Wie schon bei der ersten ethischen Dimension erscheint ein diskursiver Konsens am ehesten durch eine angemessene Berücksichtigung sämtlicher relevanter Aspekte sowie ihrer zentralen Wechselwirkungen erreichbar.

2.3 Aufklärung vs. Persuasion

Die dritte Konfliktdimension spannt sich zwischen den Polen Aufklärung und Persuasion. Diesen liegen fundamental unterschiedliche Menschenbilder zugrunde, was einen Konsens erschwert: Die Position der *Aufklärung* geht von einem in der Kommunikationssituation relativ rationalen Gegenüber aus, das über eine ausreichende Entscheidungskompetenz verfügt und dessen Autonomie und Selbstbestimmtheit in der Regel nicht nur vorausgesetzt, sondern sogar weiter gefördert werden soll (Guttman & Ressler, 2001). Diese Position materialisiert sich durch die Bereitstellung möglichst neutraler und wahrheitsgemäßer Informationen, in denen insbesondere Chancen und Risiken von Handlungsoptionen umfassend und realistisch dargestellt werden. Sie findet sich in verschiedenen professionellen Rollenbildern und -ansprüchen wieder, beispielsweise in der des Journalisten als neutralem Vermittler (Jarren & Donges, 2011) oder in der des Arztes als neutralem Experten und Entscheidungshelfer (Post et al., 2007). In der Praxis kann diese Position auf mehrere Herausforderungen treffen: Menschen sind keineswegs immer ausreichend informiert, um Informationen korrekt verstehen zu können und möchten Entscheidungen in Gesundheitsfragen auch nicht immer selbst treffen. Zu viele oder nicht hinreichend verständlich aufbereitete Informationen über Risiken können Überforderung, Angst, Panik und Verdrängung auslösen und damit dem psychischen wie letztlich dem körperlichen Wohlbefinden schaden. Eine starke Patientenautonomie kann auch zu Spannungen zwischen Patient und medizinischem Personal führen. Zudem lässt sich ganz grundsätzlich hinterfragen, wie entscheidungsautonom Menschen angesichts der Vielzahl automatisch ablaufender Informationsverarbeitungsprozesse überhaupt sein können (Bargh & Morsella, 2008).

Der Gegenpol der *Persuasion* wiederum konzipiert aus einer sozialfürsorglichen oder manipulativen Position heraus die jeweils vermeintlich effektivste Überzeugungsstrategie. Von einem rationalen, kritisch abwägenden Rezipienten wird hier nicht notwendigerweise ausgegangen. Ganz im Gegenteil wird die Zielgruppe teilweise als irrational handelnd, gering vorgebildet, leicht beeinflussbar und vielleicht sogar unfähig zur selbstständigen Motivation angesehen. Insofern keine rein kommerziellen oder ideologischen Motive im Vordergrund stehen, korrespondiert die Position der Persuasion mit dem paternalistischen Rollenbild des Arztes (Emanuel & Emanuel, 1992) oder dem journalistischen „Missionar" (Jarren & Donges, 2011). Die Auswahl an Informationen richtet sich nach dem vermeintlichen Wohl der Patienten bzw. Rezipienten sowie der antizipierten Überzeugungskraft. Das begünstigt eine selektive Weitergabe von Informationen und eine verzerrte und sogar potenziell missverständliche Darstellung insbesondere von Risikoinformationen („inflated statistics": Guttman, 1997). Ein Anlügen von Demenzkranken mit dem Ziel, sie vor Unfällen zu schützen, wäre aus dieser Position heraus gerechtfertigt (Clarke, 2006), da man von einem bedürftigen Gegenüber ausgeht, dessen Wohlergehen – und nicht dessen Wille – im Vordergrund steht (Guttman, 1997). Analog werden versteckte Überzeugungsstrategien, die aufgrund ihrer Gestaltung von den Rezipienten nicht als Manipulation erkannt werden (Stichworte: Entertainment Education, narrative Persuasion, Nudging), als eher unproblematisch angesehen.

2.4 Eigenwohl vs. Gemeinwohl

Das vierte und letzte hier thematisierte Konfliktpotenzial betrifft die Abwägung zwischen individuellen und kollektiven Interessen. Individuen wie Kulturen unterscheiden sich stark bezüglich ihrer kollektivistischen vs. individualistischen Orientierung und der sich daraus ergebenden Prioritätensetzungen (Hofstede, 2001). Obgleich Eigen- vs. Gemeinwohl nicht zwangsläufig im Widerspruch stehen müssen, finden sich gerade im Gesundheitsbereich hierzu viele kontrovers diskutierte Fragen, die sich in einer entsprechenden Gesundheitskommunikation widerspiegeln. Dies betrifft zum Beispiel die Zuweisung von Verantwortung (siehe Beitrag von Dobrick & Reifegerste in diesem Band), die Verteilung von Kampagnenmitteln oder die Legitimationszuschreibungen staatlicher Maßnahmen. Entsprechende Diskussionen erfolgen zumeist vor dem Hintergrund der Verteilung limitierter Ressourcen (Steinkamp & Gordijn, 2003), wobei die sich daraus ergebenden Konstellationen für bestimmte Individuen oder Gruppen bezüglich ihrer wahrgenommenen Fairness oder Gerechtigkeit bewertet werden. Bereits die Wahl der Krankenversicherung kann vor diesem Hintergrund diskutiert werden, etwa bei der Entscheidung zwischen einem solidarischen, einkommensabhängigen (gesetzlichen) vs. einem einkommensunabhängigen, nach dem individuellen Krankheitsrisiko bemessenen (privaten) Versicherungsmodell. Weitere Fragen ergeben sich vor allem bezüglich der Übernahme bestimmter Behandlungskosten: In welchem Ausmaß sollten solidarisch organisierte Sozialsysteme beispielsweise für Kosten aufkommen, die primär aufgrund mangelnder Prävention (z. B. bewusstes Nicht-Tragen von Fahrradhelmen), riskanten Freizeitbeschäftigungen (z. B. Basejumping), ungesunden Lebensstilen (z. B. Kettenrauchen), dem Wunsch nach Kindern (z. B. Reproduktionsmedizin) oder nach individuellen Optimierungen (z. B. Schönheitsoperationen) auftreten? Auch die Frage, welche kostspieligen Operationen bei welchen Patientengruppen (z. B. hochbetagte Personen, Suchtkranke) durchgeführt werden sollten, lässt sich in diesem Kontext kontrovers diskutieren. Das sich aus der Selbstbestimmung eines Menschen ergebende Recht auf freie Entfaltung, das ein Recht auf Risiko und Krankheit umfasst (Höfling, 2009), kann hierbei genauso wie das Recht auf Gleichbehandlung in einen Konflikt mit der als gerecht erachteten Verteilung begrenzter Ressourcen kommen. Der potenzielle Konflikt wird spätestens in Anbetracht des potenziellen Schadens (entsprechend Abschnitt 2.1) deutlich, der je nach Entscheidung zu erwarten ist. Dieser Schaden schließt auch die nichterfüllten Bedarfe anderer Personen an Behandlungen, Interventionen oder Informationen ein. Angesichts der Mittelknappheit lässt sich genauso kritisch hinterfragen, inwieweit Gesellschaften die Pflicht haben, ökonomische Ressourcen zur Entwicklung von Technologien (z. B. für die Reproduktionsmedizin) bereitzustellen, um die individuelle Autonomie einiger Patienten zu realisieren, wenn dies gleichzeitig Ansprüche wesentlich mehr Patienten verletzt, die von einer anderen Prioritätensetzung und daraus resultierender Mittelverteilung profitieren könnten (Quante, 2010). Analog wird diskutiert, ob Personen mit seltenen Erkrankungen oder kostspieligem Behandlungsbedarf nicht unzulässig diskriminiert werden, sobald sich die Mittelverteilung stärker an gesamtgesellschaftlichen Effizienzkriterien orientiert.

Akteure des Gesundheitsbereichs sowie der Gesundheitskommunikation entscheiden nicht nur darüber, welche der Positionen oder medizinisch-therapeutischen Optionen wie kommuniziert werden, sie beeinflussen auch inwieweit Menschen das Gefühl haben, ohne Schuldgefühle bestimmte Freiheitsrechte wahrnehmen zu können. Werden beispielsweise in der Medienberichterstattung überwiegend individuumsbezogene Ursachen für Erkrankungen oder Genesungen dargestellt, kann dies dazu führen, dass staatliche Interventionen oder soziale Unterstützung als weniger hilfreiche Maßnahmen betrachtet werden (Lundell, Niederdeppe & Clarke 2013). Gerade in individualisierten Gesellschaften kann Gesundheit als Leistungserwartung interpretiert werden, wodurch die Verantwortung dafür beim Individuum gesehen wird und sich eine Art freiwilliger Zwang zu gesundheitsbewusstem Verhalten ergeben kann (Beck-Gernsheim, 2008). Wobei auch hier entsprechend Abschnitt 2.1 die negativen Effekte einer solchen „Pflicht zur Gesundheit" (Höfling, 2009, S. 288) mitzudenken sind, insbesondere Reaktanz und Bumerangeffekte.

3 Fazit

Bei zahlreichen Diskussionen im Bereich der Gesundheitskommunikation lassen sich – mitunter nur implizit – konfligierende ethisch-moralische Positionen ausmachen, die spezifische Konsequenzen sowohl für das Handeln der Akteure als auch den Gesundheitszustand der Rezipienten haben. Ziel dieses Beitrags war es, einige grundlegende Positionen explizit zu machen und eine Reflektion über die eigenen Standpunkte und die sich daraus ergebenden – positiven wie negativen – Folgen sowie einen entsprechenden wissenschaftlichen Diskurs hierüber anzuregen. Wir haben dabei Extrempositionen gegenübergestellt, die in typischen Kontroversen leicht identifizierbar sind, aber nicht notwendigerweise sich logisch ausschließende Gegenpole sind. Selbstredend können und wollen wir keine fertigen Lösungen oder endgültige Antworten liefern, sondern stattdessen vor allem dafür sensibilisieren, dass die Arbeit im Bereich der Gesundheitskommunikation (inklusive der darin tätigen Wissenschaftler) von widerstreitenden Überlegungen bzw. Aushandlungs- und Abwägungsprozessen geprägt ist. Für jede vorgeschlagene Lösung gibt es zweifellos gute Gründe, die aber ihrerseits mit weiteren – auch negativen – Konsequenzen für diese oder andere Individuen verbunden sein können, weswegen es stets bewusst abzuwägen gilt. Die Auswahl der vier dargestellten Dimensionen deckt längst nicht alle relevanten Positionen ab und unterstellt insbesondere keine trennscharfe Abgrenzung, vielmehr bedingen sich die einzelnen Dimensionen teilweise. So ist etwa eine naturalistische Position insgesamt eher mit einer Ausrichtung am Individuum, einem biomedizinischen Gesundheitsbegriff und einer Betonung der Selbstverantwortung zum gesundheitsbewussten Handeln verknüpft. In der Realität sind die beschriebenen Standpunkte daher selten in Reinform anzutreffen, zudem sind die ihnen zugrundeliegenden Zielstellungen oft schwer erkennbar oder werden sogar absichtlich verschleiert.

Eine Anerkennung der Diversität sowie der Komplexität ethisch-moralischer Standpunkte und eine bewusstere Reflektion insbesondere der positiven Konsequenzen anderer sowie der negativen Effekte der eigenen Standpunkte erscheint uns generell hilfreich, um Diskussionen um die optimale Kommunikationsstrategie zu versachlichen und damit sowohl die Reflektion moralischer Werte als auch ein explizit an ethischen Axiomen ausgerichtetes Handeln der Akteure zu stärken. Diese Diskussion wollten wir anstoßen, ganz im Sinne der von Schildmann et al. (2014) geforderten ethisch reflektierten Gesundheitskommunikation. Nicht die Rechtfertigung oder Entscheidung für bestimmte Positionen oder der Abgleich mit rechtlichen Rahmenbedingungen (siehe dazu Höfling, 2009; Seelmann, 2008) standen im Fokus, sondern die Ethik im eigentlichen Wortsinn – der Anstoß zur bewussten Reflektion und fundierten Begründung moralischen Handelns.

Literaturverzeichnis

Appel, A. J. (2000). Patentrezepte per TV: Die Gesundheits- und Krankheitsvorstellungen in einschlägigen Informations- und Ratgebersendungen des deutschen Fernsehens. In D. Jazbinsek (Hrsg.), *Gesundheitskommunikation* (S. 96-114). Opladen: Westdeutscher Verlag.

Austin, L. L. (2014). Health communication, unintended effects of. In T. L. Thompson (Hrsg.), *Encyclopedia of health communication* (S. 573-575). Thousand Oaks, CA: Sage.

Bargh, J. A., & Morsella, E. (2008). The unconscious mind. *Perspectives on Psychological Science, 3*(1), 73-79.

Beck-Gernsheim, E. (2008). Welche Gesundheit woll(t)en wir? Neue Diagnose- und Therapiemöglichkeiten bringen auch neue Kontrollen, Entscheidungszwänge und -konflikte. In D. Schäfer (Hrsg.), *Gesundheitskonzepte im Wandel: Geschichte, Ethik und Gesellschaft* (S. 115-126). Stuttgart: Steiner.

Clarke, J. N. (2006). The case of the missing person: Alzheimer's disease in mass print magazines 1991–2001. *Health Communication, 19*(3), 269-276.

Emanuel, E. J. & Emanuel, L. L. (1992). Four models of the physician-patient relationship. *JAMA: The Journal of the American Medical Association, 267*(16), 2221-2226.

Faltermaier, T. (2002). Subjektive Theorien von Gesundheit und Krankheit. In R. Schwarzer, M. Jerusalem & H. Weber (Hrsg.), *Gesundheitspsychologie von A bis Z: Ein Handwörterbuch* (S. 586-590). Göttingen: Hogrefe.

Gowans, C. W. (1987). (Hrsg.). *Moral dilemmas.* New York: Oxford University Press.

Guttman, N. (1997). *Ethical dilemmas in health campaigns. Health Communication, 9*(2), 155-190.

Guttman, N. (2003). Ethics in health communication interventions. In T. L. Thompson, A. M. Dorsey, K. I. Miller & R. Parrott (Hrsg.), *Handbook of health communication* (S. 651-679). Mahwah, NJ: Lawrence Erlbaum.

Guttman, N., & Ressler, W. H. (2001). On being responsible: Ethical issues in appeals to personal responsibility in health campaigns. *Journal of Health Communication, 6*(2), 117-136.

Haidt, J. (2013). Moral psychology for the twenty-first century. *Journal of Moral Education, 42*(3), 281-297.

Haidt, J. & Joseph, C. (2007). The moral mind: How five sets of innate intuitions guide the development of many culture-specific virtues, and perhaps even modules. In P. Carruthers, S. Laurence & S. Stich (Hrsg.), *The innate mind, Volume 3: Foundations and the Future* (S. 367-391). New York: Oxford University Press.

Hastall, M. R. (in Druck). Well-being in the context of health communication and health education. In L. Reinecke & M. B. Oliver (Hrsg.), *Handbook of media use and well-being: International perspectives on theory and research on positive media effects*. New York: Routledge.

Hastall, M. R. (2012). Abwehrreaktionen auf Gesundheitsappelle: Forschungsstand und Praxisempfehlungen. In S. Hoffmann, R. Mai & U. Schwarz (Hrsg.), *Angewandtes Gesundheitsmarketing* (S. 281-296). Wiesbaden: Springer Gabler.

Hastall, M. R. (2016). Wirkung von Furchtappellen in der Werbung. In G. Siegert, W. Wirth, P. Weber & J. A. Lischka (Hrsg.), *Handbuch Werbeforschung* (S. 493-513). Wiesbaden: Springer VS.

Höfling, W. (2009). Recht auf Selbstbestimmung versus Pflicht zur Gesundheit. *Zeitschrift für Evidenz, Fortbildung und Qualität im Gesundheitswesen, 103*(5), 286-292.

Hofstede, G. (2001): *Culture's consequences: Comparing values, behaviors, institutions and organizations across nations* (2. Aufl.). Thousand Oaks, CA: Sage.

Jarren, O. & Donges, P. (2011). Journalismus und journalistische Akteure. In O. Jarren & P. Donges (Hrsg.), *Politische Kommunikation in der Mediengesellschaft* (S. 153-168). Wiesbaden: VS Verlag für Sozialwissenschaften.

Kolip, P. (2000). Subjektive Gesundheitsdefinitionen im Jugendalter: Geschlechtsunterschiede und Zusammenhänge zum gesundheitsrelevanten Verhalten. *Zeitschrift für Gesundheitspsychologie, 8*(4), 180-189.

Lippke, S. & Renneberg, B. (2006). Konzepte von Gesundheit und Krankheit. In B. Renneberg & P. Hammelstein (Hrsg.), *Gesundheitspsychologie* (S. 8-12). Heidelberg: Springer Medizin.

Loss, J. & Nagel, E. (2009). Probleme und ethische Herausforderungen bei der bevölkerungsbezogenen Gesundheitskommunikation. *Bundesgesundheitsblatt – Gesundheitsforschung – Gesundheitsschutz, 52*(5), 502-511.

Lundell, H., Niederdeppe, J. & Clarke, C. (2013). Public views about health causation, attributions of responsibility, and inequality. *Journal of Health Communication*, 18(9), 1116-1130.

Post, L. F., Blustein, J. & Dubler, N. N. (2007). *Handbook for health care ethics committees.* Baltimore, MD: The Johns Hopkins University Press.

Schiavo, R. (2013). *Health communication: From theory to practice* (2. Aufl.). San Francisco, CA: Jossey-Bass.

Schildmann, J., Hirschberg, I. & Vollmann, J. (2014). Ethische Aspekte der Gesundheitskommunikation. In K. Hurrelmann & E. Baumann (Hrsg.), *Handbuch Gesundheitskommunikation* (S. 493-502). Bern: Verlag Hans Huber.

Seelmann, K. (2008). Recht auf Gesundheit? Über den Wandel juristischer Perspektiven auf das Gesundheitswesen. In D. Schäfer (Hrsg.), *Gesundheitskonzepte im Wandel: Geschichte, Ethik und Gesellschaft* (S. 177-187). Stuttgart: Steiner.

Steinkamp, N. & Gordijn, B. (2003). *Ethik in der Klinik: Ein Arbeitsbuch.* Neuwied: Luchterhand.

Quante, M. (2010). *Menschenwürde und personale Autonomie: Demokratische Werte im Kontext der Lebenswissenschaften.* Hamburg: Meiner.

World Health Organization (1946). *Constitution of the World Health Organization.* Genf: World Health Organization. Deutsche Übersetzung verfügbar unter: https://www.admin.ch/opc/de/classified-compilation/19460131/

II Das Thema Gesundheit in den Massenmedien

Farina Madita Dobrick & Doreen Reifegerste

Das Framing von Eigenverantwortung in der deutschen Presseberichterstattung zu gesundheitspolitischen Entscheidungen

1 Einleitung

Hervorgerufen durch demografischen Wandel, Globalisierung und technischen Fortschritt ist das deutsche Gesundheitssystem seit den 1970er Jahren durch eine Kostendämpfungspolitik geprägt. Diese Politik schlägt sich zum einen in der konkreten Gesetzgebung, zum anderen aber auch in der medialen Berichterstattung zu gesundheitspolitischen Fragen nieder (Aust & Leiber, 2006; Gerlinger, 2010; Rohr & Schade, 2000). Die Finanzierung von Gesundheitsleistungen rückt dabei zunehmend in den Fokus der öffentlichen Debatte. Mit dem Begriff ‚Eigenverantwortung' werden vielfach die Auswirkungen der Gesundheitspolitik kommuniziert, die sich aus den Veränderungen des Finanzierungssystems ergeben (Schmidt, 2008). Der Begriff selbst wird jedoch selten einheitlich definiert, und lässt sich schwerlich einem klaren Bereich der Reformdebatte zuordnen (Nolting et al., 2004). Dies führt dazu, dass dem Begriff der Eigenverantwortung sowohl in der Gesundheitspolitik als auch in der medialen Berichterstattung keine einheitliche Vorstellung zugrunde liegt (Bertelsmann Stiftung, 2004). Um herauszufinden, inwieweit die verschiedenen Deutungsmuster des Begriffs und somit auch die verschiedenen Frames in der massenmedialen Darstellung gesundheitspolitischer Entscheidungen strategisch zum Einsatz kommen und wie sie sich im Verlauf unterschiedlicher Reformgesetze verändern, wurde eine Inhaltsanalyse der deutschen Presseberichterstattung zu gesundheitspolitischen Entscheidungen durchgeführt.

2 Dimensionen des Begriffs Eigenverantwortung

Grundsätzlich steht hinter der Forderung nach mehr Eigenverantwortung im Gesundheitssystem der Anspruch, durch eine Umverteilung von sozialen Rechten und Pflichten das Verhältnis zwischen Staat und Bürgern neu aufzustellen und die Beziehung zwischen öffentlicher und indi-

vidueller Leistungserbringung und Leistungsverantwortung neu zu gestalten (Aust & Leiber, 2006; Schmidt, 2008).
Das Konstrukt Eigenverantwortung ist dabei durch zwei übergeordnete Handlungsebenen geprägt. So soll auf der ersten Handlungsebene durch die Übernahme von Eigenverantwortung zum einen der Abbau von Leistungen im Versorgungssektor kompensiert werden, indem der einzelne Patient im Krankheitsfall verschiedene Kosten eigenständig übernimmt. Zum anderen soll die emanzipatorische Verantwortung des Patienten für den eigenen Gesundheitszustand gestärkt werden. Dies führt dazu, dass der einzelne Versicherte angehalten ist, sowohl finanzielle Verantwortung für eigene entstehende Gesundheitskosten als auch Verantwortung für eine gesundheitsbewusste Lebensführung zu übernehmen (Schmidt, 2008; Bertelsmann Stiftung, 2004).

Zudem steht das Konstrukt Eigenverantwortung innerhalb der Versichertengemeinschaft auf der zweiten übergeordneten Handlungsebene für ein solidarisches Verhaltensprinzip, das ebenfalls auf zwei weitere Ebenen verweist. Die erste, gesetzlich festgelegte, finanzielle Ebene spiegelt sich zum Beispiel in sozial ausgeglichenen Beitragssätzen und in der Übernahme von Kosten, die durch selbstverschuldetes Verhalten entstehen, wider. Dabei wird davon ausgegangen, dass die finanziellen Konsequenzen für den Beitragszahler dazu führen, dass sich eigenverantwortlich getroffene Entscheidungen stärker nach dessen Zahlungsbereitschaft richten und damit die gesamte Finanzierung der Gesetzlichen Krankenversicherung (GKV) entlastet wird (Aust et al., 2006; Sehlen, 2004). Die zweite, eher freiwillige Ebene bezieht sich auf das verantwortliche Gesundheitsverhalten und die verantwortungsbewusste Inanspruchnahme von Leistungen durch den Einzelnen. Dabei geht es um die Forderung, dass jedes Individuum im Gemeinschaftssinn insofern Verantwortung übernimmt, dass es durch das eigene Verhalten möglichst wenige Gesundheitsleistungen in Anspruch nehmen muss (Schmidt, 2010).

Die Definition von Eigenverantwortung verweist somit in der Gesundheitsdebatte auf zwei unterschiedliche Positionen: Auf der einen Seite steht der Begriff für eine Art Entsolidarisierung, da jedem Individuum in der ersten oben genannten Handlungsebene die Verantwortung für seine eigene Gesundheit und deren finanzielle Absicherung zugeschrieben wird (Aust & Leiber, 2006; Schmidt, 2009). Auf der anderen Seite wird in der zweiten Handlungsdimension ein solidarisches Verhalten im Sinne einer wechselseitigen moralischen Verpflichtung zwischen Individuum und Gesellschaft gefordert (Brink et al., 2011). Eigenverantwortung lässt sich demnach sowohl als Widerspruch zum solidarischen Prinzip in der Gesundheitsversorgung als auch als Teil dieses Prinzips definieren.

3 Das Framing von Eigenverantwortung

Da die politischen und sozialen Veränderungen sowohl die öffentliche als auch die individuelle Gesundheitsversorgung der Bürger beeinflusst, wird diese auch in der Massenkommunikation relevanter und die mediale Gesundheitskommunikation gewinnt an Bedeutung (Fromm, Baumann & Lampert, 2011). Gesundheitskommunikation findet dabei neben der strategischen Kampagnenkommunikation vor allem in Form journalistischer Berichterstattung in den Massenmedien statt (Reifegerste et al., 2014). Im Zuge dessen lassen sich in der Gesundheitskommunikation bestimmte Deutungsmuster, das heißt Frames für bestimmte Themen nachweisen (Hagen & Donsbach, 2008).

Als Ausgangspunkt der Untersuchung des Framings im vorliegenden Kontext der Eigenverantwortung dienten Definitionen zu thematischen und episodischen Frames nach Iyengar (1991) sowie Frames zur europäischen Politik nach Semetko und Valkenburg (2000). Sowohl die Frame-Definitionen nach Iyengar als auch der ‚responsibility frame' nach Semetko und Valkenburg versuchen die jeweilige Zuschreibung von Verantwortung zu einem bestimmten Thema zu erfassen. So wird durch einen episodischen Frame nach Iyengar die individuelle Verantwortung für ein gesellschaftliches Problem betont[1]. Ein thematischer Frame hingegen schreibt der Gesellschaft die Verantwortung für ein bestimmtes Problem zu, indem er einen gesellschaftlichen Aspekt eher anhand von generelleren Informationen darstellt (Iyengar, 1991).[2] Der ‚responsibility frame' nach Semetko und Valkenburg (2000) untersucht auf eine ähnliche Weise, wer für ein gesellschaftliches Problem verantwortlich gemacht wird. Neben den Frames zur Verantwortungszuschreibung waren zudem weitere generische Medienframes zur europäischen Politik nach Semetko & Valkenburg (2000) für die vorliegende Untersuchung rele-

1 Zum Beispiel durch die Darstellung eines thematischen Aspekts anhand von ereignisorientierten Berichten über eine bestimmte Person.

2 In seiner Studie untersuchte Iyengar (1991) Medienframes anhand von insgesamt sechs politischen Themen. Basierend auf den Ergebnissen seiner eigenen sowie verschiedener anderer Studien kam er zu dem Schluss, die Berichterstattung in den Fernsehnachrichten sei in großen Teilen durch ein eposidisches Framing geprägt (Dahinden, 2006; Iyengar, 1991).

vant. Zu diesen gehören der ‚human interest frame', der ‚conflict frame', der ‚morality frame', sowie der ‚economic consequences frame'.

4 Forschungsfragen und Hypothesen

Die Untersuchung der Presseberichterstattung über gesundheitspolitische Entscheidungen folgte drei Forschungsfragen. Die erste Frage zielt auf die Darstellung des Begriffs sowie das jeweilige Framing von Eigenverantwortung ab:

F1: Wie wird der Begriff ‚Eigenverantwortung' in der deutschen Presseberichterstattung zu gesundheitspolitischen Entscheidungen zum Zeitpunkt verschiedener Gesetzesänderungen dargestellt und geframt?

Zu dieser Forschungsfrage konnten auf Basis der theoretischen Annahmen zwei Hypothesen zur Darstellungsweise des Themas ‚Eigenverantwortung' im Bereich der Gesundheitsversorgung und Gesundheitsvorsorge in Deutschland generiert werden.

H1: Eigenverantwortung wird in der deutschen Presseberichterstattung entweder als Verantwortungsübernahme für die eigene Gesundheit, als finanzielle Beteiligung an Gesundheitskosten oder aber als beides definiert.

Während die erste Hypothese eher der generellen Einordnung des Themas gilt, untersucht die zweite Hypothese die aus der Theorie generierte Annahme zur Verantwortungsübertragung:

H2: Mit der Thematisierung des Begriffs Eigenverantwortung wird die Verantwortung für die gesundheitliche Versorgung (bezogen auf das individuelle Gesundheitsverhalten und die eigenständige Finanzierung) vorwiegend von der Regierung (Kollektiv) auf den einzelnen Versicherten (Individuum) übertragen.

Die zweite Forschungsfrage thematisiert das Framing des Begriffs Eigenverantwortung:

F2: Welche generischen Frames lassen sich bei der Darstellung des Begriffs Eigenverantwortung in der deutschen Presse nachweisen?

Zur Beantwortung der zweiten Forschungsfrage lässt sich folgende Hypothese aus unterschiedlichen Quellen ableiten (Hawkins & Linvill, 2010; Higgins et al., 2006; Park & Reber, 2010):

H3: Das Thema Eigenverantwortung wird als ein Gesundheitsthema eher ‚thematisch' als ‚episodisch' geframt.

Die dritte Forschungsfrage befasst sich mit der Veränderung der Begriffsdefinition sowie des Framings im Verlauf unterschiedlicher Gesetzesänderungen:

F3: Verändert sich das Framing in der Berichterstattung zur Eigenverantwortung in Abhängigkeit einzelner gesundheitspolitischer Gesetzgebungen?

5 Methode

Mithilfe einer Inhaltsanalyse der größten überregionalen deutschen Tageszeitungen (SZ, FAZ, Die Welt, Handelsblatt, taz und Frankfurter Rundschau) wurden die Forschungsfragen anhand von vier Schlüsselereignissen der Gesetzgebung untersucht. Zu diesen Schlüsselereignissen gehörten das GKV-Modernisierungsgesetz aus dem Jahr 2004, das GKV-Wettbewerbsstärkungsgesetz von 2007, das GKV-Finanzierungsgesetz von 2011 sowie das zum Zeitpunkt der Untersuchung zwar nicht in Kraft getretene, in den Medien jedoch bereits diskutierte Präventionsgesetz von 2013 (u. a. Aust & Leiber., 2006; Koyuncu, 2006; Grimmeisen & Leiber, 2009). Analysiert wurden alle Artikel, die den Begriff ‚Eigenverantwortung' in Zusammenhang mit der deutschen Gesundheitsversorgung, der deutschen Sozialversicherung im Allgemeinen oder der Gesetzlichen Krankenversicherung im Speziellen behandelten. Codiert wurden neben den beschriebenen Frames (Kapitel 3) und formalen Aspekten unter anderem die unterschiedlichen Akteure und ihre Rolle bei der Zuweisung von Verantwortung. Zudem waren die Definitionen der Bereiche bürgerlicher Verantwortungsübernahme Teil des Codebuchs[3].

3 Durchschnittlicher Reliabilitätskoeffizient: .93 nach Holsti

6 Ergebnisse

Insgesamt wurden im beschriebenen Untersuchungszeitraum 99 Beiträge als inhaltlich relevant identifiziert. Der Großteil der Artikel trat dabei in Zusammenhang mit dem Gesundheitsmodernisierungsgesetz von 2004 (n=58) auf. Deutlich weniger relevante Artikel fanden sich in den darauf folgenden Untersuchungszeiträumen (jeweils zwischen 10 und 19 Artikel).

Die Ergebnisse der Untersuchung zeigen, dass in 58 Prozent der Artikel Eigenverantwortung als eine Verantwortungsübernahme für die eigene Gesundheit und in 55 Prozent der Fälle als eine finanzielle Beteiligung an Gesundheitskosten definiert wird[4]. Bezugnehmend auf die erste Forschungsfrage und die erste Hypothese ergibt sich demnach folgendes Bild: Im Einklang mit den theoretischen Annahmen findet in den untersuchten Artikeln vor allem eine vom Kollektiv ausgehende Verantwortungszuweisung in Richtung des Individuums statt. So lässt sich in 78 Prozent der Artikel eine Zuweisung von Verantwortung vom Kollektiv zum Individuum nachweisen[5]. In 57 Prozent der Fälle stellt dabei das Kollektiv explizit die jeweilige Regierung dar, während mit der Bezeichnung Individuum in 84 Prozent der Fälle der einzelne Versicherte gemeint ist. Auch die zweite Hypothese lässt sich demnach bestätigen.

Bezüglich des Framings lässt sich festhalten, dass die Debatte über alle Untersuchungszeiträume hinweg vornehmlich durch den ‚responsibility frame' und somit durch die generelle Thematisierung von Verantwortlichkeit geprägt ist[6]. An dieser Stelle kann die dritte Hypothese zunächst bestätigt werden: Zumeist überwiegt in den analysierten Artikeln der thematische Frame, da innerhalb der Debatte eher auf generelle Informationen als auf persönliche Eindrücke und Einzelschicksale zurückgegriffen wird. Jedoch ist diese Zuordnung nicht immer eindeutig, wie bereits Iyengar (1991) feststellte, da in den Beiträgen die einzelnen Versicherten

4 Die Ergebnisse beziehen sich auf die Codierung von nur 69 Artikeln, da nicht alle Artikel eine detaillierte Definition des Verständnisses von Eigenverantwortung beinhalteten. Codiert wurden verschiedene Aspekten zu Gesundheitsverhalten (Ernährung, Bewegung, Vorsorge) sowie Finanzierungsaspekten (Kostenbeteiligung, Risikozuschläge) in Form von Mehrfachnennungen.

5 Bei der Codierung war eine Mehrfachauswahl möglich, da in einigen Artikeln unterschiedliche Richtungen von Verantwortungsübertragung vorhanden waren.

6 In 96 Prozent der Artikel konnte mindestens ein Aspekt des Frames (in Form von Problemlösefähigkeit der Regierung, Verantwortlichkeit der Regierung, Darstellung von Lösungen, Verantwortlichkeit des Einzelnen und Dringlichkeit der Handlung) nachgewiesen werden.

und nicht der Staat verantwortlich gemacht werden. Dies spricht wiederum für ein episodisches Framing. Auch die in 69 Prozent der Artikel identifizierte Darstellung der Übernahme von Eigenverantwortung durch die einzelnen Versicherten als eine Art Lösung für das Finanzierungsproblem des Gesundheitssystems unterstreicht diese Annahme. Die Frage nach der Art des Framings lässt sich somit nicht eindeutig beantworten: Stellt man einerseits die Form der Darstellung in den Vordergrund, handelt es sich um thematisch geframte Artikel. Konzentriert man sich jedoch auf die Verantwortungszuschreibung in Form von Eigenverantwortung, überwiegen in den Artikeln die episodischen Frames und damit eine Verantwortungszuweisung zum Individuum.

Mit Blick auf die zweite Forschungsfrage lässt sich sagen, dass sich der ‚economic consequences frame' nach Semetko & Valkenburg (2000) in insgesamt 66 Prozent der Artikel nachweisen lässt[7]. In 80 Prozent der Fälle wird prognostiziert, dass die wirtschaftlichen Konsequenzen vornehmlich den einzelnen Versicherten betreffen werden[8]. Dies bedeutet, dass sich eigenverantwortlich getroffene Entscheidungen stärker an den ökonomischen Überlegungen des Versicherten orientieren, was wiederum die gesamte Finanzierung des Gesundheitssystems entlastet.

In diesem Zusammenhang spielt auch das solidarische Verständnis von Eigenverantwortung eine Rolle. Anhand des ‚morality frame', lässt sich in den Daten nachweisen, dass das Konstrukt Eigenverantwortung im Zeitverlauf je nach Gesetzgebung und Finanzierungsstrategie völlig widersprüchlich eingesetzt wird. Wurde die Übernahme von Eigenverantwortung zum GKV-Modernisierungsgesetz noch von beiden Perspektiven – als Widerspruch zur Solidarität und als Teil solidarischen Verhaltens – dargestellt, nimmt über die Untersuchungszeiträume hinweg die Forderung nach einer solidarischen Eigenverantwortung drastisch ab. Dieses Bild bestätigt sich auch in den Analysen zur Definition des Begriffs: Während die Forderung nach einer solidarischen Eigenverantwortung in der Berichterstattung zusehends seltener aufgegriffen wird, tritt die Verantwortung des Einzelnen für sich selbst verstärkt in den Vordergrund (Tabelle 1). Die Darstellungsweise ist jedoch immer auch von der jeweiligen politischen Sichtweise und dem konkreten Gesetzkontext abhängig.

---

7 Wobei der Hinweis auf mögliche finanzielle Konsequenzen vor allem die Debatte bis zum GKV-Finanzierungsgesetz 2011 prägte.

8 Ausgehend von 62 Artikeln, die eine genauere Definition davon enthalten, wen die wirtschaftlichen Konsequenzen treffen werden.

Tabelle 1: Eigenverantwortung (EV) und Solidarität

	2004	2007	2011	2013
EV als Widerspruch zur Solidarität	50 %	0 %	25 %	100 %
EV als Teil solidarischen Verhaltens	44 %	100 %	75 %	0 %

Mehrfachantwortenset, Prozent der Fälle; n=25[9]

7 Fazit

Anhand der untersuchten Artikel lassen sich verschiedene Annahmen zum öffentlichen Verständnis über Eigenverantwortung in gesundheitspolitischen Entscheidungen bestätigen. So lässt sich feststellen, dass das Konstrukt der Eigenverantwortung gerade durch seine vielfältige Anwendbarkeit eine Plattform für unterschiedliche Frames und Argumente und damit verschiedene Auslegungsoptionen bietet. Zudem lässt sich festhalten, dass der Begriff in der Debatte um das deutsche Gesundheitssystem je nach Kommunikations- und Finanzierungsstrategie unterschiedlich definiert und geframt wird. Insgesamt bestätigen die Ergebnisse die theoretische Annahme, dass durch das Konstrukt der Eigenverantwortung vorwiegend eine Verantwortungszuweisung vom Kollektiv zum Individuum sowohl für die finanzielle Absicherung als auch für das eigene Gesundheitsverhalten stattfindet. Allerdings muss darauf hingewiesen werden, dass sich die vorliegende Untersuchung auf eine relativ geringe Zahl an untersuchten Artikeln stützt. Nichtsdestotrotz können die Ergebnisse als eine erste Systematisierung des öffentlichen Diskurses über das Konstrukt der Eigenverantwortung in gesundheitspolitischen Kontexten verstanden werden. Eine Validierung anhand einer größeren Fallzahl und über weitere Untersuchungszeiträume hinweg wäre sinnvoll, um weitreichendere Aussagen über die strategische Verwendung verschiedener Frames durch unterschiedliche Akteure (z. B. Parteien oder Medieninstitutionen) treffen zu können. Zu bedenken ist an dieser Stelle außerdem, dass bei drei der vier hier untersuchten Gesetzesinitiativen die CDU regierungsbildende Partei war. Der Einfluss der regierenden Partei auf das Framing und die Verwendung des Begriffs Eigenverantwortung lässt sich anhand der untersuchten Gesetze bisher also nur unzureichend untersuchen, wäre jedoch durchaus interessant. In diesem Zusammenhang könnte auch eine Input-Output-Analyse der Pressemitteilungen des

9 Die Fallzahl bezieht sich hier auf die Anzahl an Artikeln, welche Eigenverantwortung und Solidarität in ein Verhältnis zueinander setzen.

Bundesgesundheitsministeriums aufzeigen, inwieweit strategische Frames durch politische Akteure platziert und von Journalisten übernommen werden. Zu prüfen wäre darüber hinaus, welche weiteren Begriffe der Gesundheitspolitik in ähnlicher Weise offen für die Interpretation durch die diversen Kommunikatoren, wie Journalisten, Politiker usw. sind.

Literaturverzeichnis

Aust, J., Bothfeld, S. & Leiber, S. (2006). Eigenverantwortung – Eine sozialpolitische Illusion? *WSI-Mitteilungen, Ausgabe 4*, 186-193.

Bertelsmann Stiftung. (2004). Eigenverantwortung ein gesundheits-politisches Experiment. In Bertelsmann Stiftung, (Hrsg.). *Eigenverantwortung - Ein gesundheitspolitisches Experiment.* Gütersloh: Bertelsmann Stiftung.

Brink, A., Johannes, E., Hädrich, J., Langer, A. & Schröder, P. (2011). *Gerechtigkeit im Gesundheitswesen.* Berlin: Duncker & Humblot.

Dahinden, U. (2006). Framing. *Eine integrative Theorie der Massenkommunikation.* Konstanz: UVK Verlagsgesellschaft.

Fromm, B., Baumann, E. & Lampert, C. (2011). *Gesundheitskommunikation und Medien.* Stuttgart: W. Kohlhammer.

Gerlinger, T. (2010). Gesundheitspolitik und Parteienwettbewerb: Konzeption zur Finanzierung der gesetzlichen Krankenversicherung. In S. Schieren (Hrsg.), *Gesundheitspolitik -Beiträge zur wissenschaftlichen Grundlegung und zur Unterrichtspraxis* (S. 42-62). Schwalbach: Wochenschau Verlag.

Grimmeisen, S. & Leiber, S. (2009). Zwischen Kostenprivatisierung und PatientInnnautonomie: Eigenverantwortung in der Gesundheitspolitik, *WSI-Diskussionspapiere, No. 163.*

Hagen, L. M. & Donsbach, W. (2008). Prävention aus Bevölkerungssicht – Einstellungen und Wege zu ihrer Veränderung. *Prävention und Versorgungsforschung: Ausgewählte Beiträge des 2. Nationalen Präventionskongresses und 6. Deutschen Kongresses für Versorgungsforschung, Dresden 24. bis 27. Oktober 2007* (S. 341-357). Heidelberg: Springer.

Hawkins, K. W. & Linvill, D. L. (2010). Public health framing of news regarding childhood obesity in the United States. *Health communication, 25*(8), 709-17.

Iyengar, S. (1991). *Is anyone responsible?* Chicago: University of Chicago Press.

Koyuncu, A. (2006). Prävention und Eigenverantwortung. In W. Kirch & B. Badura (Hrsg.), *Prävention* (S. 121-139). Heidelberg: Springer.

Nolting, H.-D., Hagenmeyer, E.-G., Reschke, P., Ryll, A. & Schiffhors, G. (2004). Eigenverantwortung im deutschen Gesundheitswesen: ein Problemaufriss. In Bertelsmann Stiftung (Hrsg.) *Eigenverantwortung - Ein gesundheitspolitisches Experiment* (S. 11-22). Gütersloh: Bertelsmann Stiftung.

Park, H. & Reber, B. H. (2010). Using public relations to promote health: a framing analysis of public relations strategies among health associations. *Journal of health communication, 15*(1), 39-54.

Reifegerste, D., Oelschlägel, F. & Schumacher, M.-B. (2014). „Copy Factories" im Gesundheitsjournalismus? Medienresonanzanalyse einer Krankenkasse. In V. Lilienthal,

D. Reineck, & T. Schnedler (Hrsg.). *Qualität im Gesundheitsjournalismus* (S. 149-172). Wiesbaden: Springer VS.

Rohr, M., & Schade, D. (2000). *Selbstbestimmung und Eigenverantwortung im Gesundheitswesen.* Akademie für Technikfolgenabschätzung in Baden-Württemberg.

Schmidt, B. (2008). *Eigenverantwortung haben immer die Anderen - Der Verantwortungsdiskurs im Gesundheitswesen.* Bern: Verlag Hans Huber.

Schmidt, B. (2009). Gesundheit benutzerfreundlich fördern statt eigenverantwortlich fordern. In G. Berlin-Brandenburg (Hrsg.), *Dokumentation 15. bundesweiter Kongress Armut und Gesundheit* (S. 1-17). Berlin.

Schmidt, B. (2010). Die Sanierung der Eigenverantwortung. In *JKM - Jahrbuch für kritische Medizin und Gesundheitswissenschaften 46* (S. 51-68). Hamburg: Argumentverlag.

Sehlen, S. (2004). Eigenverantwortung im Gesundheitswesen Eine Literatur-Übersicht. In Bertelsmann Stiftung (Hrsg.) *Eigenverantwortung - Ein gesundheitspolitisches Experiment* (S. 23-62). Gütersloh: Bertelsmann Stiftung.

Semetko, H. A. & Valkenburg, P. M. (2000). *Framing European Politics: A Content Analysis of Press and Television News*, 93-109.

Lisa Meyer & Constanze Rossmann

Organspende und Organspendeskandal in den Medien. Frames in der Berichterstattung von Süddeutscher Zeitung und Bild

1 Hintergrund

Im Juli 2012 wurde der Vorwurf öffentlich, am Uni-Klinikum Göttingen sei bei der Vergabe von Spenderorganen manipuliert worden. So berichtete die Online-Ausgabe der Süddeutschen Zeitung (SZ) von einer „mutmaßlichen Schieberei mit Spenderorganen" und prognostizierte, dass das Vertrauen der Bürger in die Transplantationsmedizin durch die „erschütternden Vorgänge" unweigerlich sinken werde (SZ, 27.7.2012). Tatsächlich löste die maßgeblich von der SZ vorangetriebene Enthüllung dieser Missstände den größten transplantationsmedizinischen Skandal in der Geschichte der Bundesrepublik – den so genannten Organspendeskandal – aus, der sich in den folgenden Monaten auf weitere Kliniken ausweitete. Es ist anzunehmen, dass der Skandal zu einer erheblichen Verunsicherung seitens der Bevölkerung beitrug. Denn 2012 wurden laut der Deutschen Stiftung Organtransplantation (DSO, 2013) im Vergleich zum Vorjahr 12,8 Prozent weniger Organspenden durchgeführt, im Jahr 2013 verringerte sich die Zahl im Vergleich zum Vorjahr sogar um weitere 16,3 Prozent (DSO, 2015). Auch die Organspendebereitschaft der Bevölkerung sank drastisch – eine Tendenz, die nach Ansicht der DSO auf den Umgang der Medien mit den aufgedeckten Missständen und eine skandalisierende Berichterstattung zurückzuführen ist (DSO, 2013).

Im Alltagsgebrauch wird mit dem Begriff Skandal häufig dessen Gegenstand, der zugrundeliegende Sachverhalt oder Auslöser benannt, nicht aber das gesamte Phänomen (Donsbach & Gattwinkel, 1998). Dabei ist ein Skandal nicht gleichbedeutend mit dem Missstand, auf dem er basiert. Voraussetzung für einen Skandal ist die Beteiligung Dritter, eines Publikums, das Anstoß nimmt und sich über Unrecht empört (Sabrow, 2004). Skandale setzen also öffentliche Kommunikation über empfundene Missstände voraus (Kepplinger, 2012): Als spezifisches Konstrukt des Mediensystems erzeugen sie kollektive Erregung über ein allgemein empfundenes Ärgernis (Neckel, 1990; Schütze, 1985). Nach diesem Verständnis sind Medien daher nie nur passive Vermittler von Informationen und Medienberichte nie einfach Spiegel der Realität; vielmehr tragen sie dazu bei, Skandale erst zu konstruieren (Brosius & Esser, 1995).

Auch wenn sich solche Skandale in der Regel auf einen realen Anlass beziehen, fallen die medialen Skandalisierungsmechanismen im Vergleich zum tatsächlichen Missstand oft unverhältnismäßig aus (Kepplinger & Hartung, 1993): Fakten und überzogene Vorwürfe werden vermischt, Probleme vereinfacht und Positionen einseitig dargestellt. Bestimmte Informationen und Ereignisse werden herausgestellt, andere werden dagegen vernachlässigt. Journalistinnen und Journalisten entscheiden sich also für eine bestimmte Perspektive und Konfliktdefinition, die die Darstellung von Urhebern, Opfern, Verantwortlichkeiten und Ursachen lenkt und so auch die Vorstellungen und Ansichten des Publikums über einen Skandal beeinflussen kann (Brosius & Esser, 1995).

Dabei spielen Frames eine besondere Rolle. Denn Massenmedien produzieren Skandale, „indem sie sozialen Zuständen, Ereignissen oder Entwicklungen ein spezifisches, narratives Framing geben, das als Skandal etikettiert wird“ (Burkhardt, 2011, S. 132). Die in Skandalen verhandelten Sachverhalte sind von einzelnen Rezipienten aufgrund mangelnden Wissens oft nicht zu überprüfen, wodurch Urteilsnormen bzw. Schemata wirksam werden, „die die Wahrnehmung der Missstände steuern“ (Kepplinger, 2012, S. 24). Bestimmte Schlüsselwörter rufen bei den Rezipienten implizite Urteile ins Bewusstsein (Donsbach & Gattwinkel, 1998). So vermitteln Medien eine spezifische Vorstellung vom tatsächlichen Geschehen, schaffen eine allgemein unterstellbare Definition der Realität (Berens, 2001) und üben erheblichen Einfluss auf die öffentliche Wahrnehmung aus (Burkhardt, 2011).

Vor diesem Hintergrund setzen wir uns in einem mehrteiligen Forschungsprojekt mit der Frage auseinander, wie der Organspendeskandal in der medialen Berichterstattung von SZ und Bild gerahmt wurde und welchen Einfluss dies auf die Bevölkerungswahrnehmung hat. Im ersten Schritt wurde anhand einer qualitativen Inhaltsanalyse der Berichterstattung von SZ und Bild vor, während und nach Bekanntwerden der Missbrauchsfälle an deutschen Kliniken untersucht, welche Frames sich in der Berichterstattung über Organspende identifizieren lassen. Die Befunde bilden die Basis für eine quantitative Inhaltsanalyse der Presse-Berichterstattung im Kontext des Organspendeskandals und weitere Teilstudien, die in diesem Beitrag nicht vorgestellt werden können.

2 Framing und Organspende

2.1 Framing-Ansatz

„Medien informieren nicht nur mit Nachrichten, sondern sie orientieren auch darüber, wie man eine solche Nachricht einschätzen und bewerten sollte" (Eilders, Neidhardt & Pfetsch, 2004, S. 11). Diese Orientierung geschieht sowohl über Auswahl und Platzierung von Nachrichten als auch über die Sprache. Formulierungen beinhalten Deutungsangebote der Realität und wecken Assoziationen (Eilders et al., 2004). Das passende Konzept, um derartige Muster zu erfassen, ist das des Framings (Entman, 1993; Scheufele, 1999). Nach diesem Ansatz wird die mediale Präsentation und Thematisierung gesellschaftlicher Probleme vom jeweiligen Verfasser der Medientexte in bestimmte Interpretationsrahmen eingebettet, wodurch die Perspektive auf den Gegenstand definiert ist und das Ereignis mit einer bestimmten Bedeutungszuschreibung versehen wird (Scheufele, 1999; Scheufele, 2003). Diese Bedeutungsrahmen, als Medien-Frames bezeichnet, definieren Probleme in Bezug auf einen konkreten Gegenstand sozialer Realität, diagnostizieren Ursachen, fällen moralische Urteile und bieten Lösungen an (Entman, 1993). Indem (1) bestimmte Ausschnitte der Wirklichkeit ausgewählt, einzelne Aspekte betont und Verbindungen zwischen diesen Aspekten beleuchtet werden und (2) bestimmte Attribute herausgestellt werden, „werden bestimmte Einordnungen, Bewertungen und Entscheidungen nahegelegt" (Scheufele, 2003, S. 46). Die Interpretationsmuster können es den Rezipienten somit erleichtern, neue Informationen einzuordnen und effizient zu verarbeiten. Von Einzelfällen wird dabei auf allgemeine Muster abstrahiert.

2.2 Framing in der Berichterstattung über Organspende

Medien wird das Potenzial zugeschrieben, die Sicht auf Organspende zu verändern (Weber et al., 1999); sie gelten als einflussreiche Quelle und als wichtiger Faktor für die Verbreitung von Mythen und Ängsten in der Öffentlichkeit (Morgan et al., 2005). Das mediale Interesse hat sich dabei verlagert: weg vom Prozess der Organtransplantation, hin zu ungewöhnlichen, überraschenden und emotionalen Aspekten der Organspende (Garcia, Goldani & Neumann, 1997). Oft werden Einzelfälle als repräsentativ für das ganze System gewertet. Themen wie Organhandel, heimliche Organspenden ohne die Zustimmung der Angehörigen, Organverteilung nach politischen oder ökonomischen Interessen und die Vergabe von Organen exekutierter Gefangener haben einen hohen Nachrichtenwert, erregen mehr Aufmerksamkeit und größere öffentliche Empörung, und sind daher in den Medien überrepräsentiert (Garcia et al., 1997).

Dass Organspende in einem überwiegend negativen Licht präsentiert wird, stellten auch Morgan et al. (2007) im Rahmen einer Analyse von US-amerikanischen Unterhaltungssendungen fest. Sie identifizierten zwei Metaframes: „Korruption der Mächtigen" und „Spender als gute Menschen". So wird die Organspende in den Sendungen häufig im Kontext von Korruption im Gesundheitssystem, mit Bezug auf unwürdige oder undankbare Empfänger, allmächtige Reiche oder Spender als Ersatzteillager dargestellt. Seltener wird der Altruismus der Organspender hervorgehoben. Morgan et al. (2007) kommen daher zu dem Schluss, dass die amerikanischen Unterhaltungsmedien Mythen über Organspende verbreiten und so Misstrauen gegenüber dem medizinischen System erzeugen.

Zu einem anderen Ergebnis kamen Quick, Kim und Meyer (2009). Ihre Inhaltsanalyse von US-amerikanischen TV-Nachrichten zum Thema Organspende (im Zeitraum von Januar 1990 bis Dezember 2005) zeigte, dass über Organspende zwar selten berichtet wurde, die Themen aber mehrheitlich positiv gerahmt waren. Berichte über den positiven Ausgang von Transplantationen und andere Erfolgsgeschichten nahmen einen verhältnismäßig großen Anteil ein, während der Organmangel und mögliche Wege zur Organspende wenig thematisiert wurden.

Ob die abweichenden Ergebnisse der Framing-Studien zum Thema Organspende in den unterschiedlichen Darstellungsformen und Inhalten von unterhaltenden und informierenden Sendungen begründet liegen und inwiefern diese Erkenntnisse auf Printmedien und auf den deutschsprachigen Raum zu übertragen sind, ist bislang nicht erforscht. Aus diesem Grund widmet sich die vorliegende Studie der Frage, wie das Thema Organspende in der deutschen Presseberichterstattung gerahmt wird. Aufgrund mangelnder Framing-Studien zum Thema im deutschsprachigen Raum stützt sich die Studie nicht auf bereits ermittelte Frames, sondern wählt einen induktiven Zugang, um so herauszufinden, welche Frames sich in der Berichterstattung über Organspende während des Organspendeskandals identifizieren lassen.

3 Methode

3.1 Untersuchungszeitraum und Material

Die Deutungsmuster in der Berichterstattung über Organspende wurden anhand einer kategoriengeleiteten qualitativen Inhaltsanalyse ermittelt. Dieser methodische Zugang erlaubt es, Frames aus verschiedenen Beitragsmerkmalen zu rekonstruieren, ohne auf bereits existierende Befunde zurückzugreifen (Löblich, 2011).

Als Untersuchungszeitraum wurde der 1. Januar 2009 bis 31. Januar 2013 gewählt, da sich die prozentuale Organspendebereitschaft im Jahr 2009 auf einem Niveau bewegte, das mit der Bereitschaft vor Bekanntwerden der Missstände vergleichbar ist (Eurotransplant, 2012). Außerdem kann so ausreichend Zeit vor und nach Beginn des Organspendeskandals (Juli 2012) abgedeckt werden. Mit SZ und Bild werden die beiden auflagenstärksten überregionalen Tageszeitungen untersucht, die in der deutschen Presselandschaft als meinungsbildend gelten (Meyn, 2004; Reinemann, 2004). Die Bild spielt in Skandalen häufig eine tragende Rolle (Maurer & Reinemann, 2006). Im Fall des Organspendeskandals trat daneben die SZ besonders in Erscheinung (DSO, 2013), da sie es war, die erste Manipulationsfälle an die Öffentlichkeit brachte und auch in der Folge immer neue Missstände publik machte. Die Tatsache, dass sich Boulevard- und Qualitätszeitungen nicht nur an unterschiedliche Zielpublika richten, sondern auch in Bezug auf Aufmachung, Themengewichtung und Leseransprache unterscheiden (Schrag, 2007), war ein weiterer Grund dafür, beide Zeitungsgattungen zu berücksichtigen.

Das Untersuchungsmaterial wurde aus den Datenbanken der jeweiligen Zeitungsverlage bezogen und umfasst sowohl Veröffentlichungen der Print- als auch der Online-Ausgaben. Berücksichtigt wurden alle Artikel, die das Schlagwort „Organspende“ im Titel, Untertitel oder ersten Absatz beinhalten. Im nächsten Schritt wurde aus allen Artikeln (n=669) eine Zufallsstichprobe gezogen. Hierfür wurden Zufallszahlen generiert, die Artikel in chronologischer Reihenfolge sortiert und nummeriert und diejenigen Artikel analysiert, die den gezogenen Zufallszahlen entsprachen. Dieses Vorgehen wurde solange wiederholt, bis eine theoretische Sättigung erreicht war und keine neuen Frames oder Frameelemente mehr identifiziert werden konnten. Um sicherzustellen, dass keine neuen Aspekte mehr zu finden sind, wurden im Anschluss noch 15 weitere Artikel analysiert. Insgesamt umfasste die Stichprobe damit 166 Artikel (60 Artikel aus der SZ, 106 Artikel aus der Bild).

3.2 Frame-Identifikation und Kategoriensystem

In dem Bestreben, trotz induktiver Vorgehensweise theoretische Anschlussfähigkeit zu gewährleisten, verbindet der vorliegende Untersuchungsansatz induktive und deduktive Herangehensweise. Framedefinierende Elemente dienten dabei als Kategorien, anhand derer einzelne Frame-Elemente erhoben und anschließend zusammengesetzt wurden (für den methodischen Ansatz siehe Löblich, 2011). Das wiederholte, gemeinsame Auftauchen bestimmter Kombinationen von Elementen wurde als Frame gewertet (Matthes & Kohring, 2004). Nach Matthes (2007) müssen dabei mindestens zwei Frame-Elemente vorkommen und der Frame über mehrere Artikel hinweg identifiziert werden. „Grundidee ist, dass sich die durch eine Inhaltsanalyse erfassten Frame-Elemente auf eine charakteristische Weise gruppieren und so zu einem Muster formen. Wenn dieses Muster über mehrere Texte hinweg identifiziert werden kann, sprechen wir von einem Frame“ (Matthes, 2007, S. 155). Dabei kann jeder Artikel mehrere Frames enthalten (Matthes, 2014).

Als framedefinierende Elemente wurden die von Entman (1993) skizzierten Frame-Bestandteile herangezogen: Problemdefinition, Ursachenzuschreibung, Bewertung und Handlungsempfehlung. Darüber hinaus wurden formale Kategorien (Medium, Artikelüberschrift, Thema und Veröffentlichungsdatum) sowie rhetorische Mittel erhoben.

4 Ergebnisse

In 35 der 166 Artikel wurde kein Frame gefunden. In diesen Fällen konnte nicht mehr als ein framedefinierendes Element identifiziert werden, womit laut Matthes (2007) die Bedingungen für einen Frame nicht erfüllt sind. 131 Texte enthielten dagegen mindestens ein Deutungsmuster (bestehend aus mindestens zwei Frame-Elementen), wobei in diesen Artikeln insgesamt neun verschiedene Frames identifiziert werden konnten. Diese werden im Folgenden skizziert.

Mangel

In diesem Frame wird die geringe Zahl an Organspenden in Deutschland herausgestellt. Thematisiert werden lange Wartelisten, das Fehlen von Spenderorganen sowie der Tod von Patienten, die zu lange auf ein Organ warten mussten. Im Zentrum des Frames stehen Zustände, die es zu beheben gilt und die als untragbar charakterisiert werden. Vielfach wird die Dringlichkeit der Probleme sowie das Leiden der Patientinnen und Patienten betont. Der Frame ist dementsprechend durchgängig negativ besetzt. Als Ursachen der Mängel werden sowohl objektive Tatsachen (zu wenige Deutsche haben einen Organspendeausweis, zu wenige Angehörige entscheiden sich für eine Organspende) als auch gesellschaftliche Problemzuschreibungen benannt (viele Deutsche seien zu träge, scheuten die Auseinandersetzung, Ignoranz präge unseren Umgang). Diskutiert oder empfohlen werden gesetzliche Maßnahmen wie die Änderung des Transplantationsgesetzes oder die Schaffung eines zentralen Registers. Aber auch an die individuelle Verantwortung wird appelliert und zur Anschaffung eines Organspendeausweises geraten.

Erfolg

Positive Entwicklungen wie medizinische Fortschritte und geglückte Transplantationen prägen diesen Frame. Häufig tritt er in Kombination mit dem Mangel-Frame auf, doch wird ausgehend von der insgesamt misslichen Situation entweder ein Happy End beschrieben, das sich auf eine individuelle Erfolgsgeschichte eines Patienten stützt, oder es wird ein Forschungserfolg skizziert, der auf zukünftige Problemlösung hoffen lässt. Organspende wird hier als Rettung für leidende Patienten charakterisiert, der Besitz eine Organspendeausweises empfohlen. Von „Meilensteinen“ (SZ, 06.06.2009), „Sensations-OP“ (Bild, 08.09.2012) und „medizinischen Sensationen“ (Bild, 02.08.2009) ist daneben die Rede. Medizinische Entwicklungen werden hier als alternativer Ausweg aus der Mangelsituation präsentiert. Entsprechend wird weitere Forschung als Handlungsempfehlungen ausgesprochen.

Altruismus

Bei diesem Deutungsmuster wird Organspende als ultimativer Akt der (Nächsten-)Liebe betont, es ist moralisch aufgeladen und taucht vor allem im Zusammenhang mit persönlichen Geschichten von Spendern und ihren Angehörigen auf. Oftmals handelt es sich dabei um Prominente und Politiker, wie beispielsweise Außenminister Frank-Walter Steinmeier oder den ehemaligen Vorsitzenden des Deutschen Gewerkschaftsbundes Michael Sommer. Dieser Frame ist positiv besetzt, stark personalisiert und hebt die Opferbereitschaft der Protagonisten hervor. Organspende gilt als „ultimativer Liebesbeweis“ (Bild, 23.03.2011). Daneben liegt der Fokus auf Sportlern und Stars, die für Organspende werben oder für ihr Organspende-Engagement ausgezeichnet werden. Ihre Vorbildfunktion wird betont, von ihrem Verhalten wird eine Empfehlung zum Besitz eines Organspendeausweises abgeleitet.

Systemfehler

Dieses negativ konnotierte Deutungsmuster behandelt vor allem die im Zuge des Organspendeskandals öffentlich gewordenen Manipulationen, bezieht sich aber auch auf Transplantation von Organen von Hingerichteten in China, Organhandel, Bevorzugung von Privatpatienten und reichen Ausländern, Korruptionsverdacht und ungerechtfertigte Bonuszahlungen für Ärzte. Erschüttertes Vertrauen, wachsendes Misstrauen und sinkende Spendenbereitschaft werden als Folgen diagnostiziert. Über die Ursachen wird hingegen kaum berichtet – sie werden nicht auf der Ebene des Gesundheitssystems gesucht, sondern auf individueller Ebene (siehe auch nächster Frame).

Krimineller Einzelner

Nicht das System, sondern der Einzelne steht im Blickpunkt dieses negativ besetzen Frames. Zur Last gelegt werden ihm wahlweise Bestechlichkeit, Urkundenfälschung, versuchter Totschlag, Körperverletzung mit Todesfolge oder Organhandel. Thematisiert wird auch der Prozess gegen den Übeltäter, dem ausschließlich niedere Motive wie Gier, Ehrgeiz, Geltungssucht, Eitelkeit, Machbarkeitswahn oder Streben nach Ruhm und Ehre unterstellt werden. Insgesamt findet sich dieses Deutungsmuster vor allem in sehr spekulativen Artikeln. Nur wenige Berichte ordnen die Vorfälle ein oder beleuchten Hintergründe. Doch obwohl die Verantwortung für die Missstände auf individueller Ebene verankert wird, fordern die Autoren häufig stärkere Kontrollen, strafrechtliche Verfolgung und konsequentere Ahnung derartiger Verstöße.

Konsequenz

Dieser Frame betont die Konsequenzen aus den Manipulationsfällen, etwa das verlorengegangene Vertrauen, die schwindende Hoffnung von Patientinnen und Patienten auf der Warteliste und den Rückgang der Spenderzahlen, aber auch personelle Konsequenzen und neue Regelungen. Im Gegensatz zu anderen Frames wird hier mit zahlreichen Handlungsempfehlungen aufgewartet: Das verlorengegangene Vertrauen müsse zurückgewonnen, völlige Transparenz geschaffen, Missbrauch unterbunden, Bonuszahlungen abgeschafft, für Aufklärung gesorgt, bessere Kontrollen etabliert und harte Strafen durchgesetzt werden. Konsequenzen werden also einerseits beschrieben, andererseits gefordert, und das auf zwei Ebenen: gesellschaftlich (z. B. Vertrauensverlust) und institutionell (z. B. Neuregelung der Organvergabe).

Appell

Im Rahmen dieses Frames wird implizit oder explizit zur Organspende aufgerufen. Begründet wird die Aufforderung mit Hinweis auf lange Wartelisten, fehlende Spenderinnen und Spender und sterbende Patientinnen und Patienten. Organspende erscheint als gesellschaftlich erwünschtes Verhalten und Bürgerpflicht. Während die Bild explizit auffordert: „Ausdrucken! Mit diesem Ausweis können Sie Leben retten (...) Einfach ausschneiden, ausfüllen, beide Seiten zusammenkleben und ins Portemonnaie stecken!“ (Bild, 26.03.2009), präsentiert die SZ prominente Vorbilder (Politiker, Sportler, Schauspieler), die – teils aus einer persönlichen Betroffenheit heraus – für Organspende werben. Die Bewertung der Protagonisten und Themen fällt dabei überwiegend positiv aus. Vor allem die Bild appelliert im Kontext dieses Frames stark an die soziale Verantwortung.

Reform

Waren die bisher aufgeführten Deutungsmuster klar negativ oder klar positiv konnotiert, so enthält dieser Frame ambivalentere Bewertungen. Diskutiert werden die Novellierung des Transplantationsgesetzes, verschiedene Lösungsvorschläge, die Informationskampagne der Krankenkassen, die generelle Reform der Organspende und – nach Bekanntwerden der Manipulationen – die Neuregelung des Transplantationsverfahrens, Wiederherstellung von Vertrauen und Etablierung von Kontrollmechanismen. Dabei werden verschiedene Alternativen (u. a. Entscheidungs- vs. Widerspruchslösung) abgewogen und Positionen bezogen. Ambivalent fällt die Bewertung deshalb aus, weil einerseits gesetzliche Neuerungen und Reformvorschläge als Durchbruch gefeiert werden, andererseits stockende Verhandlungen, Kompromissvorschläge und vermeintliche Neuregelungen als Verharren in der alten Misere kritisiert werden.

Angst

Die Angst, die in zahlreichen Artikeln thematisiert wird, hat unterschiedlichste Bezugspunkte: den Tod als Geschäft von Organhändlern, die Bevorzugung von Privatpatienten und reichen Ausländern, eine unzureichende medizinische Behandlung von möglichen Spendern sowie Manipulationen bei der Organvergabe. Beispiele hierfür sind etwa: „Die Ängste des Einzelnen sind nach wie vor sehr groß. Vor allem beunruhigt die Frage nach dem exakten Todeszeitpunkt" (SZ, 03.03.2012); „Schon das Dilemma ‚Wann ist der Mensch wirklich tot?' macht einem Angst und lässt viele, die der Hirntod-Theorie nicht trauen, vor einer Organspende zurückschrecken" (Bild, 22.07.2012). Indem derartige Fragen aufgeworfen, anschließend aber nicht aufgeklärt oder aufgehoben werden, berühren Artikel, in denen dieser Frame dominiert, indirekt Ängste, die sich mit immer neuem Bezugspunkt in eine Reihe von möglichen Bedenken gegenüber Organspende einfügen.

5 Diskussion

Ziel der Studie war es, Frames in der Berichterstattung über Organspende zu ermitteln. Insgesamt wurden neun Frames identifiziert, davon sind vier negativ, drei positiv und zwei ambivalent konnotiert. So zeigt sich, dass das Thema Organspende in sehr vielfältigen Kontexten journalistisch behandelt wird. Auch wenn auf Basis der vorliegenden Stichprobe keine eindeutigen Aussagen über Häufigkeit und Entwicklung der Frames im Zeitverlauf sowie Unterschiede zwischen den analysierten Medien SZ und Bild getroffen werden können, deuten sich bereits interessante Muster an. So scheint sich die Bild stark auf den Mangel-Frame zu konzentrieren, auch die Frames Systemfehler und Konsequenz sind dort stark vertreten, wohingegen die Frames Erfolg und Appell zumindest in der vorliegenden Stichprobe seltener vorkamen. Auch die SZ scheint sich stark auf Mängel zu fokussieren, daneben ebenfalls auf Systemfehler und Reformen. Das in beiden Zeitungen häufige Auftauchen des Mangel-Frames lässt sich vermutlich damit begründen, dass pro Artikel oft mehrere Frames verwendet werden, und der Mangel-Frame häufig als Begründung für andere Deutungsmuster herangezogen wird.

Vergleicht man das Framing vor und nach Bekanntwerden der Manipulationen an deutschen Kliniken, deuten sich ebenfalls Unterschiede an. Während vor dem Skandal in beiden Medien Mängel betont wurden und daneben, zumindest in der SZ, Reformen angemahnt sowie berichtet wurden, wurden im Zuge des Skandals Missstände unter den Aspekten ‚Systemfehler' und ‚krimineller Einzelner' dargestellt. Vor allem die Bild forderte und behandelte in diesem Kontext häufig Konsequenzen.

Im nächsten Schritt bedarf es angesichts der eingeschränkten Stichprobengröße der vorliegenden Teilstudie einer quantitativen Inhaltsanalyse, um auf größerer Basis Aussagen über Dominanz und Entwicklung der Frames machen zu können. Darüber hinaus müssen die Ergebnisse auch deshalb kritisch betrachtet werden, weil nur eine Mediengattung und zwei Zeitungen analysiert wurden. Zugunsten eines längeren Untersuchungszeitraums (vier Jahre) wurde auf eine umfassendere Stichprobe mit weiteren Medienangeboten verzichtet. Studien haben jedoch gezeigt, dass sich die Positionen der einzelnen Medien gerade in Skandalen schnell und deutlich angleichen und dabei der Interpretation journalistischer Meinungsführer folgen (Kepplinger, 2012). Mit SZ und Bild wurden daher bewusst die beiden größten deutschen Tageszeitungen untersucht. Als limitierender Faktor muss nicht zuletzt angemerkt werden, dass auf Basis eines inhaltsanalytischen Vorgehens keine Wirkungszusammenhänge aufgezeigt werden können und keine Aussagen über Motive und Wahrnehmungen der Rezipienten getroffen werden können. Nichtsdestotrotz soll diese Analyse zusammen mit den Teilstudien, die noch folgen werden, helfen, den Skandalisierungsprozess im Kontext der Organspende verstehen und nachzeichnen zu können.

Literaturverzeichnis

Berens, H. (2001). *Prozesse der Thematisierung in publizistischen Konflikten. Ereignismanagement, Medienresonanz und Mobilisierung der Öffentlichkeit am Beispiel von Castor und Brent Spar.* Opladen: Westdeutscher Verlag.

Brosius, H.-B. & Esser, F. (1995). *Eskalation durch Berichterstattung? Massenmedien und fremdenfeindliche Gewalt.* Opladen: Westdeutscher Verlag.

Bundeszentrale für gesundheitliche Aufklärung (2010). *Einstellung, Wissen und Verhalten der Allgemeinbevölkerung zur Organ- und Gewebespende.* Köln: BZgA.

Burkhardt, S. (2011). Skandal, medialisierter Skandal, Medienskandal: Eine Typologie öffentlicher Empörung. In K. Bulkow & C. Petersen (Hrsg.), *Skandale. Strukturen und Strategien öffentlicher Aufmerksamkeitserzeugung* (S. 131-156). Wiesbaden: VS Verlag.

Deutsche Stiftung Organtransplantation (2013). *Zahl der Organspenden in 2012 drastisch gesunken.* Aufgerufen von http://www.dso.de/dso-pressemitteilungen/einzelansicht/article/zahl-der-organspenden-in-2012-dramatisch-gesunken.html (19.08.2015).

Deutsche Stiftung Organtransplantation (2015). *Zahl der Organspender stabilisiert sich auf niedrigem Niveau.* Abgerufen von http://www.dso.de/dso-pressemitteilungen/einzelansicht/article/zahl-der-organspender-stabilisiert-sich-auf-niedrigem-niveau.html (19.08.2015).

Donsbach, W., & Gattwinkel, D. (1998). *Öl ins Feuer. Die publizistische Inszenierung des Skandals um die Rolle der Ölkonzerne in Nigeria.* Dresden: Dresden University Press.

Eilders, C., Neidhardt, F. & Pfetsch, B. (2004). Die „Stimme der Medien" – Pressekommentare als Gegenstand der Öffentlichkeitsforschung. In C. Eilders, F. Neidhardt, & B. Pfetsch (Hrsg.), *Die Stimme der Medien. Pressekommentare und politische Öffentlichkeit in der Bundesrepublik* (S. 11-38). Wiesbaden: VS Verlag.

Entman, R. M. (1993). Framing: Toward clarification of a fractured paradigm. *Journal of Communication, 43,* 51-58.

Eurotransplant. (2012). *Number of persons on active waiting list, by organs.* Abgerufen von http://www.eurotransplant.org/cms/mediaobject.php?file=2012_january1_december311.pdf (19.08.2015).

Garcia, V. D., Goldani, J. C. & Neumann, J. (1997). Mass media and organ donation. *Transplantation Proceedings, 29,* 1618-1621.

Kepplinger, H. M. (2012). *Die Mechanismen der Skandalisierung. Zu Guttenberg, Kachelmann, Sarrazin & Co.: Warum einige öffentlich untergehen – und andere nicht.* München: Olzog.

Kepplinger, H. M. & Hartung, U. (1993). *Am Pranger. Eine Fallstudie zur Rationalität öffentlicher Kommunikation.* München: Fischer.

Löblich, M. (2011). Frames in der medienpolitischen Öffentlichkeit: Die Presseberichterstattung über den 12. Rundfunkänderungsstaatsvertrag. *Publizistik, 56,* 423-439.

Matthes, J. (2014). *Framing.* Baden-Baden: Nomos.

Matthes, J. (2007). *Framing-Effekte. Zum Einfluss der Politikberichterstattung auf die Einstellungen der Rezipienten.* München: Fischer.

Matthes, J. & Kohring, M. (2004). Die empirische Erfassung von Medien-Frames. *Medien & Kommunikationswissenschaft, 52,* 56-75.

Maurer, M. & Reinemann, C. (2006). *Medieninhalte in Deutschland. Eine Einführung.* Wiesbaden: VS Verlag für Sozialwissenschaften.

Meyn, H. (2004). *Massenmedien in Deutschland.* Konstanz: UVK.

Morgan, S. E., Harrison, T. R., Chewning, L., Davis, L. & DiCorcia, M. (2007). Entertainment (mis)education: The framing of organ donation in entertainment television. *Health Communication, 22*, 143-151.

Morgan, S. E., Harrison, T. R., Long, S. D., Afifi, W. A., Stephenson, M. S. & Reichert, T. (2005). Family discussions about organ donation: how the media influences opinions about donation decisions. *Clinical Transplantation, 19*, 674-682.

Neckel, S. (1990). Die Wirkungen politischer Skandale. *Aus Politik und Zeitgeschichte, 7*, 3-10.

Quick, B. L., Kim, D. K. & Meyer, K. (2009). A 15-year teview of ABC, CBS, and NBC news coverage of organ donation: Implications for organ donation campaigns. *Health Communication, 24*, 137-145.

Reinemann, C. (2004). Bild - Das neue Leitmedium der Meinungsmacher. Mediennutzung und Medienimages bei politischen Journalisten. *Kommunikationsmanager, 2*, 58-61.

Sabrow, M. (2004). Politischer Skandal und moderne Diktatur. In M. Sabrow (Hrsg.), *Skandal und Diktatur. Formen öffentlicher Empörung im NS-Staat und in der DDR* (S. 7-32). Göttingen: Wallstein.

Scheufele, B. (1999). Framing as a theory of media effects. *Journal of Communication, 49, 103-122.*

Scheufele, B. (2003). *Frames – Framing – Framing-Effekte: Theoretische und methodische Grundlegung des Framing-Ansatzes sowie empirische Befunde zur Nachrichtenproduktion.* Opladen: Westdeutscher Verlag.

Schrag, W. (2007). *Medienlandschaft Deutschland.* Konstanz: UVK.

Schütze, C. (1985). *Skandal. Eine Psychologie des Unerhörten.* Bern/München: Scherz.

Weber, F., Philipp, T., Broelsch, C. E. & Lange, R. (1999). The impact of television on attitudes towards organ donation - a survey in a German urban population sample. *Nephrology Dialysis Transplantation, 14*, 2315-2318.

Viorela Dan

Patientengerichtete Werbung für verschreibungspflichtige Medikamente (DTCA) - Überblick und Forschungslücken

1 Einleitung

Ein lässig gekleideter und müde aussehender Mann betritt seine Küche, in der er Abraham Lincoln und ein Murmeltier am Tisch vorfindet. Lincoln liest Zeitung, das Murmeltier isst ein Stück Kuchen. Im Hintergrund ist ein Astronaut zu sehen. Nach der Begrüßung klagt der Mann über Stress auf der Arbeit, der ihn nicht schlafen lässt. Lincoln sagt, es würde vielen so gehen. Lincoln und das Murmeltier beschweren sich darüber, dass sie seit langem nicht mehr gemeinsam Schach gespielt haben. Weil der Mann nicht schlafen kann, kann er auch nicht träumen und im Traum etwas mit den anderen unternehmen. So fordern Lincoln und das Murmeltier den Mann dazu auf, den Arzt noch heute aufzusuchen und mit ihm über das beworbene Schlafmittel zu sprechen. Denn „your dreams want you back" (auf Deutsch: „Ihre Träume wollen Sie zurück haben").

Solche (patientengerichteten) Werbespots für verschreibungspflichtige Medikamente prägen die US-amerikanische (Iyer, 2009) und die neuseeländische (Every-Palmer, Duggal & Menkes, 2014) Werbelandschaft. In allen anderen Ländern der Welt ist patientengerichtete Werbung für verschreibungspflichtige Medikamente (*Direct-to consumer pharmaceutical advertising*, DTCA) verboten. Dennoch plädiere ich in diesem Beitrag für eine Auseinandersetzung mit diesem Thema auch hierzulande. Erstens weil die Plakate und Videobotschaften, die in DTCA eingesetzt werden, sich genauso gut für die Erforschung kommunikationswissenschaftlicher Fragen eignen wie andere Formen der Kommunikation im Gesundheitsbereich. Zweitens weil die aktuellen Debatten über eine mögliche Zulassung von DTCA in der EU eine Übersicht über wissenschaftlich gesicherte Ergebnisse hinsichtlich der Wirkung von DTCA benötigen, die die Unterschiede in den Gesundheitssystemen berücksichtigt.

Der Beitrag ist wie folgt strukturiert: Auf die Definition von DTCA folgt die Darstellung der Einstellungen der Ärzte und der Verbraucher. Anschließend widme ich mich den Argumenten pro und contra DTCA auf der Makroebene. Das Hauptaugenmerk dieses Kapitels liegt auf der Forschungsübersicht über DTCA-Materialien und der Wirkung von

DTCA auf die Rezipienten. Zum Schluss ziehe ich ein Fazit, diskutiere den Stand der Forschung und zeige Perspektiven für künftige Forschung auf.

2 Definition

Wissenschaftliche Definitionen sind sich darüber einig, dass unter patientengerichteter Werbung für verschreibungspflichtige Medikamente (DTCA), die kostenpflichtige massenmediale Vermittlung von Werbebotschaften über verschreibungspflichtige Medikamente an Laien zu verstehen ist (z. B. DeLorme, Huh, Reid & An, 2011).

Bei der Verwendung des Wortes „Werbebotschaften“ (anstelle von „Informationen“) herrscht zwar zum Teil Uneinigkeit. Dennoch wird in diesem Beitrag die Meinung vertreten, dass der Zweck von DTCA-Materialien ein ökonomischer ist, wenngleich manche Materialien einen informativen Charakter aufweisen (Bell, Wilkes & Kravitz, 2000). Insofern unterscheidet sich DTCA nicht von anderen Arten von Werbung, die primär das Ziel der Umsatzsteigerung verfolgen (Wright, Sparks & O'Hair, 2013).

Pharmaunternehmen nennen außerdem die Ziele der gesundheitlichen Aufklärung und des (Patienten-)Empowerments (Baukus, 2004). Demnach soll DTCA die Rezipienten über (neue) Krankheiten und Behandlungsmöglichkeiten informieren (Wilkes, Bell & Kravitz, 2000). Weiterhin soll dieses Wissen wiederum Patienten ermächtigen, selbstbewusster gegenüber Ärzten aufzutreten (Evans & Friede, 2003).

3 Argumente für und gegen DTCA

3.1 Ärzte vs. Verbraucher

Verbraucherinnen und Verbraucher in den USA sind positiv gegenüber DTCA eingestellt, wenn auch die Zustimmungswerte im Laufe der Zeit etwas abgenommen haben. Umfragen verzeichnen Zustimmungswerte bis zu 70 Prozent (Reast, Palihawadana & Shabbir, 2008). Patienten scheinen DTCA zu vertrauen; so würden viele den Arzt wechseln, wenn sie die DTCA-induzierte Wunschverschreibung nicht bekämen (Kravitz, 2000a).

Die Einstellungen der Ärzte gegenüber DTCA fallen gemischt aus. Einerseits begrüßen sie, dass Patienten selbstbewusster auftreten, sich mehr einbringen wollen und mehr durchdachte Fragen stellen (Allison-Ottey, Ruffin & Allison, 2002). Andererseits halten sie den Eindruck der Patienten, sie wären durch DTCA autonom und würden mehr wissen für trügerisch; Werbebotschaften könnten weder eine medizinische Ausbildung ersetzen noch den Ärzten ihre Entscheidungshoheit über die bestgeeigneten Medikamente nehmen (Germeni, Orizio, Nakamoto, Wunsch & Schulz, 2013). Zusammengenommen befürchten Ärzte, dass DTCA eine Nachfrage für Medikamente schafft, die nicht medizinisch begründbar ist (Huh & Langteau, 2007). Zumindest erhöht dies den Aufwand der Ärzte, die sich nun mehr Zeit nehmen müssen, um Fehlinformationen zu korrigieren bzw. Kenntnisse zu vervollständigen (Robinson et al., 2004) oder um neuentstandene Fragen zu beantworten (Hollon, 1999). Schlimmstenfalls setzt DTCA die Ärzte unter Druck, Wunschverschreibungen anzufertigen, damit sie die Patienten nicht verlieren (Mintzes et al., 2002).

3.2 Die Makroebene

Es gibt vier Fakten in Bezug auf DTCA in den USA, die wenig umstritten sind. Dazu zählen (1) die Prominenz der DTCA in den Medien, (2) die erhöhte Anzahl von Verschreibungen, (3) die erhöhte Frequenz und Dauer von Arztbesuchen und (4) die Tatsache, dass DTCA ein profitables Geschäft ist. Uneinigkeit herrscht hingegen bei der Bewertung dieser Tatsachen.

(1) Dass US-Amerikaner jährlich über 30 Stunden DTCA sehen (Brownfield, Bernhardt, Phan, Williams & Parker, 2004), kann einerseits bewirken, dass die Rezipienten mehr in die eigene Gesundheit involviert werden (Holmer, 1999). Anderseits kann dieser übermäßige Werbekonsum die Medikalisierung fördern, also die Tendenz, kleine und womöglich temporäre Veränderungen als Probleme zu definieren und medikamentös zu behandeln (Frosch, Krueger, Hornik, Cronholm & Barg, 2007).

(2) Der Umstand, dass 70 Prozent der US-Amerikaner derzeit mindestens ein verschreibungspflichtiges Medikament einnehmen (Zhong et al., 2013) kann begrüßt werden, wenn damit „reale" Beschwerden behandelt werden. Wenn aber die verschriebenen Medikamente nicht benötigt werden, dann ist die hohe Anzahl der Verschreibungen kritisch zu sehen.

Block (2007) konnten in einer sehr anspruchsvollen Studie zeigen, wie DTCA dazu führt, dass 15-mal so viele Menschen Antidepressiva verschrieben bekommen als klinisch gesehen notwendig.

(3) Ob die durch DTCA erhöhte Frequenz und Dauer der Arztbesuche positiv oder negativ zu bewerten ist, hängt auch von der Bewertung der dadurch entstandenen Kosten ab. Sinnlos wären sie, wenn der Mehraufwand von Menschen verursacht würde, die aufgrund von DTCA unnötig verunsichert wären (Kravitz, 2000c). Sinnvoll wären sie, wenn dadurch Krankheiten früher diagnostiziert würden. Somit würden auf lange Sicht Kosten gespart und anspruchsvollere Therapien vermieden. Die aufwendige Studie von Mintzes (2012) stellt hier allerdings fest, dass es keinen Hinweis auf die Früherkennung und Diagnose von Krankheiten aufgrund von DTCA gibt.

(4) DTCA ist ein profitables Geschäft. Pharmaunternehmen investieren jährlich mehr als vier Milliarden US-Dollar in DTCA (DeLorme et al., 2011), denn jeder investierte Dollar zieht bis zu sechs Dollar Mehrumsatz nach sich (GAO, 2006). Diese Werbekosten können zu steigenden Medikamentenpreisen führen, was allerdings die Industrie mit Verweis auf den dadurch erhöhten Umsatz abstreitet (Baukus, 2004).

4 Empirische Forschungsergebnisse

Welche der bisher angeführten Hoffnungen und Sorgen in Bezug auf DTCA konnten empirisch belegt werden? Um diese Frage beantworten zu können, werde ich nun den Stand der Forschung auf der Inhalts- und Wirkungsebene betrachten.

4.1 Inhaltsebene

Die Untersuchung der Inhaltsebene zielt insbesondere auf die Art und Weise ab, wie die Vorteile, Risiken und Nebenwirkungen des beworbenen Medikaments in der DTCA dargestellt werden. Hier zeigen viele Inhaltsanalysen, dass die Betonung der Vorteile der Medikamente und das Herunterspielen von Risiken und Nebenwirkungen sehr verbreitet sind. Die Studien, die dies untersuchen, betreiben häufig vergleichende Untersuchungen mithilfe eines der folgenden Indikatoren: (1) der Umfang, (2) die Darstellung und (3) die Platzierung.

Die Studien, die (1) den Umfang untersuchen, vergleichen zum Beispiel die anteilige Sendezeit bzw. den anteiligen Platz für die Präsentation von Vorteilen mit der Zeit bzw. dem Raum, die der Thematisierung von Risiken und Nebenwirkungen gewidmet wird. Studien hierzu kommen meistens zu dem Schluss, dass die Betonung von Vorteilen mehr Zeit bzw. Raum einnimmt (Abel, Neufeld, Sorel & Weeks, 2008).

Andere Indikatoren scheinen jedoch stichhaltiger (Avery, Eisenberg & Simon, 2012). So untersuchen manche Forschergruppen, ob sich (2) die gewählte Darstellung von Vorteilen von der Darstellung von Risiken und Nebenwirkungen unterscheidet. Zusammengenommen zeigen diese Studien, dass die verwendeten Darstellungsformen die Verarbeitung von Vorteilen unterstützen, die von Risiken und Nebenwirkungen aber hindern. So zeigt zum Beispiel Iyer (2009), dass die Darstellung von Vorteilen in Wort und Bild kongruent erfolgt. Außerdem erfolgt die Darstellung von Vorteilen häufig durch die Verwendung qualitativer („viel besser") statt quantitativer („Linderung um 80 %") Angaben (Woloshin, Schwartz, Tremmel & Welch, 2001). Eine andere Strategie bilden Appelle zu Bedürfnissen und Wünschen, die mithilfe des Medikaments befriedigt werden sollen. So werden Protagonisten gezeigt, die über positive Eigenschaften verfügen und die Akzeptanz und Liebe der anderen erfahren (Cline & Young, 2004). Die Darstellung von Risiken und Nebenwirkungen ist hingegen weniger deutlich. So wird das Vorlesen der mitunter ernsthaften Nebenwirkungen von Bildern überlagert, die gesund aussehende, sportliche und glückliche Menschen zeigen (Iyer, 2009). Erschwert wird das Verständnis und die Verarbeitung von Risiken und Nebenwirkungen durch eine zu kleine Schrift und eine zu komplexe Sprache (Abel et al., 2008). Auch hier ist die Verwendung qualitativer statt quantitativer Angaben verbreitet. So ist zum Beispiel die Rede davon, dass Nebenwirkungen „in der Regel mild ausfallen und häufig verschwinden" (Davis, 2007, S. 620).

Studien, die (3) die Platzierung der Risiken und Nebenwirkungen im Vergleich zur Platzierung der Vorteile untersuchen, zeigen eine prominentere Positionierung der Vorteile. So stellen Fernsehspots die Vorteile zuerst vor (Wright et al., 2013). Print-Anzeigen werden analog dazu auf zwei Seiten geteilt: Der Werbeslogan und aufmerksamkeitserregende Bilder erscheinen auf der ersten Seite, während eine Gegenüberstellung von Vorteilen, Risiken und Nebenwirkungen in Kleinschrift auf der Rückseite erscheint (Menon, Deshpande, Perri Iii & Zinkhan, 2003). Diese Vorgehensweise setzt auf den Primacy-Effekt, der besagt, dass eingangs genannte Informationen besser erinnert werden als später genannte; das Gegenteil wäre der Recency-Effekt (siehe auch Dennis & Ahn, 2001).

4.2 Wirkungsebene

Die Forschungsergebnisse auf der Inhaltsebene sind kompatibel mit den Ergebnissen von Wirkungsstudien. Letztere zeigen, dass sowohl Visualisierungen als auch eine Kongruenz zwischen Wort und Bild die Chancen erhöhen, dass die Botschaft ankommt (Norris, Bailey, Bolls, & Wise, 2012). Da diese Voraussetzung nur bei der Darstellung von Vorteilen erfüllt wird, verwundert es nicht, dass Angaben zu Risiken und Nebenwirkungen in DTCA-Materialien häufig als schwer zu verstehen und zu erinnern bewertet werden (Kaphingst, Rudd, Dejong, & Daltroy, 2005). So empfinden Rezipienten die Angaben zu dem Nutzen des beworbenen Medikaments als deutlicher als jene zu Risiken und Nebenwirkungen. Aufgrund der Platzierung, der Schriftgröße oder der Geschwindigkeit, in der Angaben zu Risiken und Nebenwirkungen präsentiert werden, nehmen Rezipienten diese Angaben nur bedingt wahr (Menon et al., 2003). Die Verwendung qualitativer Angaben zu Risiken und Nebenwirkungen führen zudem dazu, dass diese von den Rezipienten unterschätzt werden (Davis, 2007).

5 Zusammenfassung und Diskussion

Ziel dieses Beitrags war es, eine Einführung in die patientengerichtete Werbung für verschreibungspflichtige Medikamente (DTCA) zu geben. Dafür habe ich DTCA als die kostenpflichtige massenmediale Vermittlung von Werbebotschaften über verschreibungspflichtige Medikamente an Laien definiert. Außerdem habe ich auf das Spannungsverhältnis zwischen den wirtschaftlichen und gesundheitsbezogenen Zielen hingewiesen. Damit DTCA zu Umsatzsteigerung beiträgt, muss das beworbene Medikament interessant und hilfreich erscheinen (Avery et al., 2012), so dass Rezipienten den Arzt aufsuchen um eine Verschreibung dafür zu bekommen (Wright et al., 2013). Damit DTCA zur gesundheitlichen Aufklärung und zu Empowerment beiträgt, müssten Rezipienten objektive, vollständige und klare Informationen bekommen (Mello, Rosenthal & Neumann, 2003).

Die vergleichende Betrachtung der Einstellungen von Rezipienten und Ärzten in den USA sowie die Betrachtung der Makroebene ergab, dass

Argumente für oder gegen DTCA entlang dieser deklarierten Ziele von DTCA formuliert werden. US-amerikanische Verbraucher scheinen nach wie vor daran zu glauben, dass Pharmaunternehmen durch DTCA zur gesundheitlichen Aufklärung und zum Empowerment der Verbraucher beitragen können. Ärzte hingegen vermuten nicht nur positive Wirkungen. Die Betrachtung der Makroebene ergab, dass DTCA die Nachfrage der Rezipientinnen und Rezipienten nach den beworbenen verschreibungspflichtigen Medikamenten erhöht. Diese Nachfrage führt zu einem höheren Umsatz von Medikamenten, denn Ärztinnen und Ärzte verschreiben das gewünschte Medikament 15-mal so häufig als notwendig. Damit wird ein übermäßiger und überflüssiger Konsum von verschreibungspflichtigen Medikamenten begünstigt.

Die angeführten Studien zu den Inhalten und Wirkungen von DTCA zeigen, dass die Angaben zu Risiken und Nebenwirkungen im Rahmen von DTCA zu kurz kommen und aufgrund ihrer Platzierung und Darstellung von Rezipienten tendenziell übersehen bzw. überhört werden. Angaben zu Vorteilen hingegen werden eher wahrgenommen, weil sie durch Visualisierungen unterstützt und durch qualitative Angaben hervorgehoben werden.

Zusammengenommen zeigt diese Literaturübersicht, dass mit DTCA nicht primär dem Ziel der gesundheitlichen Aufklärung gefolgt wird, sondern dem der Umsatzsteigerung. Dies bestätigt den Eindruck anderer Autoren, dass DTCA per se voreingenommen ist (DeLorme et al., 2011) und somit nicht wesentlich zur gesundheitlichen Aufklärung beiträgt. Dagegen könnte argumentiert werden, dass bisherige Studien lediglich den Beitrag einzelner Werbespots und Print-Anzeigen zur gesundheitlichen Aufklärung untersucht hatten. Inwieweit patienten-gerichtete Werbung für verschreibungspflichtige Medikamente insgesamt – über alle Medikamente, Hersteller und Kanäle hinweg – zur gesundheitlichen Aufklärung beitragen kann, bleibt zu untersuchen.

In der Einleitung habe ich die Notwendigkeit der wissenschaftlichen Beschäftigung mit DTCA hierzulande durch die Möglichkeit einer baldigen Zulassung in der EU begründet. In diesem Fall würde im europäischen Raum ein neues Forschungsfeld entstehen. Aufgrund der Systemunterschiede zwischen den USA und Deutschland müsste zunächst eruiert werden, inwieweit Forschungsergebnisse aus den USA in Deutschland repliziert werden können: im Hinblick auf Prominenz in der Werbelandschaft, Einstellungen der Rezipientinnen und Rezipienten, Inhalte sowie Wirkungen auf der Individual- und Gesellschaftsebene. Weiterer

Forschungsbedarf besteht zudem zu patientengerichteter Werbung außerhalb der hier berücksichtigten Fernsehspots und Print-Anzeigen, insbesondere im Internet.

Doch selbst wenn das Werbeverbot für DTCA bestehen bleibt – oder gerade in diesem Fall – gibt es offene Fragen, die eine kommunikationswissenschaftliche Auseinandersetzung mit DTCA rechtfertigen. So könnten die hier zusammengetragenen Erkenntnisse über die Wirkung von DTCA auf die Rezipienten weitere Untersuchungen über andere (verbotene) Wege der direkten Patientenansprache motivieren. Die Erfahrung in den USA zeigt, dass das bis Mitte der 1980er Jahren geltende Werbeverbot häufig unterlaufen wurde. Greene und Herzberg (2010) berichten beispielsweise darüber, dass Pharmaunternehmen schon in den 1960er Jahren scheinbar objektive Zeitungsartikel verfasst haben, die unter den Namen von Journalisten erschienen sind. Auch hierzulande scheint Ghostwriting eine Rolle zu spielen (Fischer & Dannenberg, 2014). Allerdings fehlen konkrete Inhaltsanalysen von Medienberichten sowie Experteninterviews mit Journalistinnen und Journalisten, um hier von einem gesicherten Ergebnis sprechen zu können. Gibt es also auch hierzulande Hinweise auf Ghostwriting? Wird Journalistinnen und Journalisten bzw. Redaktionen Geld angeboten, damit sie einen von der Pharmabranche verfassten Artikel unter eigenem Namen veröffentlichen? Interessante Ergebnisse verspricht auch eine Analyse der finanziellen Unterstützung von Selbsthilfegruppen durch Pharmaunternehmen, die Medikamente zur Behandlung der jeweiligen Krankheit herstellen. Auch hierzu gibt es Hinweise (Fischer & Dannenberg, 2014), aber noch keine empirische Forschung. Zudem könnten Unterhaltungsformate untersucht werden, um mögliche Produktplatzierungen aufzudecken. Hierbei dürften Forscherinnen und Forscher sich nicht auf deutsche Formate beschränken, denn insbesondere US-amerikanische Filme und Serien werden auch in Deutschland gezeigt. Außerdem sind über das Internet die Werbebotschaften der weltweit agierenden Pharmaunternehmen abrufbar. Inwieweit diese Werbebotschaften auch deutsche Patienten erreichen, ist ebenfalls ein spannender Untersuchungsgegenstand für die Zukunft.

Literaturverzeichnis

Abel, G. A., Neufeld, E. J., Sorel, M. & Weeks, J. C. (2008). Direct-to-consumer advertising for bleeding disorders: a content analysis and expert evaluation of advertising claims. *Journal Of Thrombosis And Haemostasis: JTH, 6*(10), 1680-1684.

Allison-Ottey, S. D., Ruffin, K. & Allison, K. B. (2002). To do no harm, survey of the physicians of the National Medical Association regarding perceptions on DTC advertisements. *Journal of the National Medical Association, 94*(4), 194-202.

Avery, R. J., Eisenberg, M. & Simon, K. I. (2012). Fair Balance in Direct-to-Consumer Antidepressant Print and Television Advertising, 1995–2007. *Journal of Health Communication, 17*(3), 250-277.

Baukus, R. (2004). DTC Advertising. *Journal of Health Communication, 9*(6), 563-564.

Bell, R. A., Wilkes, M. S. & Kravitz, R. L. (2000). The Educational Value of Consumer-Targeted Prescription Drug Print Advertising. *Journal of Family Practice, 49*(12), 1092-1098.

Block, A. E. (2007). Costs and Benefits of Direct-to-Consumer Advertising: The Case of Depression. *PharmacoEconomics, 25*(6), 511-521.

Brownfield, E. D., Bernhardt, J. M., Phan, J. L., Williams, M. V. & Parker, R. M. (2004). Direct-to-consumer drug advertisements on network television: an exploration of quantity, frequency, and placement. *Journal of Health Communication, 9*(6), 491-497.

Cline, R. J. W. & Young, H. N. (2004). Marketing Drugs, Marketing Health Care Relationships: A Content Analysis of Visual Cues in Direct-to-Consumer Prescription Drug Advertising. *Health Communication, 16*(2), 131-157.

Davis, J. (2007). The Effect of Qualifying Language on Perceptions of Drug Appeal, Drug Experience, and Estimates of Side-Effect Incidence in DTC Advertising. *Journal of Health Communication, 12*(7), 607-622.

DeLorme, D. E., Huh, J., Reid, L. N. & An, S. (2011). Advertising in Health Communication. Promoting Pharmaceuticals and Dietary Supplements to U.S. Consumers. In T. L. Thompson, R. Parrott, & J. F. Nussbaum (Eds.), *The Routledge Handbook of Health Communication* (pp. 268-290). New York: Routledge.

Dennis, M. J. & Ahn, W.-K. (2001). Primacy in causal strength judgments: The effect of initial evidence for generative versus inhibitory relationships. *Memory & Cognition, 29,* 152-164.

Evans, G. W. & Friede, A. I. (2003). Liability for adverse events in direct-to-consumer advertising: Comment. *JAMA, 289*(20), 2646-2647.

Every-Palmer, S., Duggal, R. & Menkes, D. B. (2014). Direct-to-consumer advertising of prescription medication in New Zealand. *New Zealand Medical Journal, 127*(1401), 102-110.

Fischer, C. & Dannenberg, M. (2014). Was ist erlaubt und wo ist die Grenze? Umgang mit der Pharmaindustrie. *XX, 3*(1), 38-42.

Frosch, D. L., Krueger, P. M., Hornik, R. C., Cronholm, P. F. & Barg, F. K. (2007). Creating Demand for Prescription Drugs: A Content Analysis of Television Direct-to-Consumer Advertising. *The Annals of Family Medicine, 5*(1), 6-13.

Germeni, E., Orizio, G., Nakamoto, K., Wunsch, M. & Schulz, P. J. (2013). American physician perceptions of direct-to-consumer advertising: A qualitative study. *Journal of Communication in Healthcare, 6*(2), 135-141.

Government Accountability Office (GAO). (2006). *Prescription drugs: Improvements needed in FDA's oversight of direct-to-consumer advertising.* Washington, DC: Author.

Greene, J. A. & Herzberg, D. (2010). Hidden in Plain Sight. Marketing Prescription Drugs to Consumers in the Twentieth Century. *American Journal of Public Health, 100*(5), 793-803.

Hollon, M. F. (1999). Direct-to-Consumer Marketing of Prescription Drugs: Creating Consumer Demand. *JAMA, 281*(4), 382-384.

Holmer, A. F. (1999). Direct-to-Consumer Prescription Drug Advertising Builds Bridges between Patients and Physicians. *JAMA, 281*(4), 380-382.

Huh, J. & Langteau, R. (2007). Presumed influence of direct-to-consumer (DTC) prescription drug advertising on patients: The physician's perspective. *Journal of Advertising, 36*(3), 151-172.

Iyer, N. (2009). *This drug's for you: A content analysis of televised drug commercials.* (PhD), Indiana University, Bloomington, IN.

Kaphingst, K. A., Rudd, R. E., Dejong, W. & Daltroy, L. H. (2005). Comprehension of Information in Three Direct-to-Consumer Television Prescription Drug Advertisements Among Adults With Limited Literacy. *Journal of Health Communication, 10*(7), 609-619.

Kravitz, R. L. (2000a). Direct-to-Consumer Advertising of Prescription Drugs: Implications for the Patient-Physician Relationship. *JAMA, 284*, 2244.

Kravitz, R. L. (2000c). Direct-to-consumer advertising of prescription drugs: These ads present both perils and opportunities. *The Western Journal of Medicine, 173*, 221-222.

Mello, M. M., Rosenthal, M. & Neumann, P. J. (2003). Direct-to-Consumer Advertising and Shared Liability for Pharmaceutical Manufacturers. *JAMA, 289*(4), 477-481.

Menon, A. M., Deshpande, A. D., Perri Iii, M., & Zinkhan, G. M. (2003). Consumers' Attention to the Brief Summary in Print Direct-to-Consumer Advertisements: Perceived Usefulness in Patient--Physician Discussions. *Journal of Public Policy & Marketing, 22*(2), 181-191.

Mintzes, B. (2012). Advertising of Prescription-Only Medicines to the Public: Does Evidence of Benefit Counterbalance Harm? *Annual Review of Public Health, 33*, 259-277.

Mintzes, B., Barer, M. L., Kravitz, R. L., Kazanjian, A., Bassett, K., Lexchin, J., . . . Marion, S. A. (2002). Influence of Direct to Consumer Pharmaceutical Advertising and Patients' Requests on Prescribing Decisions: Two Site Cross Sectional Survey. *British Medical Journal, 324*(2), 278-279.

Norris, R. L., Bailey, R. L., Bolls, P. D. & Wise, K. R. (2012). Effects of Emotional Tone and Visual Complexity on Processing Health Information in Prescription Drug Advertising. *Health Communication, 27*(1), 42-48.

Reast, J., Palihawadana, D. & Shabbir, H. (2008). The Ethical Aspects of Direct to Consumer Advertising of Prescription Drugs in the United Kingdom: Physician versus Consumer Views. *Journal of Advertising Research, 48*(3), 450-464.

Robinson, A. R., Hohmann, K. B., Rifkin, J. I., Topp, D., Gilroy, C. M., Pickard, J. A. & Anderson, R. J. (2004). Direct-to-Consumer Pharmaceutical Advertising: Physician and Public Opinion and Potential Effects on the Physician-Patient Relationship. *Archives of internal medicine, 164*(4), 427-432.

Wilkes, M. S., Bell, R. A. & Kravitz, R. L. (2000). Direct-to-Consumer Prescription Drug Advertising: Trends, Impact, and Implications. *Health Affairs, 19*, 110-128.

Woloshin, S., Schwartz, L. M., Tremmel, J. & Welch, H. G. (2001). Direct-to-consumer advertisements for prescription drugs: what are Americans being sold? *The Lancet, 358*(9288), 1141-1146.

Wright, K. B., Sparks, L. & O'Hair, H. D. (2013). *Health Communication in the 21st Century*: Wiley-Blackwell.

Zhong, W., Maradit-Kremers, H., St. Sauver, J. L., Yawn, B. P., Ebbert, J. O., Roger, V. L., . . . Rocca, W. A. (2013). Age and Sex Patterns of Drug Prescribing in a Defined American Population. *Mayo Clinic Proceedings, 88*(7), 697-707.

III Gesundheitskommunikation Online

Yvonne Prinzellner & Nicola Döring

Gesundheitskommunikation von Mädchen in Online-Foren

1 Einleitung

Mädchen haben während der Adoleszenz vermehrt mit gesundheitlichen Problemen zu kämpfen. So leiden sie häufiger als Jungen an psychosomatischen Erkrankungen, Essstörungen und Depressionen, sowie unter Problemen mit ihrem Selbstwertgefühl (Gille, Leyer & Hinzpeter, 2008). Darüber hinaus sind sie mit gesundheitsrelevanten Herausforderungen der Pubertät konfrontiert (z. B. erste Menstruation, erster Frauenarztbesuch, erste sexuelle Erfahrungen). Da fast alle weiblichen Jugendlichen in Deutschland heute laut JIM-Studie Online-Zugang haben und die Hälfte ihrer Online-Zeit kommunikativen Zwecken gewidmet ist (mpfs, 2014, S. 25), stellt sich die Frage, ob und wie Mädchen das Internet für *gesundheitsbezogenes Empowerment* (Wiley & Rappaport, 2000) nutzen: Wo gibt es im Internet Kommunikationsräume, in denen sich Mädchen konstruktiv mit Peers über ihre gesundheitsbezogenen Probleme austauschen, einander soziale Unterstützung geben und somit ihre Fähigkeiten für selbstbestimmtes gesundheitsbezogenes Handeln verbessern?

Eine Anlaufstelle im Internet, die sich bereits vor dem Web 2.0 bzw. dem Social-Media-Boom etabliert hatte und weiterhin aktuell ist, sind *Online-Diskussionsforen*, in denen alle erdenklichen Themen textbasiert, zeitversetzt und anonym bzw. pseudonym zur Sprache kommen (Döring, 2014). Doch welche gesundheitsbezogenen Probleme werden in Online-Foren von Mädchen aufgeworfen und wie unterstützend werden sie behandelt?

Der vorliegende Beitrag[1] analysiert die Peer-to-Peer-Gesundheitskommunikation von Mädchen am Beispiel der *reichweitenstärksten Foren-Community von und für Mädchen in Deutschland*: Das von der Publikumszeitschrift „Mädchen" betriebene Online-Portal maedchen.de verzeichnet mehr als 1,5 Millionen unterschiedliche Besucher/innen und mehr als 2,8 Millionen Seitenbesuche pro Monat, die meisten in der Zielgruppe der 12- bis 18-jährigen Mädchen (Brand Media, 2015). Auf der Plattform

---

1 Der Beitrag entstand im Rahmen des Forschungsprojekts „Chancen und Risiken des Internet für die Mädchengesundheit", gefördert vom Ministerium für Gesundheit, Emanzipation, Pflege und Alter Nordrhein-Westfalen (MGEPA NRW).

befinden sich insgesamt 30 Diskussionsforen, darunter die Foren „Gesundheit" und „Frust", die körperlichen und seelischen Gesundheitsbeschwerden gewidmet sind.

2 Forschungsstand und Forschungslücke

Die bisherige Forschung zur gesundheitsbezogenen Peer-to-Peer-Kommunikation in Online-Diskussionsforen bezieht sich überwiegend auf Foren zu *ausgewählten Spezialthemen*. Dabei geht es einerseits um die Chancen von sozialer Unterstützung, andererseits um Risiken wie Fehlinformation oder Förderung selbstschädigenden Verhaltens.

Als *unterstützend* für Frauen beschrieben werden in der Literatur beispielsweise Online-Selbsthilfegruppen zu Brustkrebs (van Uden - Kraan et al., 2008) oder Schwangerschaftsforen (Baumann, Link & Früh, 2014). Unterstützungseffekte speziell für junge Frauen und Mädchen wurden unter anderem in Foren für Teenagermütter (Dunham, Hurshman & Litwin, 1998), in Sexualitätsforen (Cohn & Richters, 2013; Suzuki & Calzo, 2004) sowie in Suizidforen (Winkel, Groen & Petermann, 2005) nachgewiesen.

Gleichzeitig werden Foren zu bestimmten Formen selbstverletzenden Verhaltens (sog. „Ritzen") oder auch Foren, die Essstörungen als Lebensstil propagieren (sog. Pro-Ana = Pro Anorexie bzw. Pro Mia = Pro Bulimie Foren), als *riskant* für Mädchen eingeordnet, da sie eine Normalisierung und Nachahmung gesundheitsschädigender Verhaltensweisen fördern können (Rodham, Gavin & Miles, 2007; Gavin, Rodham & Poyer, 2008). Derartige Foren haben allerdings oft nur sehr kleine Mitgliederkreise (Brotsky & Giles, 2007).

Bislang nicht untersucht wurden gesundheitsbezogene Online-Foren von und für Mädchen, die sich nicht ausgewählten Spezialthemen wie etwa Essstörungen, „Ritzen" oder Suizidalität widmen, sondern weibliche Jugendliche relativ breit ansprechen und für diverse Gesundheitsprobleme offen sind, wie das bei den Foren „Gesundheit" und „Frust" auf der populären Plattform maedchen.de der Fall ist.

3 Forschungsfragen

Ausgehend von der oben identifizierten Forschungslücke geht die vorliegende Studie folgenden Forschungsfragen (FF) nach:

FF 1: Welche körperlichen und seelischen Gesundheitsprobleme werden in den Online-Foren „Gesundheit“ und „Frust“ auf maedchen.de von Mädchen aufgeworfen?

FF 2: Wie unterstützend werden die aufgeworfenen körperlichen und seelischen Gesundheitsprobleme in den Foren behandelt?

4 Methode

Online-Foren organisieren sich über sogenannte Diskussionsstränge (Threads), die durch einen Initialbeitrag beginnen, auf den dann chronologisch Antwortbeiträge folgen. Die Beiträge eines Threads nennt man auch Postings. Von allen Diskussionssträngen, die in den maedchen.de-Foren „Gesundheit“ und „Frust“ im Jahr 2014 zustande gekommen waren, wurde jeweils eine Zufallsstichprobe von 100 Diskussionssträngen pro Forum gezogen. Dabei wurden nur Diskussionsstränge berücksichtigt, die sich aus einem Initialposting entwickelten, in dem die anfragende Person ein konkretes Problem formuliert, was bei 85 Prozent der Initialpostings in den betrachteten Foren der Fall ist (die übrigen, nicht berücksichtigten Initialpostings enthalten vor allem Umfragen). Die Stichprobe der N=200 problembezogenen Threads enthielt insgesamt 1.780 Einzelbeiträge. Forschungsethisch ist die wissenschaftliche Untersuchung öffentlich zugänglicher Diskussionsforen laut Richtlinien der Deutschen Gesellschaft für Online-Forschung ohne ausdrückliches Einverständnis der Community legitim (DGOF, 2014).

Die 200 Diskussionsstränge wurden einer quantitativen Inhaltsanalyse unterzogen. Das aus insgesamt 49 Kategorien bestehende Codebuch für die Inhaltsanalyse wurde dabei teils induktiv und teils deduktiv entwickelt. So wurde für die Klassifikation von Gesundheitsproblemen Jugendlicher die KiGSS-Studie, die Teil des Gesundheitsmonitorings des Bundesgesundheitsministeriums darstellt, herangezogen (Robert Koch Institut, 2011), und die Dimensionalisierung sozialer Unterstützung stützt sich auf Bruns (2013). In einem Pretest (n=60) konnte eine zufriedenstellende Intercoderreliabilität des Kategoriensystems festgestellt werden (37 binäre Kategorien: Mittelwert des Cohen's Kappa Koeffizienten: κ=.92; 12 metrische Kategorien: Mittelwert der Intraklassenkorrelationen ICC=.89). Für jedes Posting wurde das Hauptthema codiert, Nebenthemen wurden nicht analysiert.

5 Ergebnisse

Im Folgenden werden zunächst allgemeine Eckdaten zu den Forendiskussionen geliefert (Stichprobenbeschreibung). Anschließend wird erläutert, mit welchen Gesundheitsproblemen sich Mädchen an die Foren wenden (FF 1), wobei die Ergebnisse mit denen der repräsentativen KiGGS-Studie in Bezug gesetzt werden. Anschließend wird dargestellt, ob und wie aktive Forenmitglieder einander sozial unterstützen (FF 2).

5.1 Eckdaten zu den Online-Foren

Entsprechend der Zielgruppe der maedchen.de-Plattform stammten die meisten Initialpostings mutmaßlich von Mädchen und jungen Frauen (80 %) – erkennbar an Nickname, Nutzerprofil und/oder Angaben im Posting selbst. Bei 13 Prozent der Diskussionsstränge war das Geschlecht der anfragenden Person nicht erkennbar und 7 Prozent der Anfragen stammten erkennbar von Jungen bzw. jungen Männern. Meist wollten sie bei Schüchternheits- oder Beziehungsproblemen ausdrücklich den Rat von Mädchen hören.

Die aufgeworfenen Gesundheitsprobleme waren in der Regel auf die eigene Person bezogen (95 %), selten auf Dritte (4 %), etwa auf eine Freundin. Die Probleme waren teils sehr knapp (Minimum: 16 Wörter; Problem: „*Liebeskummer was kann ich dagegen machen??*"), teils sehr ausführlich dargestellt (Maximum: 1.345 Wörter; Problem: „*Meine beste Freundin nervt (Minderwertigkeitskomplexe)*"). Im Durchschnitt enthielt ein Initialposting rund 200 Wörter (Median: 122) und sammelte im Mittel acht Antworten (Range: 0 – 36 Antworten). Abgerufen wurde jeder Diskussionsstrang im Durchschnitt 600-mal (Range: 12 – 2.675). Am seltensten gelesen wurde dabei eine Diskussion unter dem Titel „*müdigkeit und kopfschmerzen*". Am häufigsten abgerufen wurde der Thread zu „J1: ‚Nein' sagen", der sich darum dreht, ob man bei der J1 (Jugenduntersuchung 1) den Bluttest verweigern kann, wenn man „*eine schlimme Phobie vor Spritzen und Blut*" hat und was überhaupt bei der J1 gemacht wird. Dieser Diskussionsstrang war mit 33 Antworten auch einer der längsten im Sample. Generell bestand ein sehr enger Zusammenhang zwischen der Zahl der Abrufe und der Zahl der Antworten eines Diskussionsstrangs ($r=.82$, $p<.001$).

5.2 Thematisierte Gesundheitsprobleme in den Online-Foren

In Anlehnung an die KiGGS-Studie (Robert Koch Institut, 2011, S. 10) wurden Gesundheitsprobleme weiblicher Jugendlicher grob in drei Gruppen eingeteilt: Einerseits in *physische Gesundheit und Krankheit* (z. B. somatische Erkrankungen, Übergewicht und Adipositas, Verletzungen und Unfälle), andererseits in *psychische Gesundheit und Probleme* (z. B. emotionale Probleme, Essstörungen, Gewalterfahrungen) und zusätzlich in die Lebensstilaspekte *Gesundheitsverhalten und Gesundheitsgefährdung* (z. B. Umgang mit Alkohol und Tabak, Ernährung, Mediennutzung). Es zeigte sich, dass alle drei Problemgruppen von den Mädchen in den betrachteten Online-Foren „Gesundheit" und „Frust" angesprochen werden: Von den 200 problembezogenen Diskussionssträngen thematisierten 23 Prozent physische Gesundheits- und Krankheitsthemen, 53 Prozent psychische Gesundheit und Probleme sowie 24 Prozent gesundheitsbezogene Lebensstil-Aspekte. Erwartungsgemäß wurden Probleme der physischen Gesundheit dabei schwerpunktmäßig im Forum „Gesundheit", Probleme der psychischen Gesundheit dagegen vorwiegend im Forum „Frust" aufgeworfen. Lebensstilbezogene Gesundheitsprobleme waren im Forum „Gesundheit" häufiger vertreten, als im Forum „Frust". Alle drei Problemgruppen stießen in den Foren auf gleichmäßiges Interesse: Überzufällige Unterschiede in der Länge der Diskussionsstränge oder der Anzahl der Abrufe traten zwischen ihnen nicht auf.

Betrachtet man nun die 46 von 200 (23 %) der Diskussionsstränge genauer, in denen es um *körperliche Gesundheitsprobleme* geht, so zeigt sich eine große Bandbreite der Themen aus allen möglichen medizinischen Fachrichtungen. Dabei sind harmlose gesundheitliche Akutbeschwerden (z. B. Blähungen) ebenso vertreten wie schwerwiegende chronische Erkrankungen (z. B. Krebs). Thematisierte körperliche Gesundheitsprobleme waren neben derartigen, klar benannten somatischen Erkrankungen und Beschwerden (7 %) zudem diverse Formen von Akutschmerzen (7 %), gynäkologische Fragen rund um Menstruation oder Frauenarztbesuch (6 %) sowie Verletzungen und Unfälle (3 %). Dasjenige körperliche Gesundheitsproblem, welches laut KiGGS-Studie (Robert Koch Institut, 2011, S.21) unter Jugendlichen deutlich zunimmt (Übergewicht und Adipositas), wurde von den Mädchen selbst in den untersuchten Diskussionssträngen gar nicht angesprochen (0 %; siehe Tabelle 1).

Tabelle 1: Vergleich der Prävalenz *körperlicher Gesundheitsprobleme* unter Jugendlichen laut bevölkerungsrepräsentativer KiGGS-Studie (Robert Koch Institut, 2011) mit der Thematisierung körperlicher Gesundheitsprobleme in den Online-Foren „Gesundheit" und „Frust" auf maedchen.de (Anteil der Themen an den N=200 Threads aus dem Jahr 2014)

Prävalenz körperlicher Gesundheitsprobleme unter Jugendlichen laut KiGSS-Studie	%	Thematisierung körperlicher Gesundheitsprobleme in den maedchen.de-Foren	%
Übergewicht & Adipositas (am Beispiel Anteil übergewichtiger Mädchen) 14 bis 17 Jahre	17	**Übergewicht & Adipositas**	0
Somatische Erkrankungen (am Beispiel Erkältungen und grippale Infekte in den letzten 12 Monaten) Jugendliche 11 bis 17 Jahre	86	**Somatische Erkrankungen**	7
Verletzungen & Unfälle in den letzten 12 Monaten, Jugendliche 11 bis 17 Jahre	18	**Verletzungen & Unfälle**	2
		Gynäkologische & Urologische Fragen	6
		Akutschmerzen	7
		Sonstiges	1

Quelle: eigene Darstellung

Tabelle 2: Vergleich der Prävalenz *psychischer Gesundheitsprobleme* unter Jugendlichen laut bevölkerungsrepräsentativer KiGGS-Studie (Robert Koch Institut, 2011) mit der Thematisierung psychischer Gesundheitsprobleme in den Online-Foren „Gesundheit" und „Frust" auf maedchen.de (Anteil der Themen an den N=200 Threads aus dem Jahr 2014)

Prävalenz psychischer Gesundheitsprobleme unter Jugendlichen laut KiGGS-Studie	%	Thematisierung psychischer Gesundheitsprobleme in den maedchen.de-Foren	%
Emotionale Probleme von Mädchen, 11 bis 17 Jahre	11	**Emotionale Probleme**	17
Symptome **Essstörungen** bei 17jährigen Mädchen	30	**Essstörungen**	2
Hyperaktivitätsprobleme von Mädchen, 11 bis 17 Jahre	3	**Hyperaktivitätsprobleme**	0
Probleme von Mädchen mit Gleichaltrigen, 11 bis 17 Jahre	11	**Probleme mit Gleichaltrigen**	9
Familiäre Belastungen bei Mädchen, 11 bis 17 Jahre	13	**Familiäre Belastungen**	6
Gewalterfahrungen von Mädchen 11 bis 17 Jahre (ein- oder mehrmals Opfer)	4	**Gewalterfahrungen**	3
Verhaltensprobleme von Mädchen, 11 bis 17 Jahre	12	**Verhaltensprobleme**	0
		Selbstverletzendes Verhalten	3
		Probleme in der Paarbeziehung	11
		Sonstiges	2

Quelle: eigene Darstellung

Die meisten Problemanfragen – 104 der 200 Diskussionsstränge (53 %) – waren im Bereich der *psychischen Gesundheit* angesiedelt. Top-Thema waren hier die emotionalen Probleme (z. B. depressive Verstimmungen, Ängste und Sorgen 17 %). Weitere zentrale Themen waren Probleme in der Paarbeziehung (11 %) und Probleme mit Gleichaltrigen (9 %) sowie familiäre Belastungen (z. B. Scheidung der Eltern) mit 6 Prozent, Gewalterfahrungen (3 %, z. B. Vergewaltigung durch den Ex-Freund), selbstverletzendes Verhalten (3 %) sowie Essstörungen (2 %). Zwei aus der KiGGS-Studie übernommene psychische Gesundheitsprobleme wurden von den Forumsmitgliedern in den untersuchten 200 Threads gar nicht thematisiert: Verhaltensauffälligkeiten und Hyperaktivitätsprobleme (Tabelle 2).

Tabelle 3: Vergleich der Prävalenz von *Gesundheitsverhalten und Gesundheitsgefährdung* unter Jugendlichen laut bevölkerungsrepräsentativer KiGGS-Studie (Robert Koch Institut, 2008) mit der Thematisierung von Gesundheitsverhalten und Gesundheitsgefährdung in den Online-Foren „Gesundheit“ und „Frust“ auf maedchen.de (Anteil der Themen an den N=200 Threads aus dem Jahr 2014)

Prävalenz von Gesundheitsverhalten bzw. Gesundheitsgefährdung unter Jugendlichen laut KiGSS-Studie	%	Thematisierung von Gesundheitsverhalten und Gesundheitsgefährdung in den maedchen.de-Foren	%
Ernährung laut Empfehlungen des Forschungsinstituts für Kinderernährung	23	**Ernährung**	2
Tabakkonsum Mädchen, 11 bis 17 Jahre	21	**Tabakkonsum**	1
Alkoholkonsum von Mädchen, 11 bis 17 Jahre	64	**Alkoholkonsum**	1
Illegale Drogen (am Beispiel Marihuana), Mädchen 14 bis 17 Jahre	10	**Illegale Drogen**	1
Arzneimittelanwendungen Prävalenz von 14 bis 17jährigen Mädchen	61	**Arzneimittelanwendungen**	2

Jugendfrüherkennungsuntersuchung, Inanspruchnahme von Mädchen, 11 bis 15 Jahre	39	**Jugendfrüherkennungsuntersuchung**	1
Mundgesundheitsverhalten (am Beispiel Zahnarztkontrolle seltener als einmal jährlich), Mädchen 14 bis 17 Jahre	6	**Mundgesundheitsverhalten**	1
Mediennutzung (am Beispiel Computernutzung für mind. 1h täglich), Mädchen 11 bis 17 Jahre	33	**Mediennutzung**	0
Körperliche Aktivität von Mädchen, mind. einmal pro Woche, 11bis 17 Jahre	79	**Körperliche Aktivität**	1
Inanspruchnahme ambulanter Leistungen (am Beispiel Besuch einer allgemeinärztlichen Praxis in den letzten 12 Monaten), Mädchen 11 bis 17 Jahre	53	**Inanspruchnahme ambulanter medizinischer Leistungen**	7
		Inanspruchnahme psychosozialer Versorgung	4
		Schönheitspflege	2
		Sonstiges	2

Quelle: eigene Darstellung

Von den 49 Diskussionssträngen (24 %), die als Lebensstilaspekte das Gesundheitsverhalten bzw. die Gesundheitsgefährdung ansprachen, drehten sich die meisten um die Inanspruchnahme medizinischer Leistungen (7 %) und psychosozialer Versorgung (4 %), gefolgt von Themen rund um die Ernährung, Schönheitspflege (z. B. Kaschieren von Narben). Relativ gleichmäßig thematisiert in den Postings wurden des Weiteren mit rund 1 Prozent das Mundgesundheitsverhalten, Tabakkonsum, illegale Drogen, Alkoholkonsum, körperliche Aktivität sowie Fragen zu Jugendfrüherkennungsuntersuchungen (Tabelle 3). Während die KiGGS-Studie dem Mediennutzungsverhalten der Jugendlichen große Gesundheitsrelevanz zuschreibt (Robert Koch Institut, 2008, S. 174), wurde problematisches bzw. gesundheitsgefährdendes Mediennutzungsverhalten in den untersuchten Threads der maedchen.de-Foren gar nicht thematisiert.

5.3 Soziale Unterstützung in den Online-Foren

Wer sich mit einem Gesundheitsproblem in den maedchen.de-Foren „Gesundheit" oder „Frust" meldete, blieb nicht ungehört, sondern durfte in der Regel (98 % der Anfragen) mit mindestens einer Antwort rechnen. Nur fünf der 200 Problemanfragen blieben unbeantwortet. Resonanzlos blieben dabei einerseits sehr kurze und andererseits sehr spezifische Fragen (z. B. ob sich ein „schiefer Kiefer" noch auswächst).

Betrachtet man die *Struktur der Foren-Community* so zeigte sich, dass Problemanfragen überwiegend von Forumsneulingen stammten (73 %), während bei den Antworten vor allem erfahrene Forumsmitglieder aktiv waren: Von den durchschnittlich acht Antworten pro Diskussionsstrang stammten deutlich mehr als die Hälfte (rund 5,5 Antworten) von Mädchen, die bereits einen sogenannten *Forumsrang* besaßen, also schon häufiger im Forum mit Beiträgen aktiv gewesen waren. Wenn ein in der Community stärker integriertes Mädchen mit Forumsrang eine Frage stellte, wurde ihr Diskussionsstrang signifikant häufiger gelesen ($r=.13$, $p=.03$) und erhielt auch mehr Antworten ($r=.10$, $p=.06$). Von den Top 20 Anfragen, die die meisten Antworten erhielten, stammte knapp die Hälfte (9) von Mitgliedern mit Forumsrang.

Der Tenor der insgesamt 1.580 Antworten in den 200 Diskussionssträngen war ganz überwiegend konstruktiv und verständnisvoll (95 %). Ratsuchende mussten in den betrachteten Online-Foren kaum befürchten, Zielscheibe von Online-Hass zu werden, wenn sie ihre Gesundheitsprobleme ansprachen: Nur 5 Prozent der Antworten enthielten beleidigende und abwertende Äußerungen. Wenn diese auftraten, wurde die angegriffene Person oft von anderen Diskussionsteilnehmenden ausdrücklich in Schutz genommen.

Klassifiziert man die Antworten nach Art der sozialen Unterstützung, so dominiert eindeutig die *informationelle soziale Unterstützung*. In 76 Prozent der Diskussionsstränge erhielten ratsuchende Mädchen Unterstützung in Form von Sachinformationen oder Verhaltensstrategien, die sich in der Regel auf die eigenen Erfahrungen der Diskussionsteilnehmenden stützten. Nur in 9 Prozent der Diskussionsstränge wurde Expertenwissen zitiert (z. B. eine Information des eigenen Arztes weitergegeben). Von den durchschnittlich acht Antworten pro Diskussionsstrang enthielten im Mittel rund sechs informationelle Unterstützung: Wenn etwa ein Mädchen Besorgnis äußerte, ob es normal ist, dass sie ihre Periode so unregelmäßig bekommt, berichtete ein anderes Mädchen, dass das bei ihr eine Zeit lang auch so war und gibt mögliche Gründe dafür an. Wenn ein Mädchen ihre Angst vor einer anstehenden Operation und der damit verbundenen Narkose thematisierte, berichteten andere Mädchen, wie sie Operationen gut überstanden hatten und was ihnen gegen ihre Ängste geholfen hatte.

Emotionale soziale Unterstützung war in 18 Prozent der Diskussionsstränge vertreten bzw. im Mittel in rund 1,5 der 8 Antworten pro Strang. Dabei handelte es sich um aufmunternde Worte („*Nicht so negativ :) Das mit dem Freund ‚kommt bestimmt noch irgendwann :)*") und bestätigende Aussagen („*ich bin mir sicher dass du schön und einzigartig auf deine eigene art und weise bist. akzeptiere dich so wie du bist, dann werden es auch andere menschen tun!*"). Emotionale Unterstützung war häufiger in Diskussionssträngen zu psychischen als zu körperlichen Gesundheitsproblemen zu finden.

Instrumentelle soziale Unterstützung kam in den Online-Foren am seltensten vor. Nur 3 Prozent der Diskussionsstränge enthielten entsprechende Beiträge bzw. von den durchschnittlich acht Antworten pro Thread waren rund 0,2 der instrumentellen Unterstützung gewidmet. Dazu zählten zum Beispiel Verweise auf konkrete Ärzte oder auch das Angebot, der ratsuchenden Person per persönlichem E-Mail-Kontakt weiterzuhelfen.

6 Diskussion

Die Studie zeigt, dass die Online-Foren „Gesundheit" und „Frust" auf der Plattform maedchen.de von vorwiegend weiblichen Jugendlichen genutzt werden, um ein breites Spektrum an körperlichen, psychischen und lebensstilbezogenen Gesundheitsproblemen anzusprechen. Dabei erhalten sie von ihren Peers zuverlässig soziale Unterstützung (insbesondere informationelle soziale Unterstützung) und müssen kaum Online-Hass befürchten. Die untersuchten Foren können als *Online-Mädchenräume* verstanden werden, die zum gesundheitsbezogenen Empowerment beitragen, da sie konkrete Antworten auf Gesundheitsprobleme liefern und gleichzeitig Zugang zu einer wohlwollenden und solidarischen Mädchengemeinschaft bieten. Hier erfahren Mädchen, dass sie mit ihren Anliegen ernst genommen und verstanden werden, dass sie mit ihren Sorgen nicht alleine sind, dass andere Mädchen ähnliche Erfahrungen gesammelt haben. Die Community ist offen für Neulinge, die den

Großteil der Anfragen erzeugen. Gleichzeitig gibt es in der Community Stammmitglieder, die sich über längere Zeit engagieren, indem sie andere ratsuchende Mädchen unterstützen und dadurch ihre eigenen Fähigkeiten im Umgang mit gesundheitsbezogenen Fragestellungen erproben und vermutlich ausbauen.

Hinsichtlich des diskutierten Themenspektrums dominieren in den betrachteten maedchen.de-Foren Probleme der *psychischen Gesundheit.* Sie machen rund die Hälfte der Diskussionsstränge aus. Mädchen thematisieren hier vor allem emotionale Probleme, Konflikte mit Gleichaltrigen, in der Familie und in der Paarbeziehung. Auch schwerwiegende Probleme wie Gewalterfahrungen, Essstörungen oder selbstverletzendes Verhalten kommen zur Sprache. Jeweils ein Viertel der Anfragen entfallen auf Probleme der körperlichen Gesundheit einerseits und des Gesundheitsverhaltens bzw. der Gesundheitsgefährdung andererseits: Bei den *körperlichen Gesundheitsproblemen* geht es um ein breites Spektrum somatischer Erkrankungen, um Akutschmerzen sowie auch um die für adoleszente Mädchen relevanten gynäkologischen Fragestellungen. Beim *Gesundheitsverhalten bzw. der Gesundheitsgefährdung* werden zwar zuweilen auch der Umgang mit Nikotin, Alkohol und illegalen Drogen usw. angesprochen, die meisten Fragen drehen sich jedoch um medizinische und psychosoziale Versorgungsangebote, etwa um den Ablauf bestimmter Untersuchungen.

Die Betrachtung von gesundheitsbezogenen Online-Foren gibt Hinweise darauf, welche Gesundheitsfragen die jeweiligen Zielgruppen bewegen und wie sie diese untereinander verhandeln. Vergleicht man die Häufigkeit, mit der verschiedene Gesundheitsprobleme in den maedchen.de-Foren diskutiert werden, mit ihrer Prävalenz laut KiGSS-Studie (Robert Koch Institut, 2008, 2011), lassen sich sowohl Übereinstimmungen als auch Abweichungen feststellen: So spiegeln sich diverse psychosoziale Belastungen und körperliche Gesundheitsfragen adoleszenter Mädchen in den in Online-Foren diskutierten Themen gut wieder (z. B. emotionale Probleme, gynäkologische Fragen). Manche Gesundheitsprobleme Jugendlicher, die laut Gesundheitsmonitoring verstärkte Aufmerksamkeit verlangen, werden indessen in den Foren gar nicht angesprochen (z. B. Übergewicht und Adipositas, Hyperaktivitätsprobleme, Verhaltensprobleme sowie exzessive Mediennutzung). Dies könnte daran liegen, dass derartige Probleme insgesamt unter Mädchen weniger diskutiert werden, sei es, dass die Thematisierung schwer fällt oder nicht für relevant erachtet wird. So gehen in das Gesundheitsmonitoring der

KiGSS-Studie teilweise auch die Sichtweisen der Eltern ein (z. B. Ist mein Kind verhaltensauffällig?), die sich von den Sichtweisen der Jugendlichen selbst unterscheiden mögen. Zudem kann es sein, dass manche Gesundheitsthemen in den untersuchten Online-Foren nicht vertreten sind, weil Mädchen sie eher offline und/oder in Spezialforen (z. B. speziell für Adipositas) diskutieren.

Die Studie unterliegt einer Reihe von *Limitationen*, die sich unter anderem aus der Stichprobe ergeben (die z. B. auf das Jahr 2014 beschränkt war). Zudem muss bei dem Vergleich mit der KiGGS-Studie beachtet werden, dass sich die Forenthreads mit jeweils einem Gesundheitsthema beschäftigen, während die KiGGS-Studie die Gesamtheit aller gesundheitlichen Probleme von Kindern und Jugendlichen erfasst und darstellt. Nicht genauer untersucht wurde in der vorliegenden Studie der mögliche Unterstützungseffekt durch Diskussionsstränge, die sich nicht um ein Problem drehen, sondern dem wechselseitigen Erfahrungsaustausch dienen (ca. 15 % der Forumsbeiträge). Hier wird im Initialposting kein individuelles Problem angesprochen, sondern oft eine Art Umfrage gestartet, deren Antworten vermutlich eine Orientierungsfunktion erfüllen („Wie oft seid ihr traurig?“, „Seid ihr manchmal auch gerne traurig?“, „Was macht ihr um euch gesund bzw. fit zu halten?“, „Was macht euch glücklich?“). Keine Aussage kann über die medizinische Zuverlässigkeit der Beitragsinhalte getroffen werden, da diese nicht geprüft wurde. Eine genauere Analyse diesbezüglich wäre wünschenswert. Die hier vorgelegte Inhaltsanalyse wäre zudem sinnvoll durch eine Befragungsstudie zu ergänzen, um herauszuarbeiten, welche Mädchen sich aus welchen Motiven an die Foren wenden bzw. dort mitdiskutieren und wie sie selbst die erhaltene oder gegebene Unterstützung und das mit der Peer-to-Peer-Gesundheitskommunikation verbundene Empowerment einschätzen.

Literaturverzeichnis

Baumann, E., Link, E. & Früh, H. (2014). Informationelle und sozio-emotionale Unterstützung in der Online-Community im Kontext von Kinderwunsch und Schwangerschaft. In E. Baumann, M. R. Hastall, C. Rossmann & A. Sowka (Hrsg.), *Gesundheitskommunikation als Forschungsfeld der Kommunikations- und Medienwissenschaft* (S. 239-256). Baden-Baden: Nomos Verlag.

Brand Media (2015) *Basisdaten Mädchen.de, März 2015.* Abgerufen von http://www.bm-brandmedia.de/tl_files /brandmedia /mediadaten/Digitale_Medien /Maedchen_de/ Mediadaten/bm_maedchen_de_media.pdf

Brotsky, S. R. & Giles, D. (2007). Inside the "pro-ana" community. A covert online participant observation. *Eating Disorders. The Journal of Treatment and Prevention, 15*, 93-109.

Bruns, W. (2013). *Gesundheitsförderung durch soziale Netzwerke. Möglichkeiten und Restriktionen.* Wiesbaden: Springer Verlag.

Cohn, A. & Richters, J. (2013). My vagina makes funny noises. Analyzing online forums to assess the real sexual health concerns of young people. *International Journal of Sexual Health, 25*, 93-103.

DGOF (Deutsche Gesellschaft für Online-Forschung e.V.) (2014). *Richtlinie für Untersuchungen in den und mittels der Sozialen Medien. Soziale Medien Richtlinie.* http://rat-marktforschung.de/fileadmin/user_upload/pdf/R11_RDMS_D.pdf

Döring, N. (2014). Peer-to-Peer Gesundheitskommunikation mittels Social Media. In K. Hurrelmann & E. Baumann (Hrsg.), *Handbuch Gesundheitskommunikation* (S. 286-305). Bern: Verlag Hans Huber.

Dunham, P. J., Hurshman, A. & Litwin, E. (1998). Computer mediated social support. Single young mothers as a model system. *American Journal of Community Psychology, 26*, 281-306.

Gavin, J., Rodham, K. & Poyer, H. (2008). The presentation of "pro-anorexia" in online group interactions. *Qualitative Health Research, 18*, 325-333.

Gille, G., Leyer, C. & Hinzpeter, B. (2008). Mädchengesundheit in der Pubertät. Den Körper mit seinen Äußerungen und Zuschreibungen akzeptieren. *Deutsches Ärzteblatt. 12*, 564-566.

mpfs (Medienpädagogischer Forschungsverbund Südwest) (2014). JIM 2014. *Jugendliche, Information, (Multi-) Media: Basisstudie zum Medienumgang 12- bis 19-Jähriger in Deutschland.* Abgerufen von http://www.mpfs.de/index.php?id=613

Robert Koch Institut (2008). *Beiträge zur Gesundheitsberichterstattung des Bundes. Lebensphasenspezifische Gesundheit von Kindern und Jugendlichen in Deutschland. Bericht für den Sachverständigenrat zur Begutachtung der Entwicklung im Gesundheitswesen.* Abgerufen von http://www.rki.de/DE/Content/Gesundheitsmonitoring/Gesundheitsberichterstattung/GBEDownloadsB/KiGGS_SVR.pdf?__blob=publicationFile

Robert Koch Institut (2011). *Beiträge zur Gesundheitsberichterstattung des Bundes.KiGGS – Kinder und Jugendgesundheitsstudie Welle 1. Projektbeschreibung.* Abgerufen von http://www.rki.de/DE/Content/Gesundheitsmonitoring/Gesundheitsberichterstattung/GBEDownloadsB/KiGGS_welle1.pdf?__blob=publicationFile

Rodham, K., Gavin, J. & Miles, M. (2007). I hear, I listen and I care. A qualitative investigation into the function of a self-harm message board. *Suicide and Life-Threatening Behavior, 37*, 422-430.

Suzuki, L.K. & Calzo, J. P. (2004). The search for peer advice in cyberspace. An examination of online teen bulletin boards about health and sexuality. *Applied Developmental Psychology, 25*, 685-698.

van Uden-Kraan, C.F., Drossaert, C.H.C., Taal, E., Shaw, B.R., Seydel, E.R. & van de Laar, M.A.F.J. (2008). Empowering processes and outcomes of participation in online support groups for patients with breast cancer, arthritis, or fibromyalgia. *Qualitative Health Research, 18*, 405-417.

Wiley, A. & Rappaport, J. (2000). Empowerment, wellness, and the politics of development. In D. Cicchetti, J. Rappaport, I. Sandler & R. P. Weissberg (Hrsg.) *The promotion of wellness in children and adolescents.* (S. 59-100). Washington, DC: CWLA Press.

Winkel, S., Groen, G. & Petermann, F. (2005). Soziale Unterstützung in Suizidforen. *Praxis der Kinderpsychologie und Kinderpsychiatrie, 54*, 714-724.

Marko Bachl & Michael Scharkow

Eine quantitative Bestandsaufnahme von Informationen über Krankheiten auf der deutschsprachigen Wikipedia, 2002-2014

1 Hintergrund und Forschungsstand

Für große Teile der Bevölkerung gehört das Internet zum Standardrepertoire der Informationssuche. Befragungsstudien zeigen, dass dies zunehmend auch für die Suche nach Gesundheitsinformationen gilt (z. B. Santana et al., 2011). Gesundheitsinformationen im Netz sind einerseits einfach zugänglich und können rezipientenfreundlich aufbereitet werden. Andererseits ist es für die Nutzer häufig schwierig, die Qualität der Informationen einzuschätzen (zu Chancen und Risiken des Internets für die Gesundheitskommunikation z. B. Bonfadelli, 2011; Rossmann, 2010). Besonders intensiv wird diese Debatte in Bezug auf nutzergenerierte Inhalte geführt, da diese prinzipiell von allen Internetnutzern veröffentlicht werden können (Adams, 2010).

In diesem Kurzbeitrag wollen wir die Entwicklung eines wichtigen Teils gesundheitsbezogener Informationen – Informationen über Krankheiten – in den letzten knapp 13 Jahren auf einer besonders populären ‚neuen', maßgeblich von den Internetnutzern gestalteten Informationsplattform nachzeichnen: der deutschsprachigen Wikipedia. Das kollaborativ kuratierte Lexikon zählt seit Längerem zu den wichtigsten Informationsangeboten: 2007 nutzten es bereits 47 Prozent der Internetnutzer, 2014 waren es 76 Prozent. Im Gegensatz zu vielen anderen Social-Media-Angeboten greift auch ein großer Anteil der älteren Internetnutzer zumindest gelegentlich auf die Wikipedia zu („Statistik", 2014, S. 430).

Auch bei der Suche nach gesundheitsbezogenen Informationen im Internet spielen Online-Lexika (und hier vermutlich vorrangig die Wikipedia) eine wichtige Rolle. Unter denjenigen Personen, die sich online über Fragen der Gesundheit informiert haben, hatten sie 2014 im Vergleich zu allen anderen Online-Angeboten die höchste Reichweite: 58,2 Prozent der Gelegenheitsnutzer und 67,2 Prozent der Vielnutzer greifen auf sie zurück (Baumann & Czerwinski, 2015). Ebenso zeigen explorative Studien, dass Wikipedia-Artikel häufig im Verlauf der Suche nach gesundheitsbezogenen Informationen auftauchen (z. B. Buhi, Daley,

Fuhrmann & Smith, 2009; Jones & Biddlecom, 2011) und dass die Plattform auch von Ärzten, Pflegekräften und Medizinstudenten genutzt wird (z. B. Haigh, 2011, Hughes, Joshi, Lemonde & Wareham, 2009; von Muhlen & Ohno-Machado, 2012). Zudem sind Wikipedia-Artikel in den Trefferrangfolgen zu gesundheitsbezogenen Anfragen bei allgemeinen Suchmaschinen prominent platziert, was ihre Reichweite fördert (z. B. Laurent & Vickers, 2009; Law, Mintzes & Morgan, 2011).

Vor diesem Hintergrund ist es lohnenswert, sich mit den gesundheitsbezogenen Inhalten der Wikipedia zu befassen. Aus anderen wissenschaftlichen Disziplinen, speziell den Gesundheitswissenschaften, der Medizin und verwandten Fachgebieten, liegen bereits einige Arbeiten vor (für einen Überblick Heilman et al., 2011; für einige beispielhafte Studien Azer, 2014; Hasty et al., 2014; Kupferberg & Protus, 2011; Leithner et al., 2010; Mühlhauser & Oser, 2008; Rajagopalan et al., 2011). Dieser Forschungsstand ist geprägt von Studien, die ausgewählte Wikipedia-Artikel durch Expertenratings bewerten und mit anderen Quellen wie beispielsweise einschlägiger Fachliteratur oder professionell gepflegten Informationsangeboten vergleichen. Die Befunde variieren stark. Einige Arbeiten bescheinigen dem Online-Lexikon eine ausreichende bis gute Qualität, während andere Studien (deutliche) Mängel beklagen. Gemein haben die Studien, dass sie nur die zur Zeit der Datenerhebung aktuellen Versionen der Artikel im Querschnitt untersuchen und dass sie sich wegen der aufwändigen Expertenratings auf kleine Stichproben beschränken.

Ziel dieses Kurzbeitrags ist es, eine andere, quantitativ geprägte Perspektive auf den Forschungsgegenstand aufzuzeigen. Eine kommunikationswissenschaftliche Studie kann kaum den Anspruch haben, die faktische Korrektheit der gesundheitsbezogenen Informationen zu prüfen. Stattdessen stehen hier die Aufbereitung der Inhalte (*Inhaltsperspektive*) und der Produktionsprozesse (*Kommunikatorperspektive*) im Vordergrund. Vorneweg soll erwähnt werden, dass es im gegebenen Rahmen freilich nicht möglich ist, substantielle Fragen in einer angemessenen Tiefe zu beantworten. Vielmehr geht es uns im Folgenden darum, einen ersten Eindruck von den quantitativen Entwicklungen eines relevanten Ausschnitts der gesundheitsbezogenen Informationen auf der deutschsprachigen Wikipedia zu vermitteln. Dadurch wollen wir auch Potenziale für vertiefende quantitative Analysen und Ansatzpunkte für stärker qualitativ geprägte Arbeiten aufzeigen.

2 Methode

Wir streben eine möglichst vollständige Erfassung aller aktuell[1] verfügbaren Wikipedia-Artikel über Krankheiten inklusive der Genese dieser Beiträge im Online-Lexikon (also inkl. aller vorangegangenen Artikelversionen) an. Ausgangspunkt waren alle 6.255 Artikel, die der Kategorie Krankheit[2] oder einer Unterkategorie zugeordnet waren (für einen Vergleich mit anderen Stichprobenverfahren Bachl & Scharkow, 2014). Nach dem Ausschluss offensichtlich nicht relevanter Artikel (z. B. zu Tier- und Pflanzenkrankheiten, Personen oder Organisationen) wurden für 4.730 Artikel insgesamt 486.037 Versionen identifiziert. Nach dem Ausschluss von automatisierten Überarbeitungen (durch 30.001 Bots) und Versionen, die weniger als 24 Stunden als aktuelle Version verfügbar waren, wurden für 210.877 Versionen von 4.729 Artikel der Volltext und einige Meta-Daten heruntergeladen (insgesamt ca. 3 GB Daten).

Die Erfassung der Daten erfolgte über das MediaWiki Application Programming Interface (API).[3] Aus den Texten, die in der MediaWiki Markup Language[4] formatiert sind, lassen sich zahlreiche Indikatoren extrahieren, die in einem quantitativen Sinne als Hinweise auf die Qualität des Informationsangebot verstanden werden können. Weitere Details zum technischen Vorgehen finden sich bei Bachl & Scharkow (2014). Da es ein Ziel dieses Beitrags ist, weitere Forschung anzuregen, in der die hier nur angerissenen Potenziale weiter ausgeschöpft werden, haben wir die nötigen *R*-Skripte öffentlich dokumentiert.[5]

3 Ergebnisse

3.1 Inhaltsperspektive: Entwicklung des Informationsangebots

Abbildung 1 verdeutlicht mit der Entwicklung der Artikelzahl auf die einfachste Weise das starke Wachstum des Informationsangebots zu Krankheiten auf der Wikipedia. Zwischen Februar 2004 und November 2006 entstanden monatlich im Mittel 66 neue Artikel, in der folgenden Phase bis Januar 2009 immerhin noch 36. Seitdem scheint eine Saturie-

1 Die Erhebung erfolgte im Oktober 2014.
2 http://de.wikipedia.org/wiki/Kategorie:Krankheit
3 https://www.wikidata.org/w/api.php
4 http://en.wikipedia.org/wiki/Help:Wiki_markup
5 http://rpubs.com/bachl

rung eingetreten zu sein. Nachdem ein Grundkorpus aus essentiellen Stichwörtern zu Krankheiten angelegt und ausdifferenziert wurde, verschob sich der Fokus zunehmenden auf den Ausbau der Artikel. Darauf deuten bereits die Entwicklungen der Artikelzahlen nach Beitragsumfang hin. So nimmt die Zahl der umfangreicheren Beiträge bis heute stetig zu.

Abbildung 1: Zahl der Artikel über Krankheiten im Zeitverlauf

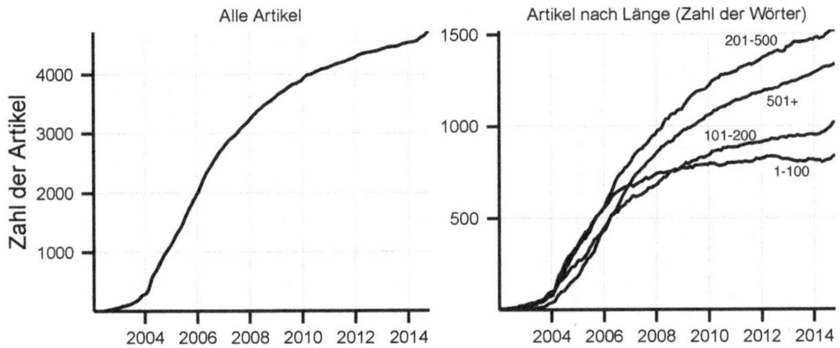

In Abbildung 2 wird dieser Ausbauprozess anhand einiger Indikatoren detaillierter dargestellt.[6] Beide Abbildungen zeigen in der ersten Reihe die aggregierten Entwicklungen für alle Artikel und getrennt nach aktuellem Umfang der Artikel. In der zweiten Reihe finden sich die individuellen Verläufe für die 100 heute umfangreichsten Artikel. Die aggregierten Daten zeigen die Aufbereitung der auf Wikipedia zu Krankheiten verfügbaren Informationen als einen kumulativen Prozess, der langsam, aber stetig zu einem Ausbau des Angebots führte.

Bei allen Indikatoren ist ein Aufwärtstrend erkennbar. Die Verlinkung der Artikel untereinander (interne Links) ist ein Hinweis auf die Vernetzung der relevanten Informationen, die es den Nutzern einfacher macht, weiterführende Informationen zu finden. Der Einsatz von Abbildungen ist ein Indikator für die rezipientenfreundliche Aufbereitung der Informationen. Fußnoten und die Nennung von Fachquellen weisen zum einen auf die Verwendung evidenzbasierter Informationen hin. Zum anderen erleichtern sie das Auffinden weiterführender Informationen auch außerhalb der Wikipedia. Die Zahl der Mitarbeiter, die an einem

6 Farbige, hochauflösende Abbildungen zu diesen und weiteren Indikatoren finden sich hier: http://uhoh.de/bachl-scharkow-color.

Artikel beteiligt war, ist in dem Sinne ein Qualitätsindikator, als dass hier die Kenntnisse vieler Autoren einfließen und durch gegenseitige Kontrolle eine stärkere Qualitätssicherung stattfindet. Außerdem kann diese Zahl als Hinweis auf den Ressourceneinsatz der Autoren-Gemeinschaft für bestimmte Artikel gedeutet werden.

Der Fokus des Artikelausbaus lag deutlich auf der Weiterentwicklung der ausführlichen Artikel, die heute 500 Wörter oder mehr umfassen. Die Qualität der Informationsaufbereitung ist hier – soweit es sich an diesen vollautomatisiert erfassbaren Indikatoren festmachen lässt –, über die Jahre erheblich gestiegen. Diese Artikel kumulierten über die Zeit in Hinblick auf die Zahl der Aktualisierungen und der beteiligten Autoren auch den weitaus größten Ressourceneinsatz.

Die detailliertere Betrachtung der noch kleineren Gruppe der heute 100 umfangreichsten Artikel (nochmals herausgehoben sind die 10 ausführlichsten Artikel) erlaubt weitere Einblicke in die Entwicklungsprozesse auf Ebene der einzelnen Beiträge. Wenige, sehr umfangreiche Bearbeitungen führen zu sprunghaften Anstiegen der quantitativen Qualitätsindikatoren. Während sich die Arbeit am gesamten Informationsbestand zu Krankheiten auf der Wikipedia als ein langsamer, kontinuierlicher Prozess offenbart, wurden viele der Top-Artikel von einzelnen Autoren in wenigen Arbeitsschritten wesentlich ausgebaut. Zudem zeigt sich, dass selbst innerhalb dieser herausgehobenen Artikelgruppe erhebliche Unterschiede sowohl in der Entwicklung als auch im aktuellen Niveau der Indikatoren bestehen.

Abbildung 2: Entwicklung quantitativer Qualitätsindikatoren im Aggregat und für die umfangreichsten Artikel

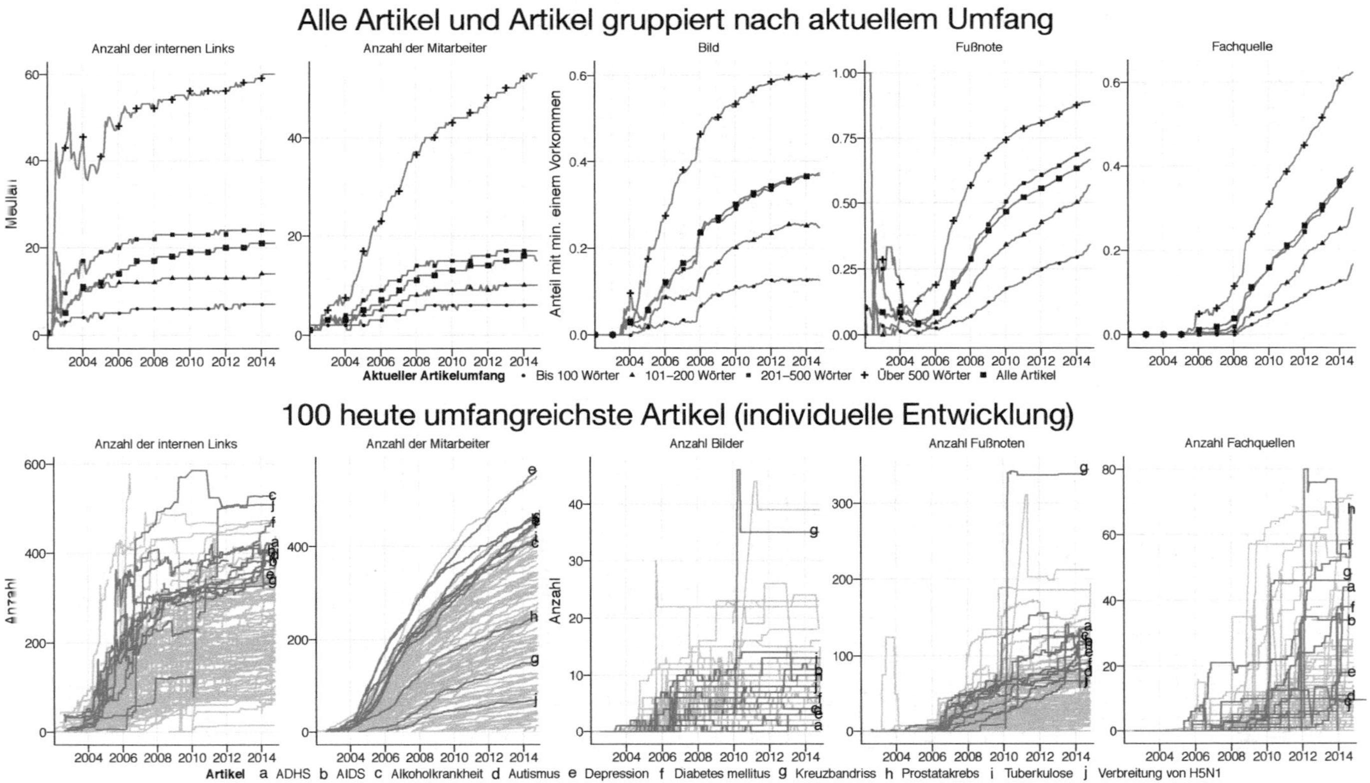

3.2 Kommunikatorperspektive: Entwicklung der Autoren-Community

Die erheblichen Unterschiede in der Bedeutung einzelner Autoren für die Ausgestaltung und Pflege der Kategorie Krankheit stehen im Fokus des zweiten Teils der Analysen. Insgesamt waren im Untersuchungszeitraum etwa 22.000 registrierte Autoren tätig. 59 Prozent waren jedoch nur an einem der untersuchten Artikel beteiligt. Auf der anderen Seite gibt es 20 Autoren, die an über zehn Prozent der 4.729 Artikel mitgearbeitet haben. Abbildung 3 beleuchtet die Verteilung des Engagements individueller Autoren und die Entwicklung der Autorenzahl genauer.

Abbildung 3: Entwicklung der Autoren-Community

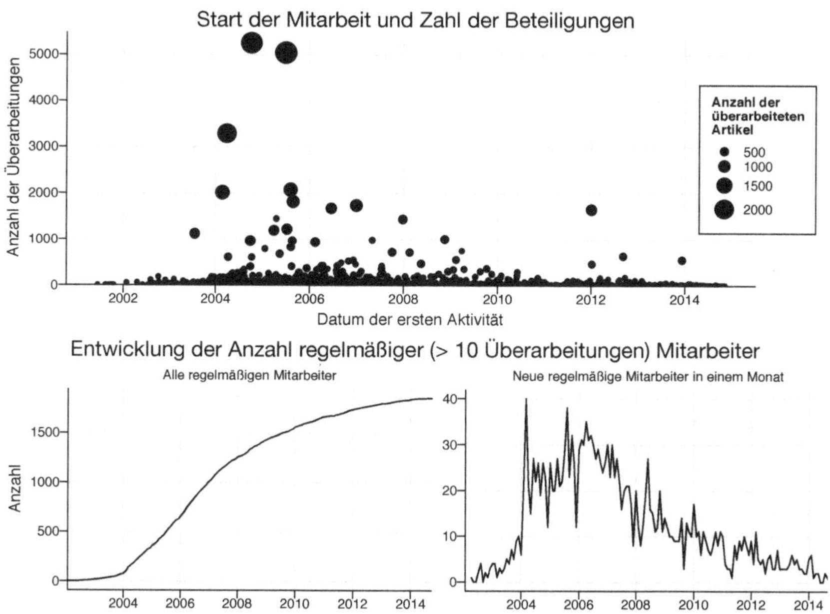

Das erste Diagramm verdeutlicht auf der Y-Achse und durch die Größe der Datenpunkte nochmals eindrücklich die ungleiche Verteilung der Bearbeitungen auf die Autoren. Einige sehr engagierte Mitarbeiter haben teils weit über 1.000 Überarbeitungen vorgenommen, während der größte Teil der Autoren sich nur sehr selten beteiligte. Die X-Achse zeigt, wann die Autoren ihren ersten Beitrag geleistet haben. Es fällt auf, dass in den Phasen des stärkeren Wachstums der Artikelzahlen zwischen 2004 und 2009 deutlich mehr der sehr engagierten Autoren ihre Mitarbeit begannen als in den anschließenden Phasen, in denen der Ausbau der Artikel in den Fokus rückte.

Die zweite und dritte Grafik verdeutlichen diese Entwicklung auch für diejenigen Autoren, die sich mit mindestens elf Beiträgen regelmäßig, aber keineswegs exzessiv, beteiligten. Seit 2007 ist die Zahl neuer Autoren, die monatlich zum Kreis der regelmäßigen Mitarbeiter stoßen, fast kontinuierlich rückläufig. Die Entwicklung lässt sich vermutlich teilweise durch die gestiegenen Anforderungen an die Autoren erklären. In der frühen Expansionsphase waren noch zahlreiche Stichworte nicht oder kaum bearbeitet, sodass auch mit vergleichsweise geringer Sachkenntnis einige nützliche Informationen ergänzt werden konnten. Mit steigendem Ausbaugrad der Artikel sinkt die Zahl der Personen, die über die Kenntnisse, Motivation und zeitlichen Ressourcen verfügen, sinnvolle Erweiterungen vorzunehmen. Diese Argumentation liegt insbesondere für das komplexe Themenfeld der medizinischen Informationen zu Krankheiten nahe – ohne dass sie mit den vorliegenden Daten tatsächlich geprüft werden kann. Insofern ist der Rückgang (bzw. das langsamere Wachstum) der Zahl aktiver Autoren nicht nur negativ als ein Zeichen sinkenden Beteiligungswillens zu sehen, sondern kann auch als ein Indikator für den Reifegrad des Informationsbestands auf der Wikipedia interpretiert werden.

4 Ausblick

Die deutschsprachige Wikipedia hat als Informationsquelle zu Krankheiten im vergangenen Jahrzehnt eine bemerkenswerte Entwicklung genommen. Dabei lässt sich eine Verschiebung weg von der Erweiterung des Stichwort-Katalogs hin zu einem Ausbau der bestehenden Artikel beobachten. Weiter zeigt sich, dass eine verhältnismäßig geringe Zahl sehr engagierter Autoren einen großen Teil der Pflege der Artikel über Krankheiten übernimmt. In den letzten Jahren deutet sich jedoch ein Nachwuchsproblem an: Weniger neue Mitarbeiter, die regelmäßige Beiträge liefern, schließen sich der Autoren-Gemeinschaft an. Einige Aspekte dieser Entwicklungen konnten wir in diesem Kurzbeitrag aufzeigen. Wir hoffen, dass diese erste Kartierung des Informationsangebots und der Autorenstruktur andere motiviert, sich diesem Themenfeld zu nähern. Durch die Dokumentation und Demonstration der Werkzeuge zur (teil-)automatisierten Datenerhebung versuchen wir, den Einstieg in solche Analysen zu erleichtern.

Aus einer *Inhaltsperspektive* sind vielfältige Forschungsvorhaben denkbar, deren Detaillierungsgrad zwischen sehr quantitativen, vollautomatisiert erfassbaren Indikatoren und den Expertenratings des bisher vorherrschenden Forschungsstands liegt. Die hier präsentierte Bestandsaufnahme könnte als Ausgangspunkt genutzt werden, relevante Artikel und Themenfelder zu identifizieren. Vergleiche mit anderen Angeboten sind zudem eine naheliegende Erweiterung. Insbesondere ein Vergleich mit DocCheck Flexikon, dem Wiki der laut eigenen Angaben „größten Community für medizinische Fachberufe in Europa“ wäre vielversprechend.[7] Da dieses Wiki ebenfalls die MediaWiki Software nutzt, könnte leicht auf den in diesem Beitrag vorgestellten Skripten aufgebaut werden.

Für weitere Untersuchungen der *Kommunikatorperspektive* ist die herausgehobene Rolle vergleichsweise weniger, stark engagierter Mitarbeiter äußerst relevant. Folgestudien könnten zunächst diese Personen mit den über die Nutzerseiten verfügbaren Informationen detaillierter betrachten. Anschließend erscheinen angesichts der vergleichsweise kleinen Personengruppe qualitative Befragungen ein geeigneter Weg zu sein, um mehr über deren Hintergründe, Selbstbild, Motive oder Arbeitsweisen zu lernen. Die meisten dieser Autoren sind in der Redaktion Medizin[8] vernetzt und somit als organisierte Gruppe ansprechbar. Schließlich ist eine Kombination beider Perspektiven naheliegend. Die Daten zu Artikeln und Autoren liegen auf der Wikipedia in einer Form vor, die für netzwerkanalytische Herangehensweisen geradezu ideal sind. Die Analyse kombinierter Two-Mode-Netzwerke von Artikeln und ihren Autoren verspräche weitere Einblicke in die Vielfalt der Autorenschaft in einzelnen Themenbereichen. Die ebenfalls öffentlich zugänglich archivierten Diskussionsseiten zu den Artikeln ermöglichen darüber hinaus Untersuchungen der diskursiven Prozesse bei der Erstellung und Pflege gesundheitsbezogener Artikel.

Schließlich darf aus kommunikationswissenschaftlicher Sicht auch die *Rezipientenperspektive* nicht vernachlässigt werden. Der Rahmen dieses Kurzbeitrags erlaubte es nicht, die Möglichkeiten zur Erfassung der Nutzungshäufigkeit einzelner Artikel und entsprechende Analysemöglichkeiten zu erläutern. Eine Einführung findet sich an anderer Stelle (Bachl &

7 http://flexikon.doccheck.com/de/
8 http://de.wikipedia.org/wiki/Wikipedia:Redaktion_Medizin

Scharkow, 2014), die benötigten R-Skripte sind an oben genanntem Ort dokumentiert.

Literaturverzeichnis

Adams, S. A. (2010). Revisiting the online health information reliability debate in the wake of "web 2.0": An inter-disciplinary literature and website review. *International Journal of Medical Informatics, 79*(6), 391-400.

Azer, S. A. (2014). Evaluation of gastroenterology and hepatology articles on Wikipedia: Are they suitable as learning resources for medical students? *European Journal of Gastroenterology & Hepatology, 26*(2), 155-163.

Bachl, M. & Scharkow, M. (2014, Oktober). *Empirische Analyse der Wikipedia – Potenziale und Anwendungsbeispiele für die Kommunikationswissenschaft.* Vortrag auf der 16. Jahrestagung der Fachgruppe Methoden der Publizistik- und Kommunikationswissenschaft in der DGPuK, 10.-11. 10. 2014, München. Abgerufen von http://uhoh.de/bachl-scharkow2014

Baumann, E. & Czerwinski, F. (2015). Erst mal Doktor Google fragen? Nutzung Neuer Medien zur Information und zum Austausch über Gesundheitsthemen. In J. Böcken, B. Braun & R. Meierjürgen (Hrsg.), *Gesundheitsmonitor 2015. Bürgerorientierung im Gesundheitswesen - Kooperationsprojekt der Bertelsmann Stiftung und der BARMER GEK* (S. 57-79). Gütersloh: Bertelsmann Stiftung.

Bonfadelli, H. (2011). Zwischen Euphorie und Skeptizismus. Empirische Evidenzen zur Gesundheitskommunikation via Internet. In Bundeszentrale für gesundheitliche Aufklärung (Hrsg.), *Web 2.0 und Social Media in der gesundheitlichen Aufklärung* (S. 69-93). Köln: BZgA.

Buhi, E. R., Daley, E. M., Fuhrmann, H. J. & Smith, S. A. (2009). An observational study of how young people search for online sexual health information. *Journal of American College Health, 58*(2), 101-111.

Haigh, C. A. (2011). Wikipedia as an evidence source for nursing and healthcare students. *Nurse Education Today, 31*(2), 135-139.

Hasty, R. T., Garbalosa, R. C., Barbato, V. A., Valdes, P. J., Powers, D. W., Hernandez, E., . . . Somji, A. A. (2014). Wikipedia vs peer-reviewed medical literature for information about the 10 most costly medical conditions. *JAOA: Journal of the American Osteopathic Association, 114*(5), 368-373.

Heilman, M. J., Kemmann, E., Bonert, M., Chatterjee, A., Ragar, B., Beards, M. G., ... Laurent, R. M. (2011). Wikipedia: A key tool for global public health promotion. *Journal of Medical Internet Research, 13*(1), e14.

Hughes, B., Joshi, I., Lemonde, H. & Wareham, J. (2009). Junior physician's use of Web 2.0 for information seeking and medical education: A qualitative study. *International Journal of Medical Informatics, 78*(10), 645-655.

Jones, R. K. & Biddlecom, A. E. (2011). Is the internet filling the sexual health information gap for teens? An exploratory study. *Journal of Health Communication, 16*(2), 112-123.

Kupferberg, N. & Protus, B. M. (2011). Accuracy and completeness of drug information in Wikipedia: An assessment. *Journal of the Medical Library Association: JMLA, 99*(4), 310-313.

Laurent, M. R. & Vickers, T. J. (2009). Seeking health information online: Does Wikipedia matter? *Journal of the American Medical Informatics Association, 16*(4), 471-479.

Law, M. R., Mintzes, B. & Morgan, S. G. (2011). The sources and popularity of online drug information: An analysis of top search engine results and web page views. *Annals of Pharmacotherapy, 45*(3), 350-356.

Leithner, A., Maurer-Ertl, W., Glehr, M., Friesenbichler, J., Leithner, K. & Windhager, R. (2010). Wikipedia and osteosarcoma: a trustworthy patients' information? *Journal of the American Medical Informatics Association, 17*(4), 373-374.

Mühlhauser, I. & Oser, F. (2008). Sind medizinische und Gesundheitsinformationen auf den Internetseiten von Wikipedia evidenzbasiert? – Eine Inhaltsanalyse. *Zeitschrift für Evidenz, Fortbildung und Qualität im Gesundheitswesen, 102*(7), 441-448.

Rajagopalan, M. S., Khanna, V. K., Leiter, Y., Stott, M., Showalter, T. N., Dicker, A. P. & Lawrence, Y. R. (2011). Patient-oriented cancer information on the internet: A comparison of Wikipedia and a professionally maintained database. *Journal of Oncology Practice, 7*(5), 319-323.

Rossmann, C. (2010). Gesundheitskommunikation im Internet. In W. Schweiger & K. Beck (Hrsg.), *Handbuch Online-Kommunikation* (S. 338-363). Wiesbaden: VS.

Santana, S., Lausen, B., Bujnowska-Fedak, M., Chronaki, C., Prokosch, H.-U. & Wynn, R. (2011). Informed citizen and empowered citizen in health: results from an European survey. *BMC Family Practice, 12*(1), 20.

Statistik. Daten aus der ARD/ZDF-Onlinestudie 2014. (2014). *Media Perspektiven, 45*(7-8), 426-430.

von Muhlen, M. & Ohno-Machado, L. (2012). Reviewing social media use by clinicians. *Journal of the American Medical Informatics Association, 19*(5), 777-781.

Nicola Döring

Gesundheitskommunikation auf YouTube: Fallstudien zu 25 Lifestyle- und Fitness-Kanälen

1 Einleitung

Die Video-Plattform *YouTube* ist nach Google und Facebook die meistbesuchte Adresse im Internet (Alexa-Ranking: www.alexa.com/topsites). Besonders bei den Jüngeren ist sie beliebt: Die Mehrzahl der Jugendlichen in Deutschland (68 % der Mädchen und 81 % der Jungen) schaut inzwischen täglich oder mehrmals pro Woche YouTube-Videos (JIM-Studie: mpfs, 2014, S. 28). Über alle Altersstufen hinweg greift mehr als die Hälfte der Onliner/innen in Deutschland (51 %) mindestens einmal pro Woche auf YouTube zu (Koch & Liebholz, 2014, S. 397). Auf YouTube finden sich massenmediale Inhalte (z. B. Kinofilme, TV-Sendungen, Musikvideos), vor allem aber wird nutzergenerierter Content verbreitet. Damit zählt die Plattform zur Gruppe der *Social Media* (Carr & Hayes, 2015). Beliebte Themen auf YouTube sind unter anderem Comedy, Games, Musik, Beauty und Lifestyle, ihnen sind ganze YouTube-Kanäle gewidmet. Ein so genannter *YouTube-Kanal* ist definiert über seinen Kanalnamen, unter dem eine Person, Personengruppe oder Organisation mehr oder minder regelmäßig neue Videos veröffentlicht. Die alten Videos werden im Archiv des Kanals gespeichert. Die Zuschauer können die Videos mit Likes („Daumen hoch") oder Dislikes („Daumen runter") bewerten, öffentliche Freitext-Kommentare hinterlassen sowie den Kanal auch abonnieren – sofern sie sich ein Nutzerkonto eingerichtet haben, was auf 61 Prozent der männlichen und 39 Prozent der weiblichen Jugendlichen in Deutschland zutrifft (mpfs, 2014, S. 27).

Gesundheit ist auf YouTube sowohl indirekt mit gesundheitsrelevanten als auch direkt mit gesundheitsbezogenen Videos präsent (zusammenfassend Döring, 2014a). Zu den *gesundheitsrelevanten YouTube-Videos* gehören zum Beispiel Musik- und Werbevideos mit unrealistischen Schönheitsidealen, die unter bestimmten Bedingungen zur Entwicklung von Körperbild- und Essstörungen beitragen können. Ein anderes Beispiel sind YouTube-Videos mit Mutproben und Challenges (z. B. „Cinnamon Challenge": Grant-Alfieri, Schaechter & Lipshultz, 2013) oder selbstgestochenen Piercings, die von einigen Jugendlichen nachgeahmt werden, dabei teilweise Gesundheitsrisiken bergen.

Im Unterschied zu den gesundheitsrelevanten YouTube-Videos wie zum Beispiel den Musik-, Werbe-, Mutproben- oder Körperkunst-Videos, die indirekt Gesundheitseffekte erzeugen können, werden in den *gesundheitsbezogenen YouTube-Videos* ausdrücklich und direkt diverse Themen rund um Gesundheit bzw. Krankheit oder Behinderung behandelt. Dabei kann es beispielsweise um Tipps und Tricks gegen Erkältungen, Rückenschmerzen oder Pickel gehen, um Meditationstraining zur Stressresistenz, um Safer Sex, um die Vermeidung von Komplikationen bei Tattoos und Piercings, um die Gesundheitsvorteile bestimmter Ernährungsweisen oder um die persönlichen Erfahrungen bei einem Leben mit Krebs, Depression oder Glasknochenkrankheit. Auffällig ist, dass es im Bereich der gesundheitsbezogenen Inhalte nicht nur einzelne Videos gibt, die sich über eine YouTube- oder Google-Suche finden lassen, sondern dass *ganze YouTube-Kanäle zu Gesundheitsthemen* existieren, die zum Teil schon seit Jahren betrieben werden und große Zuschauer- bzw. Abonnentenzahlen verzeichnen. Insbesondere *gesundheitsbezogene Lifestyle- und Fitness-Kanäle auf YouTube* boomen. Damit sind YouTube-Kanäle gemeint, die sich einem gesundheitsbewussten Lebensstil (das betrifft v.a. Ernährung, Bewegung, Erholung, Umgang mit Alkohol usw.) oder primär dem Fitness-Training (v.a. Kraft- und Ausdauertraining) widmen.

Ein Beispiel für einen YouTube-Fitness-Kanal ist der seit 2007 bestehende *Kanal „Flying Uwe"* (betrieben von dem 24-jährigen Uwe Schüder), auf dem vor allem Lehrvideos aus den Bereichen Kampf- und Kraftsport inklusive Ernährungstipps und Rezepte zu finden sind (Abbildung 1). Der Kanal stand im November 2014 auf Platz 91 der meistabonnierten YouTube-Kanäle in Deutschland (www.vidstatsx.com). Im April 2015 bot er 380 Videos und hatte mehr als 430.000 Kanal-Abonnenten. Im März 2015 erschienen im Ressort „Gesundheit" der Online-Ausgabe des Magazins „Stern" mehrfach „Fitness-Tipps mit Flying Uwe" (z. B. „So trainieren Sie Ihren Rücken richtig"). Ebenso ist der YouTuber im April 2015 im Fitness-Magazin „Men's Health" mit Coverbild, Interview und Fitness-Tipps vertreten. Und auch auf der FIBO 2015 in Köln, der internationalen Leitmesse für Fitness, Wellness und Gesundheit, fehlt er nicht. Neben der hohen Online-Reichweite belegt die Präsenz in traditionellen Massenmedien und auf Fachmessen die wachsende Bedeutung der Fitness-YouTuber/innen im Feld der öffentlichen Gesundheitskommunikation.

Abbildung 1: Screenshot des YouTube-Kanals „Flying Uwe“

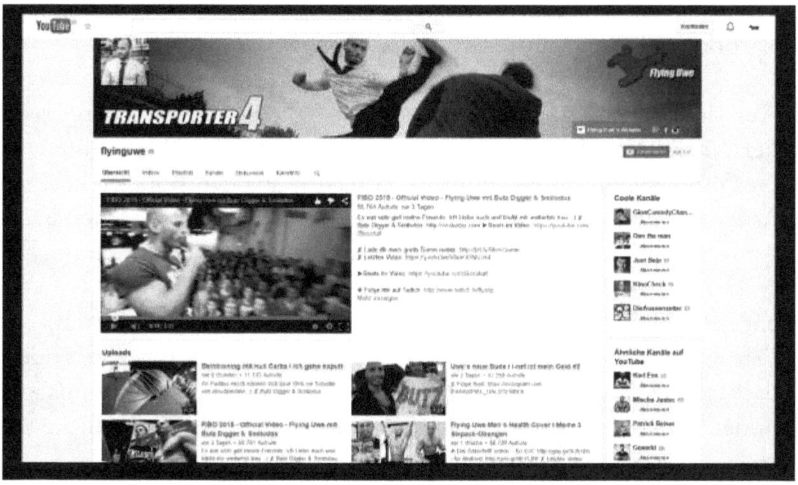

Der vorliegende Beitrag möchte herausarbeiten, welche Besonderheiten YouTube als neuer Kanal der Gesundheitskommunikation birgt und was die Lifestyle- und Fitness-YouTuber/innen als neue Akteure in der Gesundheitskommunikation auszeichnet.

2 Forschungsstand und Forschungslücken

Die bisherige Forschung zur Gesundheitskommunikation auf YouTube ist überwiegend als Medieninhaltsforschung zu kennzeichnen (Döring, 2014a): Typischerweise wird ein mehr oder minder verbreitetes Gesundheitsthema herausgegriffen (z. B. Epilepsie, Angst vor dem Zahnarztbesuch, HPV-Impfung, Fettleibigkeit, Drogenkonsum, Nikotinentzug) und es wird analysiert, wie dieses Thema in YouTube-Videos repräsentiert ist. Die Stichprobe der YouTube-Videos wird dabei über die YouTube-Suche zusammengestellt. Je nach Fragestellung und Theorierahmen zeigen sich sehr heterogene Befunde im Hinblick auf die Bewertung der Gesundheitskommunikation auf YouTube: Dass sich Gesundheitslaien auf YouTube in nutzergenerierten Videos äußern, wird beispielsweise einerseits positiv als Empowerment ausgelegt (z. B. Mazanderani, O'Neill & Powell, 2013), birgt andererseits aber auch Risiken der Verbreitung und Verfestigung von Fehlinformationen (z. B. Briones, Nan, Wadden & Maks, 2012; Richardson et al., 2011).

Die bisherigen Forschungsbemühungen zur Gesundheitskommunikation auf YouTube haben bereits wichtige Grundsteine gelegt, trotzdem sind noch große Forschungslücken zu verzeichnen:

- Aus dem hier skizzierten Fokus auf Medieninhaltsforschung resultiert, dass eine kommunikationswissenschaftliche Betrachtung der Gesundheitskommunikation auf YouTube aus den Blickwinkeln von *Kommunikator-, Rezeptions- und Wirkungsforschung* unterentwickelt ist.
- Zudem bleiben bei der reinen Medieninhaltsforschung viele *Besonderheiten von YouTube als Social Media Plattform* unberücksichtigt (v. a. die enge Rückkopplung zwischen Kommunikatoren und Publikum).
- Der bisherige Ansatz, Einzel-Videos zu analysieren, zeigt zudem, dass eine Untersuchung der YouTube-Gesundheitskommunikation in der *natürlichen Einheit des YouTube-Kanals* eine Forschungslücke darstellt.
- Die aktuell diskutierte Entwicklung einer zunehmenden *Professionalisierung und Kommerzialisierung von YouTube* (Döring, 2014b) ist von der YouTube-Gesundheitsforschung noch nicht aufgegriffen worden.

3 Forschungsfragen

Die vorliegende explorative Arbeit will einen ersten Beitrag dazu leisten, diese Forschungslücken in Zukunft zu schließen. In Abgrenzung zu den bisherigen Forschungsbemühungen untersucht die vorliegende Studie nicht Einzel-Videos, sondern ganze YouTube-Kanäle als Einheiten – mitsamt den sie flankierenden weiteren Social-Media-Profilen der YouTuber/innen. Vier Blöcke von Forschungsfragen gilt es zu beantworten:

1. *Perspektive der Kommunikatorforschung*: Welche Merkmale und Fähigkeiten bringen Lifestyle- und Fitness-YouTuber/innen als Kommunikatoren mit? Wie gestalten sie ihre Tätigkeit als neue Akteure im Feld der Gesundheitskommunikation?
2. *Perspektive der Medieninhaltsforschung*: Welche Inhalte haben die Videos der Lifestyle- und Fitness-Kanäle auf YouTube? Inwiefern werden gesundheitsbezogene Aussagen mit wissenschaftlichen Quellen belegt? Wie eng orientieren sich die Videoinhalte an ausdrücklichen Publikumsanfragen? Wie häufig werden Produkte oder Dienstleistungen in den Videos beworben?

3. *Perspektive der Rezipienten- und Rezeptionsforschung*: Wer gehört zum Publikum der Lifestyle- und Fitness-Kanäle auf YouTube? Wann, wo und wie oft werden die Videos angeschaut und ggf. auch bewertet und kommentiert? Wie intensiv werden die den YouTube-Kanal flankierenden weiteren Social-Media-Angebote genutzt? Wie werden die Lifestyle-/Fitness-YouTuber/innen vom Publikum wahrgenommen und bewertet?
4. *Perspektive der Medienwirkungsforschung*: Welche direkt gesundheitsbezogenen Wirkungen haben die Lifestyle- und Fitness-Kanäle auf YouTube auf das Publikum? Welche sonstigen, positiven und/oder negativen Wirkungen sind aus Sicht des Publikums spürbar?

4 Methode

Um das bislang unerforschte Feld der Lifestyle- und Fitness-Kanäle auf YouTube zu erkunden und erste Antworten auf die Forschungsfragen zu finden, wurde ein *Fallstudien-Design* realisiert (Yin, 2014). Dazu wurde eine bewusste Auswahl von 25 deutschsprachigen Lifestyle- und Fitness-Kanälen gebildet, in die gleichermaßen Kanäle eingingen, die von Gesundheitslaien (12) als auch Gesundheitsprofis (13) betrieben werden. Gesundheitsprofis waren dabei in erster Linie ausgebildete Fitnesstrainer/innen und Ernährungsberater/innen. Zudem wurde differenziert, ob der Kanal von einer Frau (11), einem Mann (9) oder einem Team (5) angeboten wird (Tabelle 1).

Tabelle 1: Fallauswahl der 25 Lifestyle- und Fitness-Kanäle auf YouTube (alphabetisch sortiert pro Zelle)

Gesundheitslaien	
Frau	1234Isoke, Baby Express, BodyKiss, Daaruum, JessVegan Lifestyle, LytheBee, MissTipsforYou, Moin Jamina, TheDorient
Mann	Rohe Energie, Urgeschmack
Team	OurCleanJourney
Gesundheitsprofis	
Frau	KarlasFitness, LadyLandrand
Mann	BodyIP, Goeerki, ILovePersonalTraining, Karl Ess, Nutritionification, PatricHeizmann, ZurStrandfigur
Team	HappyandFitFitness, Men's Health, UrbiaTV, WellshapedTV

Quelle: eigene Darstellung.

Jeder Kanal wurde im Sinne einer Fallstudie eingehend untersucht. Dabei kamen qualitative Verfahren der Datenerhebung (Online-Feldbeobachtung, Leitfaden-Interview) ebenso zum Einsatz wie quantitative (z. B. quantitative Inhaltsanalyse von Videos und Videokommentaren). Die Datenanalyse erfolgte zunächst fallbezogen und anschließend fallübergreifend.

5 Ergebnisse

Aus den vielfältigen Ergebnissen der Untersuchung werden im Folgenden jeweils wichtige Befunde zu den vier Blöcken von Forschungsfragen (siehe Abschnitt 3) herausgegriffen.

5.1 Kommunikatoren der Lifestyle- und Fitness-Kanäle auf YouTube

Die Betreiber/innen der untersuchten gesundheitsbezogenen Lifestyle- und Fitness-Kanäle zeichneten sich dadurch aus, dass sie selbst für ein bestimmtes Gesundheitsthema stehen bzw. sehr *gesundheitsbewusst oder fitnessorientiert* leben, diesen Lebensstil mit großer Überzeugung vertreten, *sichtbar verkörpern* und gern an andere weitergeben. Ihre *persönliche Entwicklung bzw. Transformation* wird dabei durch Vorher-Nachher-Bilder und biografische Erzählungen in den Videos dokumentiert. So etwa wenn die 27-jährige Lifestyle- & Beauty-YouTuberin Lamiya Slimani (TheDorient) berichtet, wie sie durch Ernährungsumstellung und Sport dauerhaft 20 kg abgenommen hat, wenn der 24-jährige Fitness-Youtuber Karl Ess (Karl Ess) erläutert, wie er 20 kg Muskelmasse aufgebaut hat, oder wenn die 24-jährige Lifestyle-YouTuberin Ailyn Anghelescu (LyTheBeee/ EatCareLive) zeigt, wie sie durch vegane Ernährung ihre Neurodermitis überwunden und ihr allgemeines Wohlbefinden gesteigert hat.

Doch nicht nur einen gesundheitsbewussten Lebensstil müssen die Lifestyle- und Fitness-YouTuber/innen glaubwürdig vertreten und durch entsprechend attraktive körperliche Präsenz darstellen können, sie müssen auch als *Persönlichkeiten* sympathisch wirken und ein *interessantes Leben* führen. Denn was die YouTuber/innen als Kommunikatoren über ihre Kanäle vermitteln, ist gesundheitsbezogene Information mit persönlicher Note und Vorbildfunktion. Die Bereitschaft, sehr viel über sich und den eigenen Alltag preiszugeben, ist bei YouTuber/innen ebenso notwendig wie der enge Kontakt zu ihrem Publikum. Viele Lifestyle- und Fitness-YouTuber/innen veröffentlichen mindestens einmal pro Woche (oft an festen Wochentagen) neue Videos und versorgen ihre Fans per Twitter, Facebook, Instagram noch viel häufiger mit aktuellen Statusmitteilungen und Fotos: So etwa, wenn Lamyia Slimani am 1. Oktober 2014 um 11:14 Uhr twittert „Good Morning ♥ Zeit für ne Runde Sport" und ein Fitness-Selfie auf Instagram verlinkt, womit sie sozusagen live Einblick in ihren Alltag gewährt.

Um einen erfolgreichen Lifestyle- oder Fitness-Kanal zu betreiben, ist ein nicht unerheblicher Zeit- und Kostenaufwand notwendig. Motiviert sind die YouTuber/innen laut eigenen Angaben dadurch, *anderen helfen* zu können und *positive Resonanz und Anerkennung* zu erhalten. Darüber hinaus lässt sich über YouTube-Kanäle durch *Social-Media-Marketing* inzwischen auch in nennenswertem Umfang *Geld verdienen*, und zwar zunächst über das YouTube-Partnerprogramm, das die Schaltung von Werbespots vor oder im Video beinhaltet und die YouTuber am Werbeumsatz beteiligt. Schätzungen der entsprechenden Kanaleinnahmen (die genauen Vertragskonditionen sind geheim) gehen bis zu sechsstelligen Euro-Beträgen pro Monat, je nach Zuschauerzahl (www.socialblade.com). Weitere Erlösquellen sind der Vertrieb eigener Produkte (Merchandising) und Dienstleistungen, diverse Unternehmenskooperationen (z. B. Affiliate-Programm von Amazon) einschließlich bezahlter Produktplatzierungen. Nicht zuletzt kann das Betreiben eines YouTube-Kanals *Bekanntheit* verschaffen, die in anderen Feldern der Medien- und Berufswelt Karrierechancen eröffnet. Lamyia Slimani ist als Social-Media-Expertin selbstständig. Der Fitness-YouTuber Karl Ess vermarktet unter anderem Sportkleidung, Nahrungsergänzungsmittel, ein eigenes Online-Coaching. Er betont in seinen Videos immer wieder, dass er durch YouTube inzwischen Millionär geworden ist und gibt neben Fitness- auch Finanz-Tipps (z. B. im YouTubeVideo: „Online-Business. Wie wird man online reich?"). Ein Teil der Lifestyle- und Fitness-YouTuber/innen (v. a. die Gesundheitslaien) betreibt die Kanäle als Hobby oder Nebenberuf, ein Teil (v.a. die Gesundheitsprofis) jedoch als Hauptberuf und ergänzt das Online-Business um Offline-Geschäftsaktivitäten (z. B. Vorträge, Personal Training, Betreiben eines Fitness-Studios).

5.2 Inhalte der Lifestyle- und Fitness-Kanäle auf YouTube

Von den untersuchten 25 Lifestyle- und Fitness-Kanälen wurden jeweils die 25 meistgesehenen gesundheitsbezogenen Videos ausgewählt und inhaltsanalytisch ausgewertet (N=625). Diese Videos hatten eine durchschnittliche Länge von 10 Minuten (Minimum: 30 Sekunden, Maximum 1 Stunde) und kreisten inhaltlich vor allem um drei Themenkomplexe:

1. *Ernährung*: In dieser Gruppe von Videos werden verschiedene Ernährungsstile bzw. Diäten vorgestellt (z. B. vegetarisch, vegan, Paleo, High Carb, Low Carb, Low Fat), inklusive ihrer gesundheitsbezogenen und sonstigen Vor- und Nachteile (z. B. ethische, finanzielle und ökologische Aspekte). Ernährungstipps, Rezepte und Kochvideos sind hier vertreten. Beworbene Produkte und Dienstleistungen sind z. B. Lebensmittel, Nahrungsergänzungsmittel, Küchengeräte, Kochbücher oder individuell erstellte Ernährungspläne.
2. *Training*: In dieser Gruppe von Videos geht es um Trainingsmethoden, konkrete Übungen sowie Trainingsmotivation. Beworbene Produkte und Dienstleistungen sind z. B. Trainingsgeräte, Nahrungsergänzungsmittel, Trainingsbücher oder Online-Fitness-Coachings.
3. *Diverse körperliche und seelische Gesundheitsprobleme* (z. B. Akne, Neurodermitis, Depression, Selbstwertprobleme, Ängste). Hier geht es um Fragen der Bewältigung und um Bezüge zur Ernährung (z. B. Heilung von Neurodermitis durch vegane Ernährung? Entstehung von Akne durch Proteinshakes?) sowie um Bezüge zum Training (z. B. Verbesserung des Selbstwertgefühls durch Trainingserfolge?).

Typisch für Videos der Lifestyle- und Fitness-Kanäle auf YouTube ist, dass sie sich primär auf persönliche Erfahrungen und kaum auf wissenschaftliche Quellen berufen, dass häufig praktisch etwas gezeigt und vorgeführt wird, dass das Publikum stark einbezogen wird und oft Produktplatzierungen vorkommen. Dabei zeigen sich teilweise Unterschiede zwischen den von Gesundheitslaien und Gesundheitsprofis produzierten Clips: Die Videos der Profis enthalten häufiger praktische Demonstrationen und Produktplatzierungen, Laien reden mehr über eigene Erfahrungen (Tabelle 2).

Tabelle 2: Merkmale der meistgesehenen Videos der 25 Lifestyle- und Fitness-Kanäle auf YouTube (N=625)

	Gesundheitslaien n=300 Videos	Gesundheitsprofis n=325 Videos	Chi²-Tests
Informationsquelle			
Eigene Erfahrung	68 %	36 %	$p<.001$
Wissenschaftliche Quelle	4 %	7 %	$p=.11$
Informationspräsentation			
Praktische Demonstration	47 %	67 %	$p<.001$
Publikumsansprache			
Aufruf an Zuschauer (z. B. Fragen zu stellen)	62 %	57 %	$p=.25$
Beantwortung von Zuschauerfragen	29 %	24 %	$p=.13$
Kommerzialisierung			
Produktplatzierung	21 %	42 %	$p<.001$

Quelle: eigene Darstellung.

5.3 Rezipienten und Rezeption der Lifestyle- und Fitness-Kanäle auf YouTube

So wie das YouTube-Publikum generell recht jung ist (siehe Abschnitt 1), so sind auch die Zuschauer/innen der untersuchten Lifestyle- und Fitness-Kanäle oft im Jugendalter. Viele haben, das zeigten die Leitfadeninterviews und Videokommentare, die Kanäle abonniert und bekommen so alle neuen Videos automatisch auf ihrem YouTube-Nutzerkonto zugespielt. Der regelmäßige Kontakt zu den YouTuber/innen über deren Videos und sonstige Social-Media-Kanäle (v. a. Facebook, Twitter, Instagram) begünstigt den Aufbau *parasozialer Beziehungen.* Das Publikum hat oft ein recht umfassendes Bild vom YouTuber und auch davon, wie er oder sie sich entwickelt hat und was gerade in seinem/ihrem Leben vor sich geht. Die YouTuber/innen sind Adressaten von unzähligen Publikumsfragen, die sich einerseits um Fitness und Ernährung drehen, oft aber auch um andere Lebensprobleme kreisen (z. B. Mobbing, Berufswahl, Liebeskummer).

Wenn die Zuschauer/innen die Videos bewerten, dann sind das zu 95 Prozent positive Bewertungen, Dislikes machen nur 5 Prozent aus. Auch die Videokommentare zeigen eine breite Zufriedenheit mit den Videos und große Bewunderung für die YouTuber/innen, die ausdrücklich als „Motivation", „Inspiration" und „großes Vorbild" bezeichnet werden. Neben den Fans, die sich über „alle" Videos ihrer Lieblings-YouTuber/innen freuen und diese auch zu Unterhaltungszwecken anschauen, existieren Zuschauer, die gezielt bestimmte Videos nutzen (z. B. sich morgens ein Trainingsvideo für den Frühsport heraussuchen oder abends ein Kochvideo für das Abendessen).

5.4 Wirkungen der Lifestyle- und Fitness-Kanäle auf YouTube

Die Videokommentare und Interviewäußerungen deuten auf zum Teil starke positive Wirkungen hin: „Ich hab mit Hilfe deiner Tipps und genug Sport 10 kg abgenommen und fühle mich fantastisch!!:)" (Zuschauerin von TheDorient), „Egal was ich bis jetzt von dir ausprobiert habe. Hab immer erfolg damit für mich verspürt" (Zuschauer von BodyIP), „du hast mich so zusagen zum vegan sein inspiriert" (Zuschauerin von LyTheBee), „Eure Videos helfen ziemlich gut, denn sie spornen an und motivieren! Habe dank euch schon 6 kg abgenommen" (Zuschauerin von WellShaped.TV). Wie *nachhaltig* die Veränderungen sind und ob sie *ursächlich* tatsächlich primär auf den YouTube-Kanal zurückgehen, lässt sich bei dem vorliegenden nicht-experimentellen Design ebenso wenig abschätzen wie der Anteil des Publikums, der positive Wirkungen erlebt, im Unterschied zu denjenigen, bei denen sich keine Effekte zeigen. Welche *Moderatorvariablen* eine Rolle spielen, damit sich die Nutzung eines YouTube-Gesundheitskanals in positiven Veränderungen des Gesundheitsverhaltens niederschlägt, bleibt ebenfalls offen.

Den Interviewäußerungen ist zu entnehmen, dass gerade die regelmäßigen Kanal-Nutzer/innen oft über relativ gutes Vorwissen bezüglich Ernährung und/oder Training verfügen, ihr *Wissenszwachs* durch den Kanal ist dementsprechend eher moderat oder punktuell. Ebenso bringen viele regelmäßige Kanalbesucher oftmals bereits einen gesundheitsbewussten Lebensstil mit, ernähren sich beispielsweise bereits vegetarisch oder gehen regelmäßig ins Fitness-Studio, so dass starke *Verhaltensänderungen* gar nicht mehr erwartbar sind, allenfalls kleinere Anpassungen (z. B. Nachkochen bestimmter Rezepte oder Einbau bestimmter Übungen in den Trainingsplan). Im Zuge dieser kleineren Verhaltensänderungen ist eine Beeinflussung des Konsumverhaltens sehr ausgeprägt: Nahezu alle befragten Zuschauer/innen berichteten, dass sie schon Produkte, die in den Videos empfohlen oder beworben wurden, nachgekauft haben – von der veganen Schokolade über Eier aus Freilandhaltung bis zur Hantelbank.

Die von den Kanalzuschauer/innen am stärksten hervorgehobene Wirkung ist die *Motivation*: Sich regelmäßig den Fitness-Kanal und dementsprechend auch den Fitness-YouTuber anzusehen, hilft, den eigenen „Fokus" zu behalten und bei der Umsetzung eines gesundheitsbewussteren Lebensstils „dranzubleiben". Negativwirkungen wurden nicht erlebt, zuweilen aber im Sinne des *Third-Person-Effect* anderen zugeschrieben, etwa in dem Sinne, dass Teenager sich auf YouTube an falschen Vorbildern orientieren (z. B. an Kraftsportlern, die Steroide nehmen) oder dass sie von der fitnessbezogenen Werbung (z. B. für Supplemente) zu stark beeinflusst werden.

6 Diskussion

YouTube hat sich in Deutschland wie international als neuer Kanal der Gesundheitskommunikation etabliert. Sowohl von Gesundheitsprofis als auch von Gesundheitslaien produzierte, teils indirekt gesundheitsrelevante, teils direkt gesundheitsbezogene Inhalte sind in großer Menge und Vielfalt auf YouTube verfügbar. Die kommunikationswissenschaftliche Forschung in diesem Feld hat erst begonnen und ist bislang vorwiegend inhaltsanalytisch auf Stichproben von Einzel-Videos ausgerichtet. Die vorliegende explorative Studie ist durch das kleine Sample von Kanälen und die begrenzte Datenmenge pro Kanal in ihrer Aussagekraft zwar limitiert, belegt jedoch, dass eine Erforschung der Gesundheitskommunikation auf YouTube in der natürlichen Einheit der YouTube-Kanäle und im Kontext weiterer Sozialer Medien fruchtbar ist.

Deutlich erkennbar ist der Trend zur Professionalisierung und Kommerzialisierung von YouTube (Döring, 2014b): Insbesondere die Gesundheitsprofis nutzen YouTube erfolgreich für *Social-Media-Marketing*. Ihre *strategische Onlinekommunikation* könnte zum Beispiel durch Experten-Interviews genauer untersucht werden. Die Videos der Lifestyle- und Fitness-Kanäle zeichnen sich durch einen starken Publikumsbezug aus und heben sich dadurch von massenmedialer Gesundheitskommunikation ab: Die Zuschauer/innen werden in den Videos immer wieder aufgefordert, Feedback zu geben und Fragen zu stellen, und Zuschauerfragen werden dann auch beantwortet. Die zukünftige Forschung könnte unter anderem der Frage nach der Gültigkeit bzw. der *sport- und ernährungswissenschaftlichen Fundiertheit* der über Fitness- und Lifestyle-Kanäle vermittelten Informationen nachgehen, etwa im Hinblick auf Behauptungen zu angeblich gesunden oder ungesunden Nahrungs(ergänzungs)mitteln und Diäten. Weiterhin wäre es aus der Perspektive der *Framing-Theorie* interessant, genauer zu prüfen, inwiefern Fragen von Fitness und Ernährung von den einschlägigen YouTube-Kanälen im Bedeutungsrahmen von Gesundheit und/oder in anderer Rahmung (z. B. Verbesserung des Aussehens) behandelt werden. Nicht zuletzt sind die über Fitness- und Lifestyle-Kanäle vermittelten *Geschlechterbilder und Geschlechter-Stereotype* zu untersuchen (Döring, 2015).

Die Nutzung von Lifestyle- und Fitness-Kanälen auf YouTube ist eine stark *personenorientierte Medienrezeption*, bei der nicht selten *parasoziale Beziehungen zu den YouTube-Stars* aufgebaut werden. Diese Beziehungen gilt es theoretisch und empirisch genauer zu untersuchen (Hartmann, 2004, Hartmann, Schramm & Klimmt, 2004). Dabei sind *soziale Vergleichsprozesse* sowie eine mögliche *Identifikation* mit den Lifestyle- und Fitness-YouTuber/innen einzubeziehen (Döring, 2013). Welche *Gratifikationen* die Nutzer/innen der Lifestyle- und Fitness-Kanäle durch passive (nur zuschauen) und aktive (Inhalte teilen, bewerten, kommentieren) Partizipation suchen und finden, ist anhand vorliegender Gratifikations- und Anreizmodelle zu Sozialen Medien detaillierter zu prüfen (Rühl & Ingenhoff, 2015).

Um die kausalen Wirkungen der Lifestyle- und Fitness-Kanäle auf YouTube herauszuarbeiten, sind zukünftig *experimentelle Kontrollgruppenstudien* und *Längsschnittstudien* wünschenswert. Vor dem Hintergrund der *sozial-kognitiven Theorie* (Lernen am Modell) ist davon auszugehen, dass sich Wirkungen der Lifestyle-/Fitness-Kanäle und der Lifestyle-/Fitness-YouTuber/innen nicht auf das Ernährungs- und Fitnessverhalten beschränken, sondern auch auf andere Aspekte der Lebensführung beziehen (z. B. Berufswahl, Beziehungsgestaltung, Konsumverhalten). Zumindest inszenieren sich die Lifestyle- und Fitness-YouTuber/innen – nicht zuletzt aufgrund der zahlreichen Zuschauerfragen – zunehmend als *Vorbilder und Coaches für alle Lebenslagen*.

Literaturverzeichnis

Briones, R., Nan, X., Madden, K. & Waks, L. (2012). When vaccines go viral: An analysis of HPV vaccine coverage on YouTube. *Health Communication, 27*, 478-485.

Carr, C.T. & Hayes, R.A. (2015). Social media: Defining, developing, and dining. *Atlantic Journal of Communication, 23*(1), 46-65.

Döring, N. (2013). Wie Medienpersonen Emotionen und Selbstkonzept der Mediennutzer beeinflussen: Empathie, sozialer Vergleich, parasoziale Beziehung und Identifikation. In W. Schweiger & A. Fahr (Hrsg.), *Handbuch Medienwirkungsforschung* (S. 295-310). Wiesbaden: VS Verlag.

Döring, N. (2014a). Peer-to-Peer-Gesundheitskommunikation mittels Social Media. In K. Hurrelmann & E. Baumann (Hrsg.). *Handbuch Gesundheitskommunikation* (S. 286-305). Bern: Hans Huber.

Döring, N. (2014b). Professionalisierung und Kommerzialisierung auf YouTube. *merz – medien + erziehung, zeitschrift für medienpädagogik*, *4*(1), 24-31.

Döring, N. (2015). Die YouTube-Kultur im Gender-Check. *merz – medien + erziehung, zeitschrift für medienpädagogik*, *59*(1), 17-24.

Grant-Alfieri, A; Schaechter, J. & Lipshultz, S. E. (2013). Ingesting and aspirating dry cinnamon by children and adolescents: the "cinnamon challenge". *Pediatrics, 131*(5), 833-835.

Hartmann, T. (2004). Parasoziale Interaktionen und Beziehungen mit Sportstars. In H. Schramm (Hrsg.), *Die Rezeption des Sports in den Medien* (S. 97-120). Köln: Halem.

Hartmann, T., Schramm, H. & Klimmt, C. (2004). Personenorientierte Medienrezeption: Ein Zwei-Ebenen-Modell parasozialer Interaktionen. *Publizistik*, *49*(1), 25-47.

Koch, W. & Liebholz, B. (2014). Bewegtbildnutzung im Internet und Funktionen von Videoportalen im Vergleich zum Fernsehen. *Media Perspektiven 7-8*/2014, 397-407.

Mazanderani, F.; O'Neill, B. & Powell, J. (2013). "People power" or "pester power"? YouTube as a forum for the generation of evidence and patient advocacy. *Patient Education and Counseling*, *93*(3), 420-425.

mpfs (Medienpädagogischer Forschungsverbund Südwest) (2014). *JIM 2014. Jugendliche, Information, (Multi-) Media: Basisstudie zum Medienumgang 12- bis 19-Jähriger in Deutschland.* Abgerufen von http://www.mpfs.de/index.php?id=613

Richardson, C. G., Vettese, L., Sussman, S., Small, S. P. & Selby, P. (2011). An investigation of smoking cessation video content on YouTube. *Substance Use & Misuse, 46*(7), 893-897.

Rühl, C. & Ingenhoff, D. (2015). Kommunikationsmanagement und Social Media: Motive und Nutzungsformen von Unternehmensprofilseiten auf Facebook, Twitter und YouTube. In O. Hoffjann & T. Pleil (Hrsg.), *Strategische Onlinekommunikation* (S. 259-290). Wiesbaden: Springer.

Yin, R. K. (2014). *Case Study Research: Design and Methods* (5th edition). Thousand Oaks, CA: Sage.

Anne-Linda Camerini & Peter J. Schulz

„Feeling empowered?": Der Einfluss interaktiver Applikationen von E-Health-Interventionen auf das wahrgenommene Empowerment von Patienten mit chronischen Rückenschmerzen

1 Einleitung

E-Health-Interventionen sind durch ihre zeitlich und räumlich flexible sowie kostengünstige Anwendung eine zunehmend verbreitete Alternative zu traditionellen Interventionen im Bereich der Patientenbildung (Ngyen et al., 2004). „Patientenbildung" meint dabei nicht nur die reine Vermittlung von Gesundheitsinformationen, sondern umfasst auch Maßnahmen, die Patienten darin stärken (engl.: to empower), angemessen mit ihrer chronischen Krankheit umzugehen und dabei ihr Leben so normal wie möglich zu führen (Lorig & Holman, 2003). In diesem Sinne wird Empowerment als Prozess verstanden (Shearer & Reed, 2004), dessen Ergebnis ein psychologischer Zustand des Patienten ist (engl.: psychological empowerment), der sich in den folgenden vier Dimensionen manifestiert (Schulz & Nakamoto, 2011):

- Die persönliche *Bedeutung* (engl.: meaning), die der angemessene Umgang mit der Krankheit für den Patienten im Alltag hat,
- *Selbstvertrauen* (engl.: competence) in die eigenen Fähigkeiten im Umgang mit der Krankheit,
- *Selbstbestimmung* (engl.: self-determination) bei Entscheidungen zum Umgang mit der Krankheit, sowie
- der wahrgenommene *Einfluss* (engl.: impact) des eigenen Handelns auf gesundheitliche Folgen.

Über die Bedeutung von E-Health-Interventionen beim Empowerment von Patienten ist noch relativ wenig bekannt (Camerini & Schulz, 2012; Camerini, Nakamoto & Schulz, 2012). Erste Studien haben jedoch gezeigt, dass Interaktivität in E-Health-Interventionen das Empowerment von Patienten positiv beeinflussen kann, indem sie eine positive Einstellung zum Lernen vermittelt, das Gefühl von Selbstbestimmung steigert und allgemein hilft, aktiver zu werden (Chernova & Veloso, 2009; Mohammad & Nishida, 2009). Interaktivität in E-Health-Interventionen kann drei verschiedene Formen annehmen (McMillan, 2006; Krömer & Friemel, 2013):

- *Human-to-Computer*-Interaktivität: Navigation und Nutzung der Inhalte innerhalb einer Interventionswebseite stimuliert durch multimediale Anwendungen.
- *Human-to-Human*-Interaktivität: Austausch von persönlichen Erfahrungen in Form von Testimonials oder der Teilnahme in Web-Foren.
- *Human-to-Content*-Interaktivität: Generierung eigener Webinhalte.

Um ein besseres Verständnis vom Einfluss interaktiver Applikationen in E-Health-Interventionen auf das wahrgenommene Empowerment von Patienten zu erhalten, wurde vom Institute of Communication and Health an der Università della Svizzera italiana ein randomisiertes kontrolliertes Experiment mit chronischen Rückenschmerzpatienten durchgeführt. Dieses soll im vorliegenden Beitrag näher vorgestellt werden.

2 Methode

2.1 Interventionsmaterial

Für das Experiment wurde eine im Rahmen früherer Forschungsprojekte entwickelte E-Health-Intervention zum Thema Rückenschmerzen (Schulz et al., 2010) auf Basis bestehender Evaluationen abgewandelt, indem ausgewählte Applikationen deaktiviert und neue mit aufgenommen wurden. Die angepasste Intervention enthielt drei auf die Informationsvermittlung ausgerichtete Applikationen („Virtuelle Bibliothek", „Erste Hilfe", „FAQ") sowie vier interaktive Applikationen („Aktionsplan", „Virtuelle Turnhalle", „Testimonials & Kommentare", „Online-Quiz"). Die interaktiven Applikationen waren auf den praktischen und emotionalen Online-Support ausgerichtet und deckten die drei eingangs genannten Formen von Interaktivität ab. Human-to-Computer-Interaktivität wurde durch die „Virtuelle Turnhalle" und das „Online-Quiz" geschaffen, Human-to-Human-Interaktivität durch den „Testimonials & Kommentare"-Bereich. Human-to-Content-Interaktivität wurde durch einen in die E-Health-Intervention integrierten Aktionsplan für den Umgang mit Rückenschmerzen ermöglicht, an den ein wöchentlicher Versand von Kurznachrichten (SMS) gekoppelt war, mit deren Hilfe Patienten an ihre im Aktionsplan festgelegten, größtenteils sportlichen Aktivitäten erinnert werden konnten. Dieses Feature hatte sich in früheren Patientenbildungsprogrammen zum Umgang mit chronischen Krankheiten bewährt (Lorig et al., 2013).

2.2 Studienteilnehmer

Zwischen März und Juni 2013 wurden einundfünfzig Patienten mit chronischen Rückenschmerzen über ihre behandelnden Ärzte im Tessin (Schweiz) und in der Lombardei (Italien) rekrutiert. Zu den Einschlusskriterien zählten mindestens vier Monate bestehende Rückenschmerzen sowie der Besitz eines PCs mit Internetzugang und ausreichende Kompetenz im Umgang mit demselben. Zudem wurden gute Italienischkenntnisse vorausgesetzt, da die E-Health-Intervention ausschließlich in italienischer Sprache zur Verfügung stand.

2.3 Messinstrumente

Die vorliegende Studie untersucht, inwieweit Interaktivität in einer experimentell manipulierten E-Health-Intervention das wahrgenommene Empowerment von Patienten beeinflusst. Empowerment wurde dabei mithilfe eines multidimensionalen Instruments (Spreitzer, 1995) erfasst. Das englische, im Arbeitskontext entwickelte und validierte Instrument wurde in Zusammenarbeit mit medizinischen Experten an den konkreten Kontext des Umgangs mit Rückenschmerzen angepasst. Eine abschließende Rückübersetzung ins Englische diente der linguistischen Validierung.

Die vier Dimensionen von Empowerment (siehe Kapitel 1) wurden anhand von jeweils drei Items auf einer 7-Punkte-Likert-Skala gemessen. Zu allen Messzeitpunkten zeigten die Subskalen der vier Dimensionen eine gute interne Konsistenz (Cronbachs Alpha zwischen .71 und .94).

Zusätzlich wurden die tatsächliche und die selbsteingeschätzte Nutzung der E-Health-Intervention erhoben. Als Indikator für die tatsächliche Nutzung diente dabei die aus den Log-Dateien hervorgegangene Anzahl der besuchten Seiten pro Woche. Für die selbsteingeschätzte Nutzung diente die Frage, wie oft die Studienteilnehmer die E-Health-

Intervention während der letzten vier Wochen besucht hatten (Skala von 1 = „niemals" bis 5 = „regelmäßig"). Schließlich wurden die soziodemographischen Merkmale der teilnehmenden Patienten erfasst. Dazu zählten neben Geschlecht, Alter und Bildung auch die aktuelle berufliche Situation sowie die Zeit, seit der die Patienten bereits an chronischen Rückenschmerzen leiden.

2.4 Studiendesign

Das Experiment dauerte insgesamt acht Wochen und umfasste drei Messzeitpunkte. Bevor die Patienten Zugang zur E-Health-Intervention erhielten, gaben sie ihr Einverständnis zur Studienteilnahme. Anschließend wurden sie zufällig der Kontrollgruppe (KG) oder der Interventionsgruppe (IG) zugeordnet. In beiden Gruppen fand vor Interventionsbeginn eine Nullmessung zur Erhebung der soziodemographischen Merkmale und des wahrgenommenen Empowerments statt. Im Anschluss hatten sowohl die Teilnehmer der Kontrollgruppe (n=24) als auch der Interventionsgruppe (n=27) über einen Zeitraum von vier Wochen Zugang zu den auf die Informationsvermittlung ausgerichteten Applikationen der E-Health-Intervention. Die Patienten in der Interventionsgruppe erhielten jedoch darüber hinaus jede Woche Zugang zu einer neuen interaktiven Applikation. Die zeitlich versetzte Einführung der interaktiven Applikationen diente dazu, die Teilnehmer der Interventionsgruppe nicht mit der Vielzahl von Stimuli zu überfordern. Nach vier Wochen fand die erste Follow-Up-Messung statt, bei der die Teilnehmer beider experimenteller Gruppen wiederum zu ihrem wahrgenommenen Empowerment sowie zur selbsteingeschätzten Nutzung der E-Health-Intervention befragt wurden. Nach weiteren vier Wochen, in denen die Patienten unverändert Zugang zu den ihnen zugewiesenen Applikationen hatten, fand die zweite Follow-Up-Messung statt. Abbildung 1 gibt einen Überblick über das Studiendesign.

Abbildung 1: Studiendesign

Woche	**0**	**4**	**8**
Messungen	*Nullmessung*	*1. Follow-Up-Messung*	*2. Follow-Up-Messung*
Kontroll-gruppe (KG)	Virtuelle Bibliothek, Erste Hilfe, FAQ →		
Interventions-gruppe (IG)	Virtuelle Bibliothek, Erste Hilfe, FAQ → Aktionsplan mit wöchentlicher Erinnerung via SMS → Virtuelle Turnhalle → Testimonials & Kommentare → Online-Quiz →		

Quelle: eigene Darstellung.

3 Ergebnisse

Etwa die Hälfte der Studienteilnehmer war weiblich (KG: 50 %, IG: 52 %). Die Patienten in der Kontrollgruppe waren im Durchschnitt 51 Jahre alt (SD=14,1) und litten seit neun Jahren (SD=8,7) an Rückenschmerzen. Die Patienten in der Interventionsgruppe waren durchschnittlich 44 Jahren (SD=13,6) alt und litten seit acht Jahren (SD=7,2) an Schmerzen im Rückenbereich. Die Mehrheit hatte Abitur oder eine abgeschlossene Berufsausbildung (KG: 54 %, IG: 52 %). Ebenfalls war die Mehrheit der Studienteilnehmer zum Zeitpunkt des Experiments berufstätig (KG: 58 %, IG: 59 %). Chi-Quadrat- und t-Tests für unabhängige Stichproben zeigten, dass sich die beiden experimentellen Gruppen nicht signifikant in ihrer soziodemographischen Zusammensetzung unterschieden.

Um den Einfluss von Interaktivität in E-Health-Interventionen auf das Empowerment der Patienten beurteilen zu können, wurden t-Tests für unabhängige Stichproben für den Vergleich zwischen der Kontrollgruppe und der Interventionsgruppe zu den drei Messzeitpunkten durchgeführt. Dabei zeigten sich im Rahmen der Nullmessung keine signifikanten Unterschiede in drei der vier Dimensionen von Empowerment. Wie aus Tabelle 1 entnommen werden kann, waren die Patienten in der Kontrollgruppe einzig in ihrer wahrgenommenen „Selbstbestimmung“ marginal signifikant gestärkter als die Patienten in der Interventionsgruppe.

Tabelle 1: Mittelwertvergleich zwischen den Gruppen im wahrgenommenen Empowerment der Patienten zu den drei Messzeitpunkten

	Nullmessung			1. Follow-Up-Messung				2. Follow-Up-Messung			
	KG	IG	*Diff*	KG	IG	*Diff*	d	KG	IG	*Diff*	d
Patientenempowerment insgesamt	4,5	4,0	*-0,5*	4,1	4,8	*+0,7†*	0,63	4,5	4,8	*+0,3*	0,44
Pers. Bedeutung	4,9	4,4	*-0,5*	4,4	5,3	*+0,9**	0,70	5,2	5,3	*+0,1*	0,09
Selbstvertrauen	4,5	4,0	*-0,5*	4,0	4,6	*+0,6†*	0,53	4,5	5,0	*+0,5*	-0,35
Selbstbestimmung	4,4	3,7	*-0,7 †*	3,9	4,9	*+1,0**	0,71	4,2	4,6	*+0,4*	0,27
Einfluss	4,3	3,8	*-0,5*	4,2	4,6	*+0,4*	0,34	4,2	4,3	*+0,1*	0,16

Anmerkungen: Patientenempowerment gemessen auf einer Likert-Skala von 1 = „stimme überhaupt nicht zu“ bis 7 = „stimme vollkommen zu“; t-Test für unabhängige Stichproben; KG = Kontrollgruppe; IG = Interventionsgruppe; d = Effektgröße nach Cohen's d; † p < ,10, * p < ,05

Die erste Follow-Up-Messung nach vier Wochen zeigte dagegen den erwarteten Unterschied: Die Teilnehmer in der Interventionsgruppe fühlten sich marginal signifikant gestärkter als diejenigen in der Kontrollgruppe. Vor allem die persönliche Bedeutung der Rückenschmerzen und des angemessenen Umgangs mit ihnen im Alltag sowie die wahrgenommene Selbstbestimmung bei Entscheidungen zum Umgang mit Rückenschmerzen wurden in der Interventionsgruppe höher bewertet.

T-Tests für abhängige Stichproben zeigten darüber hinaus, dass sich das wahrgenommene Empowerment der Patienten vier Wochen nach Interventionsbeginn innerhalb der Interventionsgruppe signifikant erhöht hatte (Tabelle 2).

Tabelle 2: Mittelwertvergleich innerhalb der Gruppen im wahrgenommenen Empowerment der Patienten zwischen den drei Messzeitpunkten

	Differenz zwischen Nullmessung und 1. Follow-Up-Messung		Differenz zwischen Nullmessung und 2. Follow-Up-Messung	
	KG	IG	KG	IG
Patientenempowerment insgesamt	-0,4	+0,8*	0,0	+0,8**
Persönliche Bedeutung	-0,5	+0,9†	+0,3	+0,9*
Selbstvertrauen	-0,5	+0,7†	0,0	+1,0***
Selbstbestimmung	-0,5	+1,2***	-0,2	+0,9**
Einfluss	-0,1	+0,8†	-0,1	+0,5

Anmerkungen: Patientenempowerment gemessen auf einer Likert-Skala von 1 = „stimme überhaupt nicht zu“ bis 7 = „stimme vollkommen zu“; t-Test für abhängige Stichproben; KG = Kontrollgruppe; IG = Interventionsgruppe; † p < ,10, * p < ,05, ** p < ,01, *** p < ,001

Tabelle 3: Mittelwertvergleich zwischen den Gruppen und innerhalb der Gruppen in der Nutzung der E-Health-Intervention

	1. Follow-Up-Messung			2. Follow-Up-Messung			Differenz zwischen 1. und 2. Follow-Up-Messung	
	KG	IG	*Diff*	KG	IG	*Diff*	KG	IG
Anzahl besuchter Seiten pro Woche	4,0	7,0	*+3,0****	2,8	5,0	*+2,2****	-1,2*	-2,0***
Nutzungshäufigkeit in den letzten vier Wochen	1,9	2,7	*+0,8**	1,6	2,4	*+0,8**	-0,3	-0,3

Anmerkungen: Anzahl besuchter Seiten pro Woche basierend auf Log-Dateien; Nutzungshäufigkeit in den letzten vier Wochen gemessen auf einer Skala von 1 = „niemals“ bis 5 = „regelmäßig“; t-Test für unabhängige Stichproben für Mittelwertvergleiche zwischen den Gruppen; t-Test für abhängige Stichproben für Mittelwertvergleiche zwischen den Messzeitpunkten innerhalb der Gruppe; KG = Kontrollgruppe; IG = Interventionsgruppe; * p < ,05, *** p < ,001

Ein Grund für die erwarteten Unterschiede liegt nicht zuletzt in der unterschiedlich häufigen Nutzung der Interventionswebseite. Die Teilnehmer der Interventionsgruppe besuchten laut Auswertung der Log-Dateien im Durchschnitt sieben Seiten pro Woche, die Patienten der Kontrollgruppe dagegen nur vier Seiten. Auch die selbsteingeschätzte Nutzung divergierte, wobei die Interventionsgruppe die Webinhalte der E-Health-Intervention nach eigener Auskunft im Durchschnitt häufiger aufsuchte als die Kontrollgruppe (Tabelle 3).

Acht Wochen nach Interventionsbeginn verschwand trotz höherer Werte für die Interventionsgruppe der signifikante Unterschied in der Bewertung des eigenen Empowerment im Vergleich zur Kontrollgruppe (Tabelle 1).

Der Mittelwertvergleich innerhalb der Interventionsgruppe zeigte jedoch, dass das Empowerment der Patienten zum Zeitpunkt der zweiten Follow-Up-Messung unverändert hoch blieb, was für einen stabilen positiven Effekt der interaktiven Applikationen hinweist (Tabelle 2). Die Einzelwerte der vier Dimensionen von Empowerment deuten darauf hin, dass Patienten in der Interventionsgruppe durch den Zugang zu den interaktiven Applikationen vor allem in ihrem Selbstvertrauen und in ihrer wahrgenommenen Selbstbestimmung gestärkt worden sind.

Der stabile positive Effekt der interaktiven Applikationen ist umso beeindruckender, wenn man den signifikanten Rückgang in der tatsächlichen Nutzung der E-Health-Intervention in der Interventionsgruppe berücksichtigt (Tabelle 3). Anders ausgedrückt: Ein stabiles höheres wahrgenommenes Empowerment ist nicht an eine Kontinuität in der Nutzung der E-Health-Intervention gekoppelt. Dies kann jedoch nur für einen mittelfristigen Zeitraum von acht Wochen behauptet werden.

4 Fazit

Die vorliegende Studie hat gezeigt, dass interaktive Applikationen eine wichtige Ergänzung in E-Health-Interventionen, die auf das Empowerment von Patienten ausgerichtet sind, darstellen. Der Austausch mit Gleichgesinnten oder eine anderweitig aktive Auseinandersetzung mit Informationen zu chronischen Krankheiten (z. B. in Form eines Online-Quiz) stärken die Patienten in ihrem wahrgenommenen Empowerment im Umgang mit der eigenen Krankheit. Dieses zeigt sich vor allem in einem gestärkten Selbstvertrauen und einer erhöhten wahrgenommenen Selbstbestimmung.

Es bleibt jedoch offen, welche Form von Interaktivität (Human-to-Computer, Human-to-Human, Human-to-Content) das wahrgenommene Empowerment in welchem Maße positiv beeinflusst. Zukünftige experimentelle Studien sollten deshalb die verschiedenen Formen von Interaktivität in E-Health-Interventionen differenzierter untersuchen und Interaktivität nicht nur als „Black Box“ betrachten. Des Weiteren braucht es Interventionsstudien mit größeren Patientengruppen und im Kontext anderer chronischer Krankheiten, um die auf zum Teil nur marginal signifikanten Unterschieden basierenden Erkenntnisse der vorliegenden Studie zu untermauern und über den Kontext einer spezifischen chronischen Krankheit hinaus verallgemeinern zu können.

Literaturverzeichnis

Camerini, L. & Schulz, P. J. (2012). Effects of functional interactivity on patients' knowledge, empowerment, and health outcomes: An experimental model-driven evaluation of a web-based intervention. *Journal of Medical Internet Research, 14*, e105.

Camerini L., Schulz, P. J. & Nakamoto, K. (2012). Differential effects of health knowledge and health empowerment over patients' self-management and health outcomes: A cross-sectional evaluation. *Patient Education and Counseling, 89*(2), 337-344.

Chernova, S. & Veloso, M. (2009). Interactive policy learning through confidence-based autonomy. *Journal of Artificial Intelligence, 34*, 1-25.

Krömer, N. & Friemel, T. N. (2013) Der Einsatz von Interaktivität in Webauftritten von Gesundheitskampagnen. In C. Rossmann & M. R. Hastall (Hrsg.), *Medien und Gesundheitskommunikation: Befunde, Entwicklungen, Herausforderungen* (S. 257-273). Baden-Baden: Nomos.

Lorig, K. R. & Holman, H. R. (2003). Self-management education: History, definition, outcomes, and mechanisms. *Annals of Behavioral Medicine, 26*(1), 1-7.

Lorig, K. R., Laurent, D. D., Plant, K., Krishnan, E. & Ritter, P. L. (2013). The components of action planning and their associations with behavior and health outcomes. *Chronic Illness, 10*(1), 50-59.

McMillan, S. J. (2006). Exploring models of interactivity from multiple research traditions: Users, documents, and systems. In L. H. Lievrouw & S. Livingstone (Hrsg.), *Handbook of New Media: Student Edition* (S. 205-230). London: Sage.

Mohammad, Y. & Nishida, T. (2009). Toward combining autonomy and interactivity for social robots. *AI & Society, 24*(1), 35-49.

Nguyen, H. Q., Carrieri-Kohlman, V., Rankin, S. H., Slaughter, R. & Stulbarg, M. S. (2004). Internet-based patient education and support interventions: A review of evaluation studies and directions for future research. *Computers in Biology and Medicine, 34*(2), 95-112.

Schulz, P. J. & Nakamoto, K. (2013). Health literacy and patient empowerment in health communication: The importance of separating conjoined twins. *Patient Education and Counseling, 90*(1), 4-11.

Schulz, P. J., Rubinelli, S., Zufferey, M. C. & Hartung, U. (2010). Coping with chronic lower back pain: Designing and testing the online tool ONESELF. *Journal of Computer-Mediated Communication, 15*(4), 625-645.

Shearer, N. B. C. & Reed, P. G. (2004). Empowerment: Reformulation of a non-Rogerian concept. *Nursing Science Quarterly, 17*(3), 253-259.

Spreitzer, G. M. (1995). Psychological empowerment in the workplace: Dimensions, measurement, and validation. *Academy of Management Journal, 38*(5), 1442-1465.

Sebastian Scherr

Zum Zusammenhang der Nutzung von Gesundheitsforen im Internet und der Suizidalität der Nutzer

1 Einleitung

Suizide zählen bei jüngeren Altersgruppen im Alter zwischen 15 und 29 Jahren neben Unfällen zu den häufigsten Todesursachen (WHO, 2014). Da sich etwa ein Viertel der jüngeren Bevölkerungsgruppen regelmäßig an Internetforen beteiligt (Busemann & Gscheidle, 2012), wurden die Chancen und Risiken solcher Online-Anwendungen im Kontext von jugendlicher Suizidalität bereits intensiv untersucht. Generell stellt das Internet gerade für Jugendliche eine wichtige Informationsquelle zum Thema Suizid dar. In einer US-amerikanischen Studie gaben 59 Prozent der befragten Jugendlichen an, über Nachrichtenseiten, Onlineforen, Diskussionsplattformen oder Selbsthilfewebsites Informationen über Suizidalität erhalten zu haben, 24 Prozent nannten außerdem soziale Netzwerke (Dunlop, More & Romer, 2011). In einer neuseeländischen Interviewstudie (Collings et al., 2011) machten 42 Personen Angaben zu den Einflüssen des Internets. Von diesen äußerten 30 Befragte grundsätzliche Einflüsse und 15 Personen gaben an, dass bestimmte Webinhalte sie konkret in ihrem individuellen selbstverletzenden Verhalten beeinflusst haben.

Der Blick auf den Zusammenhang zwischen der Nutzung von verschiedenen Onlineangeboten und Suizidalität kann grundsätzlich aus zwei verschiedenen Richtungen erfolgen (Daine et al., 2013). Einerseits kann deren Nutzung die individuelle Suizidalität beeinflussen (und zwar positiv, in suizidpräventiver Weise, bzw. negativ, in suizidfördernder Weise). Andererseits beeinflusst die individuelle Suizidalität die Nutzung der Onlineangebote. Diese Angebote können wiederum aus Sicht der Suizidprävention als hilfreich bzw. schädlich eingestuft werden, wobei sich in der Literatur Belege für alle genannten Perspektiven finden lassen (Daine et al., 2013). Aktuell erscheint es überdies auch sinnvoll allgemeinere Aspekte der Internetnutzung (z. B. die Nutzung von allgemeinen Gesundheitsforen oder Online-Selbsthilfegruppen) in die Diskussion zu den wechselseitigen Einflüssen auf die individuelle Suizidalität zu berücksichtigen (Daine et al., 2013), anstatt wie bisher oft sehr spezielle

Internetanwendungen (z. B. Foren zu speziellen Suizidmethoden; Hinterbliebenenforen) in den Mittelpunkt zu stellen. Im vorliegenden Beitrag sind zwei Fragen zentral:

(1) Inwiefern lässt sich der Zusammenhang zwischen der Nutzung von Onlineforen und der individuellen Suizidalität auf jüngere Personen beschränken?

(2) Welche empirischen Hinweise auf die zeitliche Kausalität lassen sich mithilfe eines Cross-Lagged-Panel Designs erbringen?

Bisherige Studien liefern zwar Hinweise darauf, dass nicht nur Jugendliche berücksichtigt werden sollten, sondern von einem breiteren Altersspektrum ausgegangen werden sollte (Eichenberg, 2008) oder nehmen sich zwar zum Ziel zeitversetze Effekte zu belegen (Sueki, 2013) ohne dies allerdings schlussendlich statistisch zweifelsfrei zeigen zu können. Es fehlen allerdings noch belastbare Daten, die sowohl auf breiter Basis den Zusammenhängen zwischen Suizidalität und Forennutzung nachgehen als auch Hinweise auf die zeitliche Kausalität zwischen diesen Größen liefern. Der vorliegende Beitrag möchte das mithilfe einer für Deutschland repräsentativen Telefonbefragung (CATI) sowie einer zweiwelligen, nicht-repräsentativen Online-Panelbefragung ändern.[1]

2 Effekte der Nutzung von Onlineforen auf die individuelle Suizidalität

Die Relevanz sozialer Unterstützung über das Internet sowie deren Folgen erfährt seit geraumer Zeit wissenschaftliche Beachtung (Amichai-Hamburger & Ben-Artzi, 2003; Wright & Bell, 2003). Für den Zusammenhang zwischen Medien und individueller Suizidalität werden dabei in der Regel die Vor- und Nachteile von Online-Medien wie etwa Gesundheitsforen, Newsgroups (Baume, Cantor & Rolfe, 1997) oder Chats (Becker & Schmidt, 2004) gegenübergestellt. Anhand einer Befragung von Jugendlichen zeigen Dunlop et al. (2011), dass im Gegensatz zu klassischen Medienangeboten vor allem Diskussionsforen sowohl als wichtige Quelle für suizidbezogene Informationen genannt werden als auch mit einer erhöhten Suizidalität in Verbindung gebracht werden können. Systematisch durchgeführte Literaturauswertungen zu den positiven bzw. negativen Folgen solcher virtueller Angebote sprechen aller-

1 Das Projekt wurde mit Mitteln aus einer DFG-Einzelförderung an Prof. Dr. Carsten Reinemann finanziert (DFG-Projekt: „Jenseits des Werther-Effekts“).

dings weder klar für die eine noch für die andere Effektrichtung (Daine et al., 2013; Eysenbach, 2004; Robert, Suelves, Armayones & Ashley, 2015). Dazu kommt, dass die meisten in eine solche Analyse eingeschlossenen Arbeiten aus speziellen Zusammenhängen stammen und nicht nach der alltäglichen Nutzung von Onlineangebote fragen.

Die Diskussion zu den Auswirkungen von Onlineforen auf die individuelle Suizidalität ist bis heute von einer zweigeteilten Sichtweise geprägt, die die Chancen und Risiken kontrastiert. Zu den Chancen zählt der soziale Kontakt mit anderen Personen, durch den Empathie und soziale Unterstützung auf Augenhöhe erlebt werden kann (Baker & Fortune, 2008). Dazu zählt auch der Austausch mit anderen suizidalen Personen, der zur subjektiven Problembewältigung beitragen kann (Baker & Fortune, 2008; Eichenberg, 2008; Jones et al., 2011). Außerdem bieten Online-Suizidforen die Chance, auch Personen zu erreichen, die sich sonst gegenüber einer therapeutischen Behandlung versperren (Barak, 2007; Gilat & Shahar, 2009) und stellen insbesondere in Gegenden mit schwächerer medizinischer und therapeutischer Infrastruktur ein wichtiges Instrument der psychiatrischen Nachsorge dar (Amichai-Hamburger, Klomek, Friedman, Zuckerman & Shani-Sherman, 2014).

Als Gefahren von Onlineforen für die Suizidalität wird einerseits die Austauschmöglichkeit über Suizidmethoden gezählt (Alao, Yolles & Armenta, 1999; Mehlum, 2000) und andererseits die Möglichkeit über das Internet sogenannte Suizidpakte zu schließen (Becker, Mayer, Nagenborg, El-Faddagh & Schmidt, 2004; Rajagopal, 2004). Ferner birgt das Internet für vulnerable Personen zum einen die Gefahr einer psychischen Destabilisierung durch mangelhafte bzw. falsche Informationen in nicht moderierten Foren, zum anderen das Risiko, dort von anderen Forenteilnehmern angefeindet zu werden, etwa weil diese an der Authentizität der Suizidalität zweifeln (Horne & Wiggins, 2009). Im Austausch über Suizidalität besteht zudem die Gefahr der Wahrnehmung einer Normalisierung von suizidalem Verhalten oder einer Kultivierung negativer Einstellungen. Barak and Dolev-Cohen (2006) zeigten, dass die Nutzung von Diskussionsforen mit erhöhten Suizidgedanken verbunden ist, nicht aber die Nutzung sozialer Netzwerkseiten, was für die Hypothese angebotsspezifischer Effekte spricht. Nach Alao, Soderberg, Pohl & Alao (2006) treffen diese Gefahren insbesondere auf jüngere Nutzer von suizidrelevanten Websites oder Chatrooms zu, da diese ein höheres Risikoverhalten zeigen und deren Risiko für komorbiden Substanzmissbrauch oder für andere psychische Störungen hoch ist, insbesondere bei solchen Personen, die sonst nur wenig soziale Unterstützung erfahren.

3 Effekte von Suizidalität auf die Nutzung von Onlineforen

Denkbar ist auch eine umgekehrte Kausalitätsrichtung – und zwar insofern, dass die individuelle Suizidalität das Mediennutzungsverhalten beeinflusst. Studien zu dieser Blickrichtung schließen suizidale Personen ein, berücksichtigen aber auch die trauernden Hinterbliebenen eines Suizidenten. Bei beiden Personengruppen sind Veränderungen des Mediennutzungsverhaltens beobachtbar.

In der Literatur finden sich Hinweise darauf, dass eine erhöhte Suizidalität die Nutzung hilfreicher Medienangebote im Internet fördert. Eichenberg (2008) zeigte anhand einer Querschnittsbefragung, dass suizidale Personen sogenannte Internet Message Boards verstärkt mit der Intention aufsuchten dort andere suizidale Personen vorzufinden, mit denen sie sich über ihre Probleme austauschen können. Die Studie zeichnet allerdings kein einheitliches Effektmuster erhöhter Suizidalität auf die Nutzung von Onlineangeboten: Einerseits schrieben suizidale Personen zwar der Suche nach Informationen zur professionellen (on- und offline) Hilfe keine höhere Bedeutung zu, sie suchten aber andererseits auch nicht verstärkt nach anderen Usern, um mit diesen sogenannte Suizidpakte einzugehen. Harris, McLean & Sheffield (2009) stellten in ihrer Querschnittsbefragung zum Internetnutzungsverhalten suizidaler User fest, dass die meisten von diesen zwar nach suizidbezogenen Informationen suchten, allerdings in den seltensten Fällen (ca. 2 %) um Informationen zu Suizidmethoden aufzuspüren, sondern vor allem um online nach sozialer Unterstützung zu suchen, andere User zu finden, die ihnen in dieser Hinsicht ähneln oder auch um selbst anderen zu helfen. Beinahe 70 Prozent der 165 Befragten gaben an, ins Internet zu gehen um dort akute Suizidalität bei sich und anderen zu bekämpfen. Diese explorativen Befunde sprechen also dafür, dass erhöhte Suizidalität eine bewältigungsorientierte Internetnutzung befördert (dazu auch Baker & Fortune, 2008; Chapple & Ziebland, 2011).

Es finden sich allerdings auch Hinweise darauf, dass eine erhöhte Suizidalität dysfunktionales Internetnutzungsverhalten befördern kann. So vermeiden beispielsweise die Hinterbliebenen eines Suizidenten aktiv die Internetsuche nach suizidbezogenen Begriffen, um nicht bei anderen Personen den Eindruck zu erwecken selbst suizidal zu sein; sie nehmen sich damit die Chance auf die oben beschriebene Unterstützung, die sie online erfahren könnten (Chapple & Ziebland, 2011). Andere Hinterbliebene berichten von verstärkt ‚suchtartigem' Internetnutzungsverhalten, das zur Vernachlässigung sozialer Kontakte und Aktivitäten sowie von Therapieangeboten beitrug, was von den Befragten als für sie selbst schädliches Verhalten erkannt wurde (Chapple & Ziebland, 2011).

Ferner belegte Sueki (2012) anhand der Querschnittsbefragung einer überwiegend jungen, nicht-repräsentativen Online-Stichprobe (n=1000) zwar den grundsätzlichen Zusammenhang zwischen erhöhter Suizidalität und schädlichem Internetnutzungsverhalten, räumte jedoch das Fehlen einer heterogenen Stichprobe und eines Belegs für die zeitliche Kausalität ein. Diese Defizite ließen sich auch in einer nachfolgenden längsschnittlichen Studie (Sueki, 2013) aufgrund unzureichender Modelfit-Parameter der längsschnittlichen Modelle nicht gänzlich beheben.

4 Methode

Zur Beantwortung der Forschungsfragen wird auf eine bevölkerungsrepräsentative Telefonbefragung (CATI) in Deutschland (n=2002) und eine zweiwellige Online-Panelbefragung (Teilnehmer an beiden Befragungswellen: n=1319; Abstand zwischen den beiden Befragungswellen: 1 Monat) zurückgegriffen, die parallel zueinander im Jahr 2013 durchgeführt und in denen die gleichen Frageformulierungen verwendet wurden.

Die individuelle Suizidalität wurde mit einer Skala nach Pöldinger (1968) erfasst, die aus 16 Ja/Nein-Fragen besteht (z. B. „Haben Sie in letzter Zeit daran denken müssen, sich das Leben zu nehmen?"). Die Nutzung von allgemeinen Online-Gesundheitsforen oder -Supportgruppen wurde mithilfe eines fünfstufig skalierten Items erhoben (1 „(fast) nie" bis 5 „(fast) jeden Tag"). Zur Beantwortung der Fragestellungen wurden bivariate Korrelationen sowie eine Kreuzkorrelationsanalyse (Cross-Lagged-Panel-Design) gerechnet.

5 Ergebnisse

Die Analysen bestätigen den aus der Literatur bekannten grundsätzlichen Zusammenhang zwischen der Suizidalität in der Bevölkerung und der Nutzung von Gesundheitsforen. Der Zusammenhang ist zwar nur schwach ausgeprägt, verteilt sich allerdings breit auf verschiedenen Altersgruppen. Besonderes Augenmerk kann jedoch auf die Gruppe der

50-59 Jährigen gelegt werden, die in der bisherigen Diskussion zu dem Thema keine hinreichende Beachtung finden (Tabelle 1). Der Zusammenhang zwischen der Nutzung von Onlineforen und der individuellen Suizidalität lässt sich also nicht ausschließlich auf jüngere Personen beschränken. Die relevante Altersspanne, in der Zusammenhänge zwischen Suizidalität und individueller Mediennutzung erwartet werden können, ist relativ breit und sollte in jedem Fall auch ältere Personen einschließen.

Tabelle 1: Bivariate Korrelationen zwischen Suizidalität und Gesundheitsforen im Internet für verschiedene Altersgruppen (repräsentativ für die bundesdeutsche Bevölkerung ab 18 Jahren)

	Nutzung von Gesundheitsforen im Internet (nach Altersgruppen)					
	18-29	30-39	40-49	50-59	60-69	70+
Suizidalität	.12*	.15*	.11*	.16**	.05	.03
n	257	265	358	332	213	144

Anmerkung. Bei allen Skalierungen stehen höhere Werte für eine stärkere Zustimmung zu dem jeweils abgefragten Konstrukt.
$*p < .05$. $**p < .01$.

Die Analyse der Paneldaten zeigt zeitverzögerte Effekte der Suizidalität (t_0) auf die Nutzung von Gesundheitsforen oder Supportgruppen einen Monat später (t_1). Ein Effekt mit der umgekehrten Kausalitätsrichtung konnte dagegen nicht beobachtet werden. Die Nutzung von Gesundheitsforen im Internet (t_0) führt demnach mittelfristig nicht zu einer höheren Suizidalität (t_1) auf Seiten der Nutzer. Die Befunde sind in der nachstehenden Abbildung 1 zusammengefasst.

Abbildung 1: Cross-Lagged-Effekte zwischen Suizidalität (t_0) und der Nutzung von Gesundheitsforen bzw. von Supportgruppen im Internet einen Monat später (t_1).

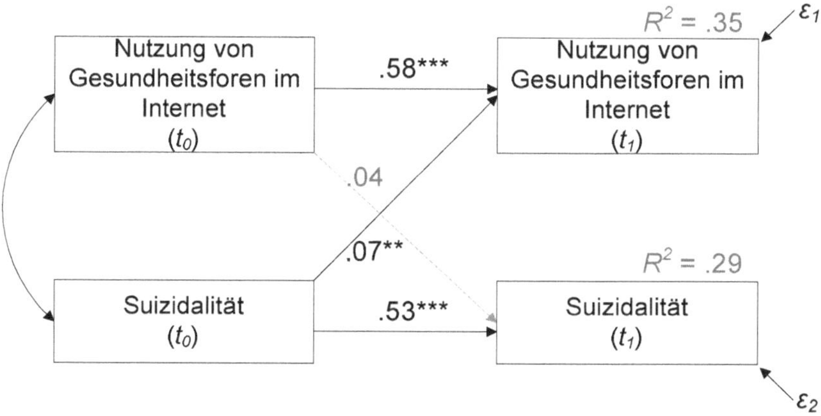

Anmerkungen. Die Teilnehmer an den beiden Wellen (n=1319) wurden über ein Online Access Panel rekrutiert (soSci Panel). Höhere Werte stehen für eine stärker ausgeprägte Suizidalität bzw. für eine intensivere Nutzung von Gesundheitsforen im Internet. Abgebildet sind standardisierte Koeffizienten.
$* p < .05$. $** p < .01$. $*** p < .001$; $\chi^2 = 8.50$, $df = 1$, $p < .01$; $RMSEA = .075$; $SRMR = .015$; $CFI = .99$; $TLI = .96$.

6 Fazit

Die Befunde deuten auf einen schwachen Zusammenhang zwischen der Nutzung von Gesundheitsforen im Internet und der individuellen Suizidalität in der bundesdeutschen erwachsenen Bevölkerung hin, der sich allerdings auf ein relativ breites Altersspektrum erstreckt. In der künftigen Diskussion sollten gerade ältere Personen daher stärker einbezogen werden. Bisherige Studien argumentierten vor dem Hintergrund der Fragestellung auf Basis von Aggregatdaten (Todesursachenstatistik) und konnten dementsprechend ökologische Fehlschlüsse nicht ausschließen (Hagihara, Tarumi & Abe, 2007; Shah, 2010) oder konnten auf Basis von Individualdaten keine stichhaltigen empirischen Belege für zeitversetzte Medienwirkungen bzw. Selektionseffekte erbringen (Sueki, 2013). Die Befunde der vorliegenden Untersuchung verdeutlichen erstmals auf einer soliden empirischen Grundlage einen zeitversetzten Effekt von Suizidalität auf die intensivere Nutzung von Gesundheitsforen im Internet im Monat danach. Ein Effekt in die umgekehrte Richtung kann dagegen auf

Basis der Daten ausgeschlossen werden. Dies deutet auf einen Selektionseffekt der Suizidalität und weniger auf dysfunktionale Wirkungen der Nutzung von allgemeinen, gesundheitsbezogenen Online-Angeboten hin.

Zweifelsohne ist die vorliegende Untersuchung in vielen wichtigen Punkten nicht frei von Einschränkungen, von denen hier einige herausgegriffen werden. Gerade bei Panelstudien kann der Abstand zwischen den Panelwellen kritisch hinterfragt werden. Sueki (2013) untersuchte beispielsweise temporale Kausalität für einen Abstand von drei Monaten. Zukünftige Studien müssten sich dieser Frage verstärkt widmen, um nicht nur die temporale Kausalität näher zu bestimmen, sondern auch die ‚Halbwertszeiten' der Medienwirkung zu eruieren. Daraus ließen sich wichtige Implikationen für die Terminierung von Suizidpräventionsmaßnahmen gewinnen. Ein weiterer häufiger Einwand bei Cross-Lagged-Panel Designs ist die oftmals fehlende Kontrolle von Drittvariablen, da bei konkurrierenden Hypothesen die Kausalanalyse in den Vordergrund tritt (Rogosa, 1980; Scherer & Naab, 2013). Elaboriertere Modelle sind für die Zukunft daher wünschenswert. Und schließlich lassen sich auf Basis der vorliegenden Selbstauskünfte keine Rückschlüsse über die Inhalte und tatsächliche Nutzungsweise der besuchten Websites treffen. Dazu sind die Erfassung konkret genutzter Internetangebote und eine Inhaltsanalyse notwendig.

Insgesamt sprechen die Befunde dieser Studie dafür, in Zukunft stärkeres Augenmerk auf das suizidpräventive Potenzial von Internetangeboten wie Gesundheitsforen oder Supportgruppen zu legen und dabei auch ein hinsichtlich des Alters breiter gefächertes Publikum einzubeziehen. Außerdem verleihen die Befunde speziellen Online-Phänomenen im Zusammenhang mit Suizidalität neue Brisanz, wie beispielsweise dem Problem Hilfesuchender sich in Foren zunächst als ‚authentisch suizidal' bewähren zu müssen, bevor ihnen dort Gehör geschenkt wird (Horne & Wiggins, 2009) oder den speziellen Bedürfnissen von Hinterbliebenen eines Suizidfalls (Feigelman, Gorman, Beal & Jordan, 2008). Diese Phänomene dürften altersunabhängig auftreten und tangieren vor allem Nutzer, die auf der Suche nach Hilfe und Unterstützung ins Netz gehen.

Literaturverzeichnis

Alao, A. L., Yolles, J. C. & Armenta, W. (1999). Cybersuicide: The internet and suicide. *The American Journal of Psychiatry, 156*(11), 1836-1837.

Alao, A. O., Soderberg, M., Pohl, E. L. & Alao, A. L. (2006). Cybersuicide: Review of the role of the internet on suicide. *CyberPsychology & Behavior, 9*(4), 489-493.

Amichai-Hamburger, Y. & Ben-Artzi, E. (2003). Loneliness and internet use. *Computers in Human Behavior, 19*(1), 71-80.

Amichai-Hamburger, Y., Klomek, A. B., Friedman, D., Zuckerman, O. & Shani-Sherman, T. (2014). The future of online therapy. *Computers in Human Behavior, 41*, 288-294.

Baker, D. & Fortune, S. (2008). Understanding self-harm and suicide websites: A qualitative interview study of young adult website users. *Crisis: The Journal of Crisis Intervention and Suicide Prevention, 29*(3), 118-122.

Barak, A. (2007). Emotional support and suicide prevention through the Internet: A field project report. *Computers in Human Behavior, 23*(2), 971-984.

Barak, A. & Dolev-Cohen, M. (2006). Does activity level in online support groups for distressed adolescents determine emotional relief. *Counselling and Psychotherapy Research, 6*(3), 186-190.

Baume, P., Cantor, C. H. & Rolfe, A. (1997). Cybersuicide: The role of interactive suicide notes on the internet. *Crisis: The Journal of Crisis Intervention and Suicide Prevention, 18*(2), 73-79.

Becker, K., Mayer, M., Nagenborg, M., El-Faddagh, M. & Schmidt, M. H. (2004). Parasuicide online: Can suicide websites trigger suicidal behaviour in predisposed adolescents? *Nordic Journal of Psychiatry, 58*(2), 111-114.

Becker, K. & Schmidt, M. H. (2004). Internet chat rooms and suicide. *Journal of the American Academy of Child and Adolescent Psychiatry, 43*(3), 246-247.

Busemann, K. & Gscheidle, C. (2012). Web 2.0: Habitualisierung der Social Communities. *Media Perspektiven*(7-8), 380-390.

Chapple, A. & Ziebland, S. (2011). How the internet is changing the experience of bereavement by suicide: A qualitative study in the UK. *Health: An Interdisciplinary Journal for the Social Study of Health, Illness and Medicine, 15*(2), 173-187.

Collings, S., Fortune, S., Steers, D., Currey, N., Hawton, K., Wang, J., & Slim, B. (2011). *Media influences on suicidal behaviour: An interview study of young people in New Zealand.* Te Pou o Te Whakaaro Nui: The National Centre of Mental Health Research, Information and Workforce Development. Abgerufen von http://www.tepou.co.nz/file/Research-projects/suicide/1100190-media-influences-on-suicidal-behaviour-report.pdf.

Daine, K., Hawton, K., Singaravelu, V., Stewart, A., Simkin, S., Montgomery, P.et al. (2013). The power of the web: A systematic review of studies of the influence of the internet on self-harm and suicide in young people. *PLOS ONE, 8*(10), e77555.

Dunlop, S. M., More, E. & Romer, D. (2011). Where do youth learn about suicides on the internet, and what influence does this have on suicidal ideation? *The Journal of Child Psychology and Psychiatry, 52*(10), 1073-1080.

Eichenberg, C. (2008). Internet message boards for suicidal people: A typology of users. *CyberPsychology & Behavior, 11*(1), 107-113.

Eysenbach, G. (2004). Health related virtual communities and electronic support groups: Systematic review of the effects of online peer to peer interactions. *BMJ, 328*(7449), 1166-1171.

Feigelman, W., Gorman, B. S., Beal, K. C. & Jordan, J. R. (2008). Internet support groups for suicide survivors: A new mode for gaining bereavement assistance. *Omega: Journal of Death and Dying, 57*(3), 217-243.

Gilat, I. & Shahar, G. (2009). Suicide prevention by online support groups: An action theory-based model of emotional first aid. *Archives of Suicide Research, 13*(1), 52-63.

Hagihara, A., Tarumi, K. & Abe, T. (2007). Media suicide-reports, internet use and the occurrence of suicides between 1987 and 2005 in Japan. *BMC Public Health, 7*(1), 321.

Harris, K., McLean, J. & Sheffield, J. (2009). Examining suicide-risk individuals who go online for suicide-related purposes. *Archives of Suicide Research, 13*(3), 264-276.

Horne, J. & Wiggins, S. (2009). Doing being 'on the edge': Managing the dilemma of being authentically suicidal in an online forum. *Sociology of Health & Illness, 31*(2), 170-184.

Jones, R., Sharkey, S., Ford, T., Emmens, T., Hewis, E., Smithson, J.et al. (2011). Online discussion forums for young people who self-harm: User views. *The Psychiatrist, 35*(10), 364-368.

Mehlum, L. (2000). The internet, suicide, and suicide prevention. *Crisis: The Journal of Crisis Intervention and Suicide Prevention, 21*(4), 186-188.

Rajagopal, S. (2004). Suicide pacts and the internet. *BMJ, 329*(7478), 1298-1299.

Robert, A., Suelves, J. M., Armayones, M. & Ashley, S. (2015). Internet use and suicidal behaviors: Internet as a threat or opportunity? *Telemedicine and e-Health*, 150205135144008.

Rogosa, D. (1980). A critique of cross-lagged correlation. *Psychological Bulletin, 88*(2), 245-258.

Scherer, H. & Naab, T. K. (2013). Messen im Zeitverlauf. In W. S. Möhring, D. (Hrsg.), *Handbuch standardisierte Erhebungsverfahren in der Kommunikationswissenschaft* (S. 103-123). Wiesbaden: Springer.

Shah, A. (2010). The relationship between elderly suicide rates and the internet: A cross-national study. *International Journal of Social Psychiatry, 56*(3), 214-219.

Sueki, H. (2012). Association between deliberate self-harm-related internet searches and the mental states and lifetime suicidal behaviors of Japanese young adults. *Psychiatry and Clinical Neurosciences, 66*(5), 451-453.

Sueki, H. (2013). The effect of suicide-related internet use on users' mental health: A longitudinal study. *Crisis: The Journal of Crisis Intervention and Suicide Prevention, 34*(5), 348-353.

WHO (2014). *Preventing suicide: A global imperative.* Abgerufen von http://www.who.int/entity/mental_health/suicide-prevention/exe_summary_english.pdf?ua=1

Wright, K. B. & Bell, S. B. (2003). Health-related support groups on the internet: Linking empirical findings to social support and computer-mediated communication theory. *Journal of Health Psychology, 8*(1), 39-54.

IV Gesundheitsbezogenes Informationsverhalten

Markus Seifert

Wer die Qual hat, hat die Wahl. Eine empirische Studie zum Informations- und Kommunikationsverhalten bei der Krankenhauswahl

1 Einleitung

Ihre Gesundheit ist den Deutschen besonders wichtig und steht, wenn es um individuelle Werte geht, noch über der Familie, den Freunden und der Freizeit (TNS Infratest & Trendbüro, 2013). Wenn eine Krankheit körperlicher oder psychischer Natur diagnostiziert wird oder die Geburt eines Kindes bevorsteht, stellt dies die Menschen vor vielfältige Herausforderungen. Ist ein Krankenhausaufenthalt erforderlich, haben Patientinnen und Patienten in Deutschland gesetzlich geregelt die Möglichkeit, zwischen mindestens zwei wohnortnahen Alternativen zu wählen (§§ 39, 76 SGB V). Im Vorfeld sind sie – als medizinische Laien – auf vertrauenswürdige Informationen über die behandelnden Kliniken angewiesen. Bislang stand aber bei der Untersuchung von Kommunikations- und Interaktionsprozessen im Rahmen der Gesundheitsversorgung das Informations- und Kommunikationsverhalten von Patienten bei der Krankenhauswahl im Hintergrund. Fundiertes Wissen über die Informationsbedürfnisse der Patienten und die entscheidungsrelevanten Qualitätskriterien bei der Krankenhauswahl ist noch nicht vorhanden (Geraedts, 2006, S. 156; Simon, 2010, S. 3). Dies ist erstaunlich, stieg doch die Zahl der stationär behandelten Patienten in den letzten Jahren kontinuierlich an (Statistisches Bundesamt, 2015). Gleichsam sind medizinische Fachinformationen für Patienten leicht zugänglich, den Betroffenen steht eine ganze Reihe von Informationsquellen und Kommunikationswegen offen: Gespräche mit Fachärzten sowie mit Freunden und Familien, Berichte in den Massenmedien, Klinikführer und Qualitätsberichte der Krankenhäuser, Webseiten von Krankenhäusern und Krankenkassen und nicht zuletzt Foren und Bewertungsportale im Internet. Patientinnen und Patienten können so darüber urteilen, welche Krankenhäuser am besten geeignet sind und daraufhin eine weitestgehend fundierte Entscheidung für eine behandelnde Klinik treffen (Simon, 2010, S. 15).

Doch ist die Vorstellung des informierten Patienten nur Utopie oder werden diese Angebote tatsächlich genutzt? Ziel dieses Beitrags ist es, das Informations- und Kommunikationsverhalten von Patienten mithilfe einer Typologie zu beschreiben. Hierfür wurde im Frühjahr 2014 eine empirische Studie durchgeführt, die als Patientenbefragung in einem maximalversorgenden Krankenhaus in Erfurt angelegt war.[1]

2 Theoretischer Hintergrund und Forschungsfragen

Das Informations- und Kommunikationsverhalten von Patientinnen und Patienten im Vorfeld eines Krankenhausaufenthalts ist in verschiedene Prozesse eingebettet, die auf drei Ebenen systematisiert werden können: Auf gesellschaftlicher Ebene ist der Prozess einer zunehmenden Ökonomisierung der Krankenhauslandschaft zu nennen sowie die damit verbundene gesetzliche Neuregelung der Krankenhausfinanzierung durch das Gesundheitsstrukturgesetz von 1993, welches Krankenhäuser zu wirtschaftlichem Agieren zwingt und sie vor die Herausforderung stellt, dem massiven Wettbewerbsdruck standhalten zu müssen (Simon, 2001, S. 7). Weiterhin können den gesellschaftlichen Rahmenbedingungen das bereits erwähnte Recht zur freien Krankenhauswahl, die Präsenz gesundheitsbezogener Themen in der massenmedialen Berichterstattung sowie demografische Prozesse („Überalterung" der Bevölkerung) zugeordnet werden. Zur institutionellen Ebene gezählt werden kann vor allem das von Kliniken betriebene Marketing, welches zum Schutz der Patienten strengen Werbeeinschränkungen unterliegt. Die Informationssuche selbst findet schließlich auf individueller Ebene statt. Als Kunde einer Dienstleistung sucht der „souveräne Patient" (Simon, 2010, S. 41) aktiv nach Informationen und kommuniziert mit anderen, da er letztlich über seine Behandlung mitentscheiden möchte. Im Rahmenmodell der Teilprozesse des Entscheidens (Betsch, Funke & Plessner, 2011, S. 75) wird diese Informationssuche in die ‚präselektionale Phase' der Entscheidung eingeordnet (Abbildung 1).

Bevor dann in der „selektionalen" Phase die Wahl für das „beste" Krankenhaus getroffen wird, suchen Patienten zum einen nach möglichen Entscheidungsalternativen – den in Frage kommenden Kranken-

---

1 Die vorliegende empirische Studie wurde von Juli 2013 bis Juli 2014 an der Universität Erfurt durchgeführt. Am Projekt beteiligt waren (in alphabetischer Reihenfolge): Cornelia S. Dolling, Julia Hillmann, Helene Hofmann, Johanna Kanngießer, H. Pauline Kynast und Estella Linke.

häusern – und zum anderen nach den besonderen Eigenschaften der gefundenen Kliniken als Attribute zur Verfügung stehender Optionen („Cues"; Gigerenzer & Selten, 2002). Gemeint sind damit beispielsweise die Qualifikation des Fachpersonals, die Sauberkeit im Haus, neueste medizinische Ausstattung oder das Vertrauen in die behandelnden Ärzte (Burge, Devlin, Appleby, Rohr & Grant, 2005, S. 8 ff.; Geuter & Weber, 2009, S. 19 ff.; Kriwy & Aumüller, 2007, S. 468; Simanski et al., 2006, S. 330; Streuf et al., 2007, S. 113 f.). Der Suche nach diesen Attributen kommt im Falle der Krankenhauswahl eine besondere Bedeutung zu, da die alternativen Krankenhäuser für eine Vielzahl von Patienten bereits vorab feststehen (z. B. auf Grund der Nähe zum Wohnort).

Abbildung 1: Rahmenmodell der Teilprozesse des Entscheidens (eigene Darstellung in Anlehnung an Betsch, Funke & Plessner, 2011, S. 75)

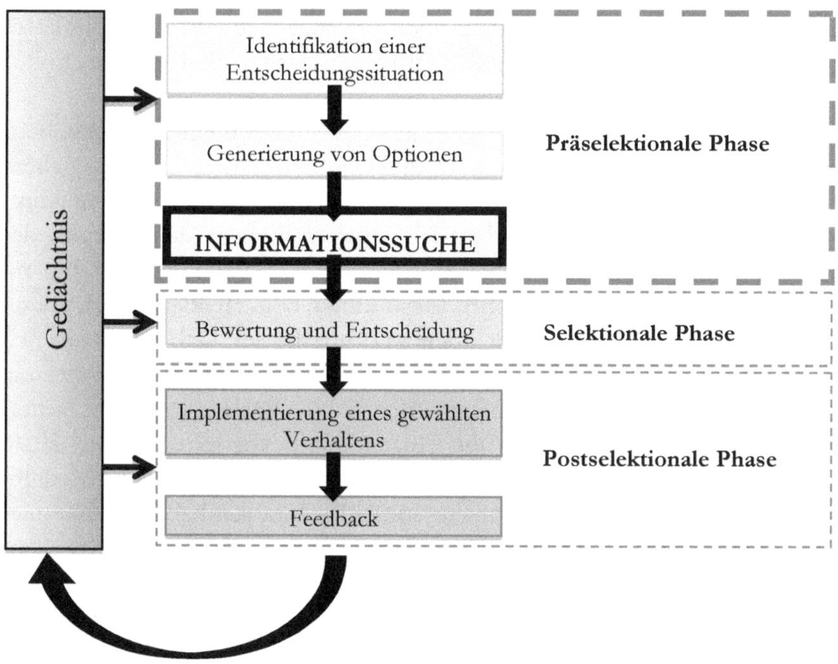

Suchen Patientinnen und Patienten nach Informationen zu den Kliniken – insbesondere zu den besonderen Qualitätsmerkmalen – und wollen sie sich dann für ein Krankenhaus entscheiden, kommen die so genannten „Fast and Frugal Heuristics" nach Gigerenzer & Todd (1999) zum Tragen. Ziel solcher vereinfachten Entscheidungsstrategien ist es, das persönliche Anspruchslevel der Akteure im Sinne eines Satisficing zu erreichen (Gigerenzer, 2002). Mit Satisficing beschreibt Simon (1955, S. 112) ein Prinzip individuellen Handelns beim Suchen nach Alternativen in einem Entscheidungsprozess (Gigerenzer, 2002). Patienten streben demnach im Sinne einer Bounded Rationality (Gigerenzer & Selten, 2002) nicht nach der ohnehin unerreichbaren Nutzenoptimierung, sondern setzen sich ein gewisses Anspruchslevel und wählen im Folgenden die Option, die diesem Level entspricht. Diese muss nicht zwingend eine optimale Lösung darstellen (Betsch, Funke & Plessner, 2011, S. 96). Das Anspruchslevel der Individuen an eine Handlungsoption definiert sich dabei über die individuell zugeschriebene Bedeutung der Attribute, also der Wichtigkeit ganz bestimmter Eigenschaften eines Krankenhauses.

Bounded Rationality beschreibt den Weg über die Informationssuche hin zu einer Entscheidung (Gigerenzer & Selten, 2002, S. 4), weshalb die präselektionale Phase im Entscheidungsmodell nach Betsch, Funke & Plessner (2011, S. 75 f.) – wie auch im vorliegenden Beitrag – im Fokus steht.

Aufgrund des besonderen Charakters der Situation einer bevorstehenden Krankenhausbehandlung wäre zunächst einmal davon auszugehen, dass sich der Großteil der Patientinnen und Patienten aktiv über Kliniken informiert. Die wissenschaftliche Forschung auf dem Gebiet der Gesundheitskommunikation hat gezeigt, dass sich Patienten zunehmend selbst informieren und eine ihre Gesundheit betreffende Entscheidung nicht mehr allein dem behandelnden Arzt überlassen. Dabei geht es eben nicht nur um Informationen über die jeweilige Krankheit, an der sie leiden. Patienten suchen Informationen auch über Krankenhäuser und deren Qualität, sofern ihnen ein Aufenthalt bevorsteht (Simon, 2010, S. 1). Das heißt, dass sich die Patienten zum einen aktiv einem Medium zuwenden, um sich näher über ein spezielles Krankenhaus zu informieren. Zum anderen spielt im Fall der Informationssuche bei der Krankenhauswahl neben verschiedenen Massenmedien insbesondere auch die interpersonale Kommunikation eine bedeutende Rolle (Bär, 2008, S. 58 f.; Geuter & Weber, 2009, S. 55 ff.; Sobhani & Bär, 2010, S. 428).

Eine intensive Suche nach Informationen zum Beispiel über Massenmedien oder persönliche Gespräche wäre vor allem dann zu erwarten, wenn es sich um eine schwere Krankheit handelt: In einer Metaanalyse kamen Harrison, Mullen & Green (1992, S. 112) zu dem Ergebnis, dass Personen umso eher zu gesundheitsförderlichem Verhalten neigen, je höher sie den Schweregrad der Gesundheitsbedrohung einschätzen. Je mehr sich Patienten demnach von ihrer Krankheit bedroht fühlen, desto eher neigen sie dazu, sich vor einem Krankenhausaufenthalt gründlich zu informieren, um die für sie bestmögliche Klinik auszuwählen.

Soll beschrieben werden, wie intensiv und über welche Wege sich Patientinnen und Patienten über Krankenhäuser informieren, müssen aber ebenso Situationen bedacht werden, in denen Menschen keinerlei Informationen zu der zu treffenden Entscheidung einholen. Der Idee der „Fast and Frugal Heuristics" folgend sind auch vereinfachende Entscheidungsmuster denkbar, welche keine Informationssuche beinhalten. Ein vorstellbares und realistisches Verhalten von Patienten wäre das Muster des Inkrementalismus, das heißt das Fällen von Routineentscheidungen (Goldstein et al., 2002, S. 178): Wenn in einer wiederholten Entscheidungssituation persönliche Erfahrungen mit einer zur Wahl stehenden Klinik vorliegen, so erfolgt oft die erneute Entscheidung für diese Einrichtung (Geuter & Weber, 2009, S. 50; Picker Institut Deutschland, 2006, S. 25), auch wenn es sich im Fall der Krankenhauswahl generell um eine Hochkostensituation handelt, die eigentlich eine Informationssuche verlangen würde. Geuter und Weber bezeichnen individuelle Primärerfahrungen mit Krankenhäusern als „quasi (...) sicheren Handlungsrahmen, um (nicht nur) im Kontext der Krankenhauslandschaft wählen und entscheiden zu können" (2009, S. 50). Unter Einbeziehung solcher habitualisierter Entscheidungsmuster könnte erklärt werden, warum manche Patienten im Vorfeld der Entscheidung für ein Krankenhaus wenig bis keine Informationen einholen und auswerten.

Vor diesem Hintergrund lassen sich folgende forschungsleitende Fragen ableiten, die auf empirischer Basis beantwortet werden sollen:

1. Welche Informationsquellen werden im Vorfeld der Krankenhauswahl genutzt und welcher Zusammenhang besteht zur wahrgenommenen Schwere der Krankheit?
2. Welche Attribute von Krankenhäusern sind für Patienten bedeutsam?

3 Untersuchungsmethode

Für die Beantwortung dieser Fragen wurde ein zweistufiges Untersuchungsdesign, bestehend aus einer qualitativen und einer quantitativen Befragung, gewählt. Die gesamte Studie[2] wurde aus retrospektiver Patientensicht konzipiert und in Kooperation mit einem maximalversorgenden Klinikum in einer großen Breite von medizinischen Fachbereichen durchgeführt (Helios Klinikum Erfurt).[3]

Die Auswahl der Befragten für die qualitative sowie für die quantitative Befragung erfolgte im März 2013 aus der Grundgesamtheit aller Patientinnen und Patienten des kooperierenden Krankenhauses, welche unter Berücksichtigung des Erkenntnisinteresses folgende Merkmale erfüllen mussten: Die Patienten sollten sich stationär im Klinikum aufhalten, mindestens volljährig sein, aber das 80. Lebensjahr noch nicht überschritten haben. Neben diesen Aspekten waren die verschiedenen Zugangswege in die Klinik relevant (Bär, 2008, S. 24 ff.): Nicht berücksichtigt wurden Einbestellungen durch Klinikärzte (so genannte „Eigenzuweisungen"), Überweisungen aus anderen Krankenhäusern sowie Notfalleinlieferungen. Zur Grundgesamtheit gehörten folglich nur Patienten, die sich selbst eingewiesen haben oder durch einen niedergelassenen Haus- oder Facharzt eingewiesen wurden. In die Auswahlgesamtheit gingen letztlich nur die Patientinnen und Patienten ein, deren psychischer und physischer Zustand eine Befragung im Zeitraum von März bis April 2014 zuließ.[4]

Im ersten Schritt der Untersuchung wurden 19 teilstandardisierte Leitfadeninterviews mit jeweils einem Patienten je Fachbereich und Privatstation durchgeführt, die zwischen 15 und 45 Minuten dauerten. Sie erlaubten einen tiefen Einblick in das Informations- und Kommunikationsverhalten der Patienten, wobei durch die Spontanität der mündlichen Äußerung und die Möglichkeit der individuellen Filterführung der Interviewer auch Informationen erfasst werden konnten, die in einer quantita-

2 Die in diesem Beitrag vorgestellte Studie entstammt einem größeren Projektkontext, im Rahmen dessen ein theoretisches Erklärungsmodell zum Informations- und Kommunikationsverhalten und entwickelt wurde. Aus Platzgründen wird hier jedoch nur ein kleiner Teil der Fragestellungen und Befunde aufgegriffen.

3 Vielen Dank an die ausnahmslos große Kooperationsbereitschaft der Fachärzte – insbesondere Prof. Dr. Albrecht Stier und Dr. Axel Neumeister – sowie den Schwestern des Helios Klinikums Erfurt sowie an alle Patientinnen und Patienten, die an dieser Studie teilnahmen.

4 Befragt wurden nur Patientinnen und Patienten, die vom medizinischen Fachpersonal der Klinik als befragbar eingestuft wurden.

tiven Befragung vorerst nicht adäquat hätten abgebildet werden können (Bortz & Döring, 2006, S. 308). Ebenso ermöglichte diese tiefergehende Befragung von Patienten insbesondere neue Dimensionen der verwendeten Informationsquellen und Kommunikationswege zu identifizieren (Diekmann, 2012, S. 531 f.), welche dann in die Fragebogenkonzipierung der zweiten, quantitativen Teilstudie einflossen. Für diese Erhebung wurde ein vollstandardisierter Fragebogen entwickelt, welcher persönlich an die Befragten übergeben wurde. Im Kern umfasste das Instrument Fragen (1) zur Häufigkeit der Nutzung von Informationsquellen und dem Führen von Gesprächen[5] sowie zur wahrgenommenen Schwere der Krankheit[6] und (2) zur individuellen Bedeutung der Attribute von Krankenhäusern. Darüber hinaus wurden allgemeine Fragen zur Soziodemografie in den Fragebogen integriert (Alter, Schulbildung, Einkommen usw.). Die Untersuchung war als Vollerhebung aller Patienten der Auswahlgesamtheit angelegt. Insgesamt konnten 805 Fragebögen ausgeteilt werden, von welchen 421 als gültige Fälle in die Datenauswertung eingingen. Im Durchschnitt waren die Befragten 54 Jahre alt, 47 Prozent waren weiblich.

4 Ergebnisse

Auf Basis der Befragungsdaten der zweiten Teilstudie sollten mithilfe einer Clusteranalyse Patiententypen ermittelt werden, die sich durch ein differenziertes Informations- und Kommunikationsverhalten auszeichnen. Hierfür wurde in einem ersten Schritt eine Faktorenanalyse der insgesamt 18 Items zum Informations- und Kommunikationsverhalten durchgeführt, in deren Ergebnis drei Faktoren identifiziert werden konnten (71,5 % erklärte Gesamtvarianz)[7]:

---

5 Fragestellung: „Wie oft haben Sie die folgenden Informationsquellen im Vorfeld ihrer Krankhauswahl genutzt?“ bzw. „Wie oft haben Sie mit folgenden Personen über die Krankenhauswahl gesprochen?“. Antwortmöglichkeiten auf einer Likert-Skala: „sehr oft“ bis „nie“.

6 Um die subjektiv wahrgenommene Schwere der Krankheit zu ermitteln, wurde eine acht Fragen umfassende 11-Punkt-Likert-Skala (0 bis 10) von Broadbent, Petrie, Main und Weinman (2006) aus dem Englischen übersetzt. Um einen Indexwert für jeden Patienten (ohne Schwangere) zu bilden, wurden die Item-Werte addiert (0=„leicht krank“ bis 80=„schwer krank“).

7 Zwei der 18 Items ließen sich keinem der drei Faktoren sinnvoll zuordnen und wurden von den weiteren deskriptiven Analysen ausgeschlossen: „Nutzung von Broschüren der Krankenkassen“ sowie „Nutzung der Qualitätsberichte dieses Krankenhauses“.

1. „Allgemeine mediale Reflexion der Krankenhauswahl und Berichterstattung über Krankenhäuser“: Nutzung von TV, Radio, Zeitschriften, Zeitungen, Websites der Printmedien, Broschüren von Krankenkassen, Wikipedia (n=345, Cronbachs Alpha=0,96)
2. „Gespräche über die Krankenhauswahl“: Gespräche mit Ehepartnern, Verwandten, Freunden, Hausärzten, Fachärzten, Klinikpersonal (n=338, Cronbachs Alpha=0,90)
3. „Spezifische Online-Anbieter für Informationen zur Krankenhauswahl“: Nutzung von Foren und Bewertungsportalen, des Internetauftrittes des Krankenhauses sowie der Websites sonstiger Anbieter wie Kliniksuchmaschinen (n=367, Cronbachs Alpha=0,92)

Im zweiten Schritt wurde der Datensatz einer zweistufigen Clusteranalyse unterzogen (n=421; hierarchische CA mit Single Linkage/Ward sowie K-Means-Prozedur). Einen Überblick über die sich ergebenden vier Patiententypen gibt Abbildung 2:

Abbildung 2: Patiententypologie auf Basis der Daten des zweiten Untersuchungsschrittes (n=421)

Skeptisch-Desinteressierte (n=202) • Altersverteilung entspricht der Gesamtstichprobe (M=54,5; SD=15,55) • durchschnittlich schwer krank (M=38,31; SD=13,86) • unterdurchschnittliche Nutzung aller Informationsquellen • wichtigstes Attribut: Qualifiziertes Personal	**Kommunikativ-Vernetzte (n=109)** • tendenziell älter (M=58,6; SD=14,90) • durchschnittlich schwer krank (M=37,17; SD=14,40) • verstärkte Nutzung interpersonaler Quellen • wichtigstes Attribut: Qualifiziertes Personal
Aktive Onliner (n=66) • tendenziell jünger (M=49,0; SD=15,01) • überdurchschnittlich schwer krank (M=43,00; SD=11,43) • herausragend intensive Nutzung spezifischer Internetquellen • wichtigstes Attribut: Qualifiziertes Personal	**Bequeme Allrounder (n=44)** • Altersverteilung entspricht der Gesamtstichprobe (M=52,7; SD=16,03) • überdurchschnittlich schwer krank (M=42,17; SD=11,80) • vorrangige Nutzung der allgemeinen medialen Berichterstattung • wichtigstes Attribut: Vertrauen in die behandelnden Personen/Krankenhaus

Während die *Skeptisch-Desinteressierten* – denen die Hälfte aller Befragten zuzuordnen ist – im Vorfeld einer Krankenhauswahl eher sehr selten Informationsquellen nutzen, sind die *Bequemen Allrounder* (10 %) aktiver: Sie tendieren eher dazu, die klassischen Medien wie Zeitungen zu nutzen und schätzen sich gleichzeitig überdurchschnittlich als schwer krank ein. Ähnlich aktiv informieren sich die *Kommunikativ-Vernetzten* (26 %): Diese Patientinnen und Patienten sind tendenziell älter und suchen eher das Gespräch mit Familien, Freunden und Fachärzten, um einen Rat zu einer behandelnden Klinik einzuholen. Während die eher jüngeren *Aktiven Onliner* (16 %), die ihre Krankheit überdurchschnittlich als schwer einschätzen, auch Internetquellen wie Websites und digitale Klinikführer nutzen, dominieren entsprechend dem aktuellen Forschungsstand dennoch insgesamt die interpersonalen Quellen.

Die Ergebnisse der quantitativ angelegten Befragung und korrespondierend auch der qualitativen Teilstudie offenbaren, dass der Rat nahe stehender Freunde und Familienangehöriger sowie medizinischer Experten (Fachärzte) insgesamt am häufigsten eingeholt wird. Für Kliniken könnte dies bedeuten, dass neben eigenen PR-Tätigkeiten eben auch Wert auf die Kommunikation zum Beispiel mit niedergelassenen Ärzten gelegt werden muss, können sie doch als Intermediäre bei der Krankenhauswahl verstanden werden. Aus den Ergebnissen der Studie ließe sich weiterhin ableiten, dass es den einzelnen „goldenen Weg" der Informationssuche nicht gibt, sondern dass oft mehrere Quellen komplementär genutzt werden.

Auch wenn sich in Bezug auf das Informations- und Kommunikationsverhalten ein teilweise recht differenziertes Bild bei den Befragten zeigt, so dominiert ein Qualitätsmerkmal eines Krankenhauses in fast allen Typen: *Skeptisch-Desinteressierten*, *Kommunikativ-Vernetzten* und *Aktiven Onlinern* ist ein qualifiziertes Fachpersonal in Kliniken am wichtigsten. Einzig den *Bequemen Allroundern* ist das Vertrauen in die behandelnden Personen bzw. Klinik noch wichtiger. Wenn sich Patientinnen und Patienten also über Kliniken informieren, dann ist davon auszugehen, dass der allergrößte Teil vor allem nach Informationen zur Qualifikation der Ärztinnen und Ärzte sowie Pflegekräfte sucht, unter anderem nach Vorerfahrungen oder abgeschlossenen Weiterbildungen der Fachärzte.

Insgesamt bleibt festzuhalten, dass sich der überwiegende Teil aller Befragten der zweiten, quantitativen Untersuchung im Vorfeld ihres Krankenhausaufenthalts gar nicht über behandelnde Kliniken informiert hat (55 %). Auf den ersten Blick mag das deutlich gegen die Vorstellung eines umfassend informierten Patienten sprechen. Zu berücksichtigen ist aber, dass mit hoher Wahrscheinlichkeit habitualisierte Entscheidungsmuster eine Rolle spielen, dass also – wie oben bereits angedeutet – die Entscheidung zugunsten eines Krankenhauses vor dem Hintergrund der eigenen, positiven Erfahrungen mit dieser Klinik gefällt wird.

5 Fazit und Ausblick

Die Ergebnisse der vorliegenden Studie zeigen, dass nicht von *einem* typischen Muster der Informationssuche gesprochen werden kann. Vielmehr lassen sich Typen von Patienten unterscheiden, die gleichzeitig unterschiedliche Informations- und Kommunikationswege nutzen, bevor ein Krankenhausbesuch ansteht. Dabei sind erste Zusammenhänge mit Drittvariablen wie der wahrgenommenen Schwere der Krankheit erkennbar. Die Ergebnisse deuten daraufhin, dass die Informationssuche im Rahmen der Krankenhauswahl nicht losgelöst von weiteren Einflussfaktoren zu betrachten ist, sondern immer auch in Abhängigkeit vom Alltag des Patienten, seinen bisherigen Gewohnheiten und Interessen im kommunikativen Verhalten. In der vorliegenden Studie wurde das Helios Klinikum in Erfurt als Fallbeispiel ausgewählt, weshalb die Ergebnisse nicht uneingeschränkt verallgemeinerbar sind: Als Besonderheiten dieses Krankenhauses sind hervorzuheben, dass es sich um das einzige maximalversorgende Krankenhaus am Standort handelt und dass für Patientinnen und Patienten in Erfurt, einer Stadt mit etwa 200.000 Einwohnern, nur ein weiteres Krankenhaus zur Wahl steht. Bedingt unter anderem durch Abwesenheit bei der Fragebogenausgabe oder durch gesundheitliche Beschwerden nahm zudem nur etwa jeder zweite Patient an der quantitativen Befragung teil (Rücklaufquote der Fragebögen: 52,3 %).

Es bleibt dennoch anzunehmen, dass insbesondere die Online-Nutzung bzw. die Nutzung multimedialer Angebote in Zukunft einen noch größeren Stellenwert bei der Kommunikation über das Thema „Gesundheit" einnehmen wird. Gerade in interpersonal vernetzenden Tools sind Potenziale zu sehen, da diese der Suche der Patienten nach vertrauensvollen Informationen gerecht werden können und gleichzeitig das persönliche Kommunikationsbedürfnis ansprechen.

Literaturverzeichnis

Bär, S. (2008). *Wege ins Krankenhaus. Krankenhauswahl als Rational Choice.* Saarbrücken: Dr. Müller.

Betsch, T., Funke, J. & Plessner, H. (2011). *Denken – Urteilen, Entscheiden, Problemlösen.* Berlin: Springer.

Bortz, J. & Döring, N. (2006). *Forschungsmethoden und Evaluation für Human- und Sozialwissenschaftler.* Heidelberg: Springer Medizin.

Broadbent, E., Petrie, K. J., Main, J. & Weinman, J. (2006). The Brief Illness Perception Questionnaire. *Journal of Psychosomatic Research,* 60, 631-637.

Burge, P., Devlin, N., Appleby, J., Rohr, C. & Grant, J. (2005). *London patient choice project evaluation. A model of patients' choices of hospital from stated and revealed preference choice data.* London: Rand Corporation.

Diekmann, A. (2012). *Empirische Sozialforschung. Grundlagen, Methoden, Anwendungen.* Reinbek bei Hamburg: Rowohlt Taschenbuch Verlag.

Geraedts, M. (2006). Qualitätsberichte deutscher Krankenhäuser und Qualitätsvergleiche von Einrichtungen des Gesundheitswesens aus Versichertensicht. In J. Böcken, B. Braun, R. Amhof & M. Schnee (Hrsg.), *Gesundheitsmonitor 2006. Gesundheitsversorgung und Gestaltungsoptionen aus der Perspektive von Bevölkerung und Ärzten* (S. 154-170). Gütersloh: Bertelsmann Stiftung.

Geuter, G. & Weber, J. (2009). *Informationsbedarf chronisch kranker Menschen bei der Krankenhauswahl.* Bielefeld: Institut für Pflegewissenschaft an der Universität Bielefeld (IPW).

Gigerenzer, G. & Selten, R. (2002). Rethinking Rationality. In G. Gigerenzer & R. Selten (Hrsg.), *Bounded Rationality. The Adaptive Toolbox* (S. 1-12). Cambridge, MA: MIT Press.

Gigerenzer, G. & Todd, P. M. (1999). Fast and frugal heuristics: The adaptive toolbox. In G. Gigerenzer, P. M. Todd & the ABC Research Group (Hrsg.), *Simple Heuristics That Make Us Smart* (S. 3-34). New York: Oxford University Press.

Goldstein, D. G., Gigerenzer, G., Hogarth, R. M., Kacelnik, A., Kareev, Y., Klein, G., ... Schlag, K. H. (2002). Group Report: Why and When Do Simple Heuristics Work? In G. Gigerenzer & R. Selten (Hrsg.), *Bounded Rationality. The Adaptive Toolbox* (S. 173-190). Cambridge, MA: MIT Press.

Harrison, J. A., Mullen, P. D. & Green, L. W. (1992). A meta-analysis of studies of the Health Belief Model with adults. *Health Education Research,* *7*(1), 107-116.

Kriwy, P. & Aumüller, H. (2007). Präferenzen von Patienten bei der Hausarzt- oder Krankenhaussuche. *Das Gesundheitswesen,* 69, 464-469.

Kunz, V. (2004). *Rational Choice.* Frankfurt: Campus.

Picker Institut Deutschland (2006). *Qualitative Evaluation von patienten- und bedarfsgerechten Informationen über Gesundheitseinrichtungen. Ergebnisbericht Oktober 2006* [Studie]. Abgerufen von http://www.bertelsmann-stiftung.de/cps/rde/xbcr/SID-6B6DC2B3-04E65 650/bst/xcms_bst_dms_20032 _20033_2.pdf (26.11.2013).

Simanski, C., Lefering, R., Paffrath, T., Riess, P., Yücel, N., Maegele, M., ... Neugebauer, E. (2006). Die Qualität der postoperativen Schmerztherapie beeinflusst die Krankenhauswahl. Ergebnisse einer anonymen Patientenumfrage. *Der Schmerz, 20*(4), 327-333.

Simon, A. (2010). *Der Informationsbedarf von Patienten hinsichtlich der Krankenhausqualität: Eine empirische Untersuchung zur Messung des Involvements und der Informationspräferenzen.* Wiesbaden: Gabler.

Simon, H. A. (1955). A behavioral model of rational choice. *Quarterly Journal of Economics, 69*, 99-118.

Simon, M. (2001). *Die Ökonomisierung des Krankenhauses: Der wachsende Einfluss ökonomischer Ziele auf patientenbezogene Entscheidungen.* Berlin: Wissenschaftszentrum Berlin für Sozialforschung.

Sobhani, B. & Bär, S. (2010). Das Unentscheidbare entscheiden. Eine Studie über das Verhalten von Patienten bei der Krankenhauswahl. *Das Krankenhaus, 102*, 427-432.

Statistisches Bundesamt (2015). *Aus dem Krankenhaus entlassene vollstationäre Patienten (einschließlich Sterbe- und Stundenfälle) 2004 bis 2013.* Abgerufen von https://www.destatis.de/DE/ZahlenFakten/GesellschaftStaat/Gesundheit/Krankenhaeuser/Tabellen/DiagnoseAlkoholJahre.html (31.07.2015).

Streuf, R., Maciejek, S., Kleinfeld, A., Blumenstock, G., Reiland, M. & Selbmann, H. K. (2007). Informationsbedarf und Informationsquellen bei der Wahl eines Krankenhauses. *Gesundheitsökonomie & Qualitätsmanagement, 12*(2), 113-120.

TNS Infratest & Trendbüro (19. November 2013). *Werte-Index 2014: Gesundheit, Freiheit und Erfolg ganz oben im aktuellen Werte-Ranking der Deutschen* [Pressemitteilung]. Abgerufen von https://www.tns-infratest.com/presse/pdf/Presse/Presseinformation_Werte-Index_2014.pdf (31.07.2015).

Nils S. Borchers & Nicola Krömer

Die Rolle von Arztbewertungsportalen im Prozess der Arztwahl – Patienten-Empowerment durch Laienbewertungen?

In den letzten Jahren haben sich Online-Bewertungen durch Laien als wichtige Informationsquellen in Entscheidungsprozessen etabliert. Online-Bewertungen durchdringen die verschiedensten Bereiche des täglichen Lebens. Bewertet werden so unterschiedliche ‚Objekte' wie Bücher, Restaurants, Universitätskurse und Dating-Partner. Dieses Phänomen lässt sich auch im Gesundheitsbereich beobachten. Auf entsprechenden Internetportalen bewerten Nutzerinnen und Nutzer[1] Medikamente und Krankenhäuser, vor allem aber Ärzte.

Der vorliegende Beitrag greift das Phänomen der Arztbewertungen durch Laien im Internet auf. Er skizziert zunächst das Problem der Arztwahl aus der Perspektive der Patienten (Kap. 1) und diskutiert dann, wie Arztbewertungsportale die Bedingungen, unter denen die Arztwahl stattfindet, grundlegend verändern (Kap. 2). Auf Grundlage eines Überblicks über die relevante Forschungsliteratur (Kap. 3) identifiziert er schließlich bestehende Desiderata (Kap. 3). Der Beitrag kann so als Wegweiser für die künftige wissenschaftliche Beschäftigung mit Arztbewertungen dienen.

1 Die Arztwahl als Problem?

Entscheidungen sind stets riskant, weil die Möglichkeit besteht, nicht nur gute, sondern auch schlechte Entscheidungen zu treffen – das heißt Entscheidungen mit Konsequenzen, die sich als dispräferiert herausstellen. Wie jede andere Entscheidung ist auch die Entscheidung für die Behandlung durch einen bestimmten Arzt riskant. Dispräferierte Konsequenzen können sich hier etwa in langen Wartezeiten, aber auch unzureichender Behandlungsqualität äußern. Letzteres wiegt dabei schwer, da sich die Behandlungsqualität auf die Behandlungsergebnisse und die Behandlungsdauer auswirken kann – und damit letztendlich auf die Lebensqualität und schließlich die Lebenserwartung. Die weitgehenden

1 Im Folgenden wird aus Gründen der Lesbarkeit ausschließlich die grammatikalisch männliche Form verwendet. Es sei aber ausdrücklich darauf hingewiesen, dass diese Form auch weibliche Akteure einschließt.

Auswirkungen der Entscheidung für einen Arzt machen verständlich, warum die Wahl – gerade bei schwereren Erkrankungen wie etwa Krebsleiden – eine Entscheidung mit hohem Involvement seitens der Patienten darstellt.

Unter diesen Voraussetzungen liegt es nahe, möglichst rationale und informierte Entscheidungen bei der Arztwahl zu treffen, um so das Risiko dispräferierter Entscheidungskonsequenzen zu verringern. Gerade bei der Arztwahl scheint es jedoch schwierig, informierte Entscheidungen zu treffen, da sich der ‚Markt' ärztlicher Leistungen äußerst intransparent gestaltet (Geraedts, 2008). Den Patienten stehen in der Regel als Laien nur wenige Informationen zu Behandlungsvorgängen und der Behandlungsqualität zur Verfügung. Die Mechanismen, die auf anderen Märkten für eine größere Transparenz sorgen – Werbung durch Anbieter sowie Empfehlungen durch institutionalisierte Experten und das eigene soziale Umfeld –, existieren hier in nur sehr begrenztem Ausmaß.

Werbung für ärztliche Leistungen ist in vielen Ländern durch das Arztwerberecht stark eingeschränkt und fällt deshalb als potenzielle Informationsquelle zumeist aus. Auch Expertenempfehlungen können bei der Arztwahl nur bedingt eingeholt werden. Am häufigsten erfolgen sie durch Ärzte selbst (v. a. durch das System von Überweisungen zu spezialisierten Ärzten). Sie haben jedoch den Nachteil, wenig systematisch und nachvollziehbar zu sein. Des Weiteren stehen den Patienten journalistische Orientierungsangebote nur in äußerst begrenzter Form zur Verfügung, etwa durch die Ärztelisten von Focus und HörZu. Erst langsam bauen auch Krankenkassen Datenbanken auf, die gesammelte Informationen zur Behandlungsqualität selektiv zugänglich machen (z. B. der Ärzteführer der Techniker Krankenkasse). Expertenempfehlungen, wenn überhaupt einholbar, sind somit in der Regel mit hohen Recherchekosten verbunden.

Eine Alternative zu Expertenempfehlungen stellen Empfehlungen durch das soziale Umfeld der Patienten dar. So werden häufig Informationen zu Ärzten über Bekannte oder Verwandte eingeholt (Word-of-Mouth). Empfehlungen durch soziale Kontakte sind jedoch an das persönliche Netzwerk gebunden und unterliegen somit starken sozialen Einschränkungen. Die stark gestiegene räumliche Mobilität, die regelmäßige Ortswechsel nach sich zieht, führt zudem dazu, dass sich soziale Akteure immer häufiger in Situationen wiederfinden, in denen ihnen kein lokales Netzwerk zur Verfügung steht. Schließlich hängt die Wahrscheinlichkeit, Hinweise aus dem persönlichen Netzwerk zu erhalten, auch von der zu behandelnden Krankheit ab. Gerade bei seltenen, schweren Erkrankungen kann sich das persönliche Netzwerk schnell als zu begrenzt erweisen. Patienten stehen so vor dem Problem, dass die Wahrscheinlichkeit von Empfehlungen aus dem sozialen Umfeld umso geringer wird, je wichtiger die Entscheidung für einen bestimmten Arzt ist.

2 Emanzipatorisches Potenzial von Arztbewertungsportalen im Internet

In diese Informationsumwelt drängen nun Arztbewertungsportale im Internet (ABP) wie Jameda, DocInsider, Sanego, Weiße Liste und BessereAerzte. ABP stellen einerseits das Profil der Ärzte vor, andererseits schätzen sie die Qualität ihrer Behandlung mittels Bewertungen durch andere Patienten ein und machen sie so transparent. Dazu wird aus abgegebenen Bewertungen für jeden Arzt eine Gesamtnote vergeben, die sich aus unterschiedlichen Bewertungskriterien herleitet. Diese umfassen etwa bei Jameda Behandlungsqualität, Aufklärung, Vertrauensverhältnis, Zeitaufwand und Freundlichkeit.

ABP haben sich innerhalb weniger Jahre als relevante Informationsquellen bei der Arztwahl etabliert. Im Hinblick auf die dargestellten Schwierigkeiten besitzen ABP das Potenzial, Patienten bei der Bewältigung von Herausforderungen zu unterstützen, die sich bei der Arztwahl ergeben.

2.1 Revolutionieren ABP die Informationsumwelt bei der Arztwahl?

Arztbewertungen besitzen zunächst das Potenzial, die Transparenz der Qualität ärztlicher Leistung zu erhöhen und so die Informationsumwelt, in der die Arztwahl stattfindet, grundlegend zu verändern. Wie Online-Bewertungen in anderen Lebensbereichen auch, können Arztbewertungen erstmals das Erfahrungswissen von Laien umfassend erschließen, dauerhaft und gesellschaftsweit als Wissensressource – und das unter egalitären Zugangsvoraussetzungen (Borchers, 2015). Dieser Aspekt soll nun zunächst erläutert werden, bevor wir auf mögliche Einschränkungen bei der Realisierung dieses Potenzials eingehen.

ABP erlauben den Erfahrungsaustausch einer größeren Anzahl an Patienten jenseits des persönlichen Netzwerks. Auf Basis von Erfahrungen werden Beurteilungen erstellt, die anderen Patienten bei der Entscheidung für oder gegen die Behandlung durch bestimmte Ärzte behilflich sein können. Angesichts des Mangels an alternativen Informationsquellen können es ABP den Patienten ermöglichen, von der ihnen zugestandenen Selbstbestimmung bei der Arztwahl sinnvollen Gebrauch zu machen, indem sie Informationen über die Behandlungsqualität zugänglich machen. Damit verschiebt sich auch im Gesundheitsbereich die Macht zugunsten der Patienten als den Nachfragenden – ein Wandel, der bislang vor allem für die Wirtschaft beschrieben wurde (Rezabakhsh, Bornemann, Hansen & Schrader, 2006; Labrecque, vor dem Esche, Mathwick, Novak & Hofacker, 2013).

Zusätzlich liefern ABP einen Katalog an sachlichen Kriterien, die von Patienten zur Bewertung und Entscheidungsfindung herangezogen werden können. Anders als bei relativ willkürlichen Empfehlungen innerhalb eines sozialen Netzwerkes wird die Entscheidungsfindung durch diese Kriterien zunehmend rationalisiert. Kriterienkataloge besitzen das Potenzial, die Leistungen von Ärzten vergleichbar zu machen, so dass Patienten Alternativen im Idealfall systematisch abwägen können. Schließlich werden Bewertungen stärker quantifizierbar und möglicherweise ausgewogener, da sie sich aus unterschiedlichen Kriterien zusammensetzen.

Unklar ist allerdings, ob sich das beschriebene Potenzial der Revolutionierung der Informationsumwelt realisieren lässt. Diese Realisierung hängt entscheidend von der Validität der abgegebenen Online-Bewertungen ab. Aus diesem Grund kann das Vertrauen in die auf ABP veröffentlichten Bewertungen riskant sein. Zum einen erfolgt die Bewertung der Ärzte durch Laien, die nicht immer in der Lage sind, die Behandlungsqualität angemessen zu beurteilen. Im Gegensatz zu Empfehlungen aus dem Bekanntenkreis erfolgt die Bewertung jedoch zumindest anhand vorgegebener, als relevant identifizierter Kriterien. Zum anderen ermöglicht die weitgehende Anonymität der Bewertenden auf den meisten ABP vielfältige Missbrauchsmöglichkeiten. Um sich einen Wettbewerbsvorteil zu verschaffen, können Ärzte unter dem Deckmantel der Anonymität beispielsweise die Leistungen von konkurrierenden Kollegen negativ bewerten, die eigenen jedoch positiv („shill reviews“).

2.2 Patienten-Empowerment durch ABP

Ein zweites wesentliches Potenzial von ABP liegt darin, zum Empowerment von Patienten beizutragen. Der Empowerment-Ansatz stammt ursprünglich aus der Managementforschung (z. B. Spreitzer, 1995; Thomas & Velthouse, 1990), wurde aber in den letzten Jahren auch auf den Gesundheitskontext übertragen (z. B. Menon, 2002;

Schulz & Nakamoto, 2013). Hier wird vielfach von Patienten-Empowerment gesprochen, auch wenn sich der Ansatz nicht ausschließlich auf Patienten beschränkt (Schulz & Nakamoto, 2013).

Im Vordergrund des Patienten-Empowerments steht der subjektive Eindruck des Empowerments. Dieser Eindruck kann sich von der realen Situation deutlich unterscheiden (Schulz & Nakamoto, 2013; Thomas & Velthouse, 1990). Das Empowerment-Konzept beschreibt daher vor allem eine psychologische Dimension.

Schulz & Nakamoto (2013) definieren psychologisches Empowerment als „the patient's participation as an autonomous actor taking increased responsibility for and a more active role in decision making regarding his or her health" (S. 5). Das Konzept geht von selbstbestimmten Patienten aus, die ihre Gesundheit bzw. auftretende Krankheiten selbst aktiv und verantwortungsvoll managen. Patienten treffen Entscheidungen unter Beratung der Ärzte eigenverantwortlich, anstatt dass die Ärzte Behandlungsentscheidungen alleine übernehmen.

Das Konzept des Patienten-Empowerments ist daher eng mit der Idee des Selbstmanagements von Krankheiten verbunden. Das Arzt-Patient-Verhältnis wandelt sich, weg von einer alleinigen Verantwortung des Arztes *für* den Patienten, hin zur Verantwortung *gegenüber* diesem (Funnell & Anderson, 2004). Hier wird wiederum die Relevanz einer informierten Arztwahl deutlich, da eine gute Beratung durch den Arzt unerlässlich für erfolgreiche Behandlungsentscheidungen erscheint.

Psychologisches Empowerment wird als mehrdimensionales Konstrukt verstanden, das sich aus folgenden vier Dimensionen zusammensetzt (Thomas & Velthouse, 1990):

- Relevanz/Bedeutsamkeit
- Kompetenz/Selbstwirksamkeit
- Selbstbestimmung/Wahl
- Auswirkung/Einfluss

Die Nutzung von ABP im Prozess der Arztwahl kann sich auf alle vier Dimensionen auswirken.

Relevanz bzw. *Bedeutsamkeit* beschreibt den Eindruck der Patienten, etwas Wichtiges zu tun (Schulz & Nakamoto, 2013). Wird die Aktivität als relevant wahrgenommen, steigen Engagement und Involvement. Gerade bei schwereren Erkrankungen dürfte es Patienten als besonders wichtig erscheinen, eine möglichst gute Arztwahl zu treffen. Die Nutzung von

ABP kann das Gefühl fördern, anhand von sinnvollen Kriterien den richtigen Arzt für die Behandlung auszuwählen. Umgekehrt ist es zudem wahrscheinlich, dass ABP vermehrt genutzt werden, wenn dem Patienten die Arztwahl wichtig erscheint.

Wahrgenommene *Kompetenz* bzw. *Selbstwirksamkeit* umfasst den Glauben an die Fähigkeit, mittels der eigenen Handlungen die gewünschten Ergebnisse zu erzielen (Schulz & Nakamoto, 2013). ABP können den Patienten durch die Vorgabe von Bewertungskriterien einerseits und die jeweiligen Bewertungen andererseits das Gefühl vermitteln, in der Lage zu sein, kompetent einen neuen Arzt auszuwählen und diese Wahl zu begründen.

Der Eindruck von *Selbstbestimmung* stellt sich ein, wenn Patienten *Wahlmöglichkeiten* wahrnehmen. Indem ABP die Identifikation von Handlungsalternativen erleichtern, wirken sie sich positiv auf die Wahrnehmung von Selbstbestimmung aus. Diese Konstellation kann wiederum zur Steigerung des Involvements führen (Schulz & Nakamoto, 2013). Zudem trägt die Nutzung von ABP dazu bei, die Behandlung durch einen Arzt überhaupt als aktive Entscheidung zu verstehen. Überweist beispielsweise ein Arzt seine Patienten an einen bestimmten Spezialisten, kann sich die Behandlung durch diesen Spezialisten aus Perspektive der Patienten als alternativlos darstellen. Die eigene Handlung erscheint nicht als Ergebnis einer Entscheidung, sondern als determiniert. Indem ABP auf weitere Spezialisten verweisen, machen sie die Kontingenz der Arztwahl bewusst und lassen sie so als Entscheidung erscheinen. Auf diese Weise werden selbst Überweisungsentscheidungen von Ärzten evaluier- und damit anfechtbar.

Schließlich führt auch der Eindruck, dass Entscheidungen *Auswirkungen* auf die Ergebnisse einer Behandlung besitzen können, zu einem Gefühl von Empowerment bei den Patienten (Thomas & Velthouse, 1990). Weil die Behandlungsergebnisse wesentlich von der Kompetenz der behandelnden Ärzte abhängen, kann die Nutzung von ABP das Gefühl stärken, Einfluss auf die Ergebnisse zu besitzen.

Insgesamt lässt sich daher feststellen, dass ABP zum psychologischen Patienten-Empowerment beitragen können. Umgekehrt ist allerdings bereits ein gewisses Maß an Empowerment vonnöten, damit es überhaupt zur Nutzung von ABP als Pull-Kanälen kommt.

3 Die Nutzung von ABP – Erkenntnisse bisheriger Studien

Sowohl die Nutzung von ABP als auch das generelle Vorgehen bei der Arztsuche wurden bereits wissenschaftlich untersucht. Die wichtigsten Erkenntnisse dieser beiden Forschungsstränge sollen im Folgenden kurz dargestellt werden, um einen Überblick zum Forschungsstand zu geben.

3.1 Informationsquellen bei der Arztwahl

Informierte Entscheidungen verringern das Risiko, eine schlechte Arztwahl zu treffen. Auf welchen Wegen recherchieren aber Patienten Informationen über Ärzte? Forschungsbefunde aus den letzten Jahrzehnten zeigen übereinstimmend, dass vor allem Bekannten (Freunden, Verwandten und Kollegen) und behandelnden Ärzte im Entscheidungsprozess zentrale Bedeutung zukommt (Abraham et al., 2011; Harris, 2003; King & Haeffner, 1988; Kofahl, Nickel & Trojan, 2009). So liegt der Anteil der Patienten, die Bekannte als Informationsquellen benennen, in Befragungen kaum einmal unter der 50-Prozent-Marke. Lediglich King und Haefner (1988) berichten mit 33,4 Prozent der Befragten, die sich Rat bei Freunden holen, und 26,8 Prozent, die sich bei Familienmitgliedern erkundigen, möglicherweise niedrigere Anteile.

Die zweite zentrale Informationsquelle der Patienten stellen behandelnde Ärzte dar. Im Vergleich zum Rat durch Bekannte fallen hier die Unterschiede zwischen den Studien stärker aus. Der Anteil der Befragten, die Ärzte als zentrale Informationsquelle nennen, schwankt hier zwischen 11 Prozent (Harris, 2003) und 69 Prozent (Abraham et al., 2011).

Als zusätzliche Informationsquellen lassen sich daneben auch journalistisch aufbereitete, massenmedial veröffentlichte Informationen, Informationsangebote von Krankenkassen und staatlichen Stellen, Branchenverzeichnisse und Telefonbücher, sowie schließlich in manchen Ländern Werbeanzeigen von Ärzten nennen.

ABP als neuer Bestandteil der Informationsumwelt wurden bislang nur in einer Studie von Kofahl et al. (2009) berücksichtigt. Kofahl et al. kommen zu dem Ergebnis, dass Patienten ABP 2008 noch nicht als ernstzunehmende Alternative zu traditionellen Informationsquellen ansehen. Wie jedoch neuere Studien zur Nutzung von ABP zeigen, haben sich ABP in der Zwischenzeit deutlich stärker etabliert (siehe Kapitel 3.2). Deshalb erscheint es notwendig, die Bedeutung von ABP innerhalb der heutigen Informationsumwelt neu zu bestimmen.

3.2 Die Nutzung von ABP

Zur Nutzung von ABP liegen erste Erkenntnisse vor. Dabei werden ABP – mit Ausnahme der bereits besprochenen Studie von Kofahl et al. (2009) – als isoliertes Phänomen und nicht als Bestandteil einer komplexen Informationsumwelt untersucht, sodass unklar bleibt, wie sich ABP in diese Umwelt integrieren.

Neueste Untersuchungen zur Verbreitung von ABP berichten übereinstimmend für die USA (Hanauer, Zheng, Singer, Gebremariam & Davis, 2014) und für Deutschland (Emmert, Meier, Pisch & Sander, 2013; Terlutter, Bidmon & Rottl, 2014), dass etwa ein Viertel der Bevölkerung ABP nutzen. Im Vergleich zu den Nutzungsdaten, die 2009 in Deutschland noch bei 3 Prozent lagen (Kofahl et al., 2009), lässt sich damit ein enormer Nutzungsanstieg innerhalb weniger Jahre feststellen. Diese Entwicklung ist ein deutlicher Hinweis dafür, dass ABP auf einen Informationsbedarf der Patienten reagieren, der sich auf anderem Wege nicht oder nicht vergleichbar einfach decken lässt.

Nutzer von ABP sind eher jung, verfügen (dennoch) über ein vergleichsweise hohes Einkommen, leben in urbanen Gebieten, besitzen eine hohe Internetkompetenz und sind dem Internet gegenüber aufgeschlossen (Emmert et al., 2013; Terlutter et al., 2014; McCormack, 2013). Terlutter et al. (2014) berichten zudem einen positiven Zusammenhang von Nutzung und Bildung, während sich dieser Zusammenhang in der Untersuchung von Emmert et al. (2013) nicht finden lässt. Im Hinblick auf das Geschlecht der Nutzer lassen sich keine eindeutigen Unterschiede festmachen. Während Terlutter et al. (2014) finden, dass Frauen ABP häufiger nutzen als Männer, berichten andere Studien das Gegenteil (McCormack, 2013; differenzierter Kassenärztliche Bundesvereinigung, 2011, S. 21). Schließlich lässt sich ein positiver Zusammenhang zwischen wahrgenommener Glaubwürdigkeit von ABP und ihrer Nutzung feststellen (Terlutter et al., 2014; Hanauer et al., 2014). So aussagekräftig diese ersten Erkenntnisse zur Nutzung von ABP sind, sollten doch gerade die über reine soziographische Zusammenhänge hinausgehenden Schlussfolgerungen mit einer gewissen Vorsicht genossen werden. So wurden etwa in den bisherigen Studien viele mehrdimensionale Konstrukte wie *Digital Literacy* oder *Vertrauen* mit einem einzigen Item (so etwa bei Terlutter et al., 2014) erhoben.

Es gibt empirische Hinweise darauf, dass Patienten Arztbewertungen nicht nur lesen, sondern dass sie sie auch bei ihren Entscheidungen berücksichtigen. Laut Emmert et al. (2013) haben sich zwei Drittel der ABP-Nutzer schon einmal bei ihrer Arztwahl durch Online-Bewertungen beeinflussen lassen, wobei dieser Anteil bei jüngeren Patienten höher liegt als bei älteren. Laut Hanauer et al. (2014) besitzen Arztbewertungen sogar für 59 Prozent der Befragten Bedeutung bei ihrer Arztwahl (19 % „very important"; 40 % „somewhat important"). Diese letzte Angabe ist jedoch fragwürdig, weil in derselben Untersuchung nur 23 Prozent der Befragten angeben, überhaupt Arztbewertungen im Entscheidungsprozess zu berücksichtigen.

4 Fazit & Ausblick

Die vorliegenden Ausführungen haben versucht, einen Einblick in die Forschung zu ABP zu geben und aufzuzeigen, wie ABP den Prozess der Arztwahl verändern. Einerseits revolutionieren ABP die Informationsumwelt, in der die Arztsuche stattfindet. Sie besitzen das Potenzial, die Qualität ärztlicher Leistungen überhaupt erst transparent zu machen. Patienten können so das Risiko bei der Arztwahl reduzieren. Andererseits besitzen ABP das Potenzial, das Empowerment von Patienten bei der selbstbestimmten Arztwahl zu steigern und damit das Selbstmanagement der eigenen Gesundheit positiv zu beeinflussen.

Die beiden hier beschriebenen Zusammenhänge wurden bislang noch nicht erforscht. Deshalb ist aus unserer Perspektive eine genauere Untersuchung unter anderem der folgenden Fragenkomplexe erforderlich:

Erstens bleibt auf Grund der mangelnden Integration der Untersuchungen zu Rechercheroutinen bei der Arztsuche auf der einen, zur Nutzung von ABP auf der anderen Seite bis dato unbekannt, wie sich die Nutzung von ABP in aktuellen Informationsumwelten gestaltet, ob und wie sie also Rechercheroutinen einzelner Patienten verändern. ABP werden als isoliertes Phänomen untersucht, statt den Gesamtprozess der Arztwahl zu betrachten. Es ist daher nicht möglich, Aussagen über die relative Bedeutung von ABP im Verhältnis zu anderen Informationsquellen zu treffen. Unbekannt ist zudem, ob ABP von einzelnen Patienten als Ergänzung zu oder als Ersatz für traditionelle Informationsquellen genutzt werden. Werden sie also vor allem von solchen Patienten genutzt, die nicht oder kaum auf anderen Wegen nach Informationen suchen, oder vor allem von solchen, die auch andere Informationsquellen intensiver nutzen?

Zweitens stellt sich die Frage, inwiefern die Suche nach Gesundheitsinformationen im Internet (*health information seeking*) eine Nutzung von ABP beeinflusst. Es kann vermutet werden, dass vorwiegend solche Patienten neue Möglichkeiten der Arztwahl nutzen, die auch sonst technikaffin sind und sich im Internet zu Gesundheitsthemen informieren. Ergebnisse der hier angeführten Studien weisen auf derartige mögliche Zusammenhänge hin (Terlutter et al., 2014).

Drittens ist unklar, wie die ABP-Nutzung mit Patienten-Empowerment auf der einen Seite, sowie mit Selbstmanagement von Krankheiten auf der anderen Seite in Zusammenhang steht. Steigert die Nutzung von ABP das Empowerment zum Selbstmanagement oder ist Empowerment die Voraussetzung dafür, dass es überhaupt zu einer Nutzung von ABP als Pull-Kanälen kommt?

Viertens ist es notwendig, mehr über die Bedingungen zu erfahren, unten denen sich das beschriebene emanzipatorische Potenzial von ABP realisieren lässt. Untersuchungen zu Online-Bewertungen von Konsumgütern zeigen, dass ein nicht unbeträchtlicher Anteil der Online-Bewertungen gefälscht sein kann (etwa Hu, Bose, Koh & Liu, 2012). Zu klären ist deshalb, in welchem Ausmaß auch ABP von Reviewfälschungen betroffen sind. Darüber hinaus muss geklärt werden, inwiefern Bewertende als Laien überhaupt in der Lage sind, ärztliche Leistungen valide zu bewerten, so dass sie eine gute Wahl erlauben. Die Qualitätsbewertung der ABP sollte schließlich in Relation zum Empowerment-Potenzial der ABP gesetzt werden. Eine oberflächliche Bewertung eines Arztes basierend auf argumentativ schwachen Kriterien könnte eher zu einer Verunsicherung der ABP-Nutzenden führen, die auf Arztsuche sind – und so einen kontraproduktiven Effekt besitzen.

Angesichts der beträchtlichen ABP-Nutzerzahlen und der dadurch angezeigten Relevanz von ABP sollte sich die Forschung bemühen, diese Lücken zu schließen. Insbesondere sollte sie sich nicht mit der deskriptiven Beschreibung von Nutzermerkmalen zufrieden geben, sondern gerade die spezifischen Bedingungen der Nutzung sowie ihre Auswirkungen auf das Selbstverständnis der Patienten genauer untersuchen.

Literaturverzeichnis

Abraham, J., Sick, B., Anderson, J., Berg, A., Dehmer, C. & Tufano, A. (2011). Selecting a provider: What factors influence patients' decision making? *J Healthc Manag*, *56*(2), 99-114.

Borchers, N. S. (2015). ReviewEverything.com: Towards a theory of online reviews. Unveröffentlichtes Manuskript, Institut für Medien- & Kommunikationswissenschaft; Universität Mannheim, Mannheim, Deutschland. Abgerufen von http://mkw.uni-mannheim.de/prof_dr_matthias_kohring/nils_borchers/publikationen

Emmert, M., Meier, F., Pisch, F. & Sander, U. (2013). Physician choice making and characteristics associated with using physician-rating websites: Cross-sectional study. *J Med Internet Res*, *15*(8), e187.

Funnell, M. M. & Anderson, R. M. (2004). Empowerment and Self-Management of Diabetes. *Clinical Diabetes*, 22(3), 123-127.

Geraedts, M. (2008). Informationsbedarf und Informationssuchverhalten bei der Arztsuche. In J. Böcken, B. Braun & R. Amhof (Hrsg.), *Gesundheitsmonitor 2008. Gesundheitsversorgung und Gestaltungsoptionen aus der Perspektive der Bevölkerung* (pp. 29-47). Gütersloh: Verlag Bertelsmann Stiftung.

Hanauer, D. A., Zheng, K., Singer, D. C., Gebremariam, A. & Davis, M. M. (2014). Public awareness, perception, and use of online physician rating sites. *JAMA*, *311*(7), 734-735.

Harris, Katherine M. (2003). How Do Patients Choose Physicians? Evidence from a National Survey of Enrollees in Employment-Related Health Plans. *Health Services Research*, 38(2), 711-732.

Hu, N., Bose, I., Koh, N. S. & Liu, L. (2012). Manipulation of online reviews: An analysis of ratings, readability, and sentiments. *Decision Support Systems*, *52*(3), 674-684.

Kassenärztliche Bundesvereinigung (2011). *Versichertenbefragung der Kassenärztlichen Bundesvereinigung 2011*. Abgerufen von http://www.kbv.de/media/ sp/KBV_Versichertenbe fragung_2011_Ergebnisbericht.pdf (10.05.2015).

King, K.W. & Haefner, J.E. (1988). An investigation of the external physician search process. *J Health Care Mark*, *8*(2), 4-13.

Kofahl, C., Nickel, S. & Trojan, A. (2009). Arztsuche im Internet. In J. Böcken, B. Braun & J. Langmann (Hrsg.), *Gesundheitsmonitor 2009. Gesundheitsversorgung und Gesundheitsoptionen aus der Perspektive der Bevölkerung* (S. 38-58). Gütersloh: Verlag Bertelsmann Stiftung.

Labrecque, L. I., vor dem Esche, Jonas, Mathwick, C., Novak, T. P. & Hofacker, C. F. (2013). Consumer power: Evolution in the digital age. *Journal of Interactive Marketing*, *27*(4), 257-269.

McCormack. (2013, 12/04/2013). How Patients Use Online Reviews. IndustryView 2013. Abgerufen von http://www.softwareadvice.com/medical/_industryview/how-patients-use-online-reviews/?layout=var_ch0 (05.07.2015).

Menon, S. T. (2002). Toward a model of psychological health empowerment: implications for health care in multicultural communities. *Nurse Educ Today*, *22*(1), 28-39; discussion 40-23.

Rezabakhsh, B., Bornemann, D., Hansen, U. & Schrader, U. (2006). Consumer Power: A Comparison of the Old Economy and the Internet Economy. *Journal of Consumer Policy*, *29*(1), 3-36.

Schulz, P. J. & Nakamoto, K. (2013). Health literacy and patient empowerment in health communication: The importance of separating conjoined twins. *Patient Education and Counseling, 90*(1), 4-11.

Spreitzer, G. M. (1995). Psychological empowerment in the workplace: Dimensions, measurement, and validation. *Academy of Management Journal, 38*(5), 1442-1465.

Terlutter, R., Bidmon, S. & Rottl, J. (2014). Who uses physician-rating websites? Differences in sociodemographic variables, psychographic variables, and health status of users and nonusers of physician-rating websites. *J Med Internet Res, 16*(3), e97.

Thomas, K. W. & Velthouse, B. A. (1990). Cognitive elements of empowerment: an "interpretive" model of intrinsic task motivation. *Academy of Management Review, 15*(4), 666-681.

Simone Jäger

Effektive Kommunikation mit Internetpatienten in der Onkologie: Schlüsselkonzept zur Analyse der Arztperspektive

1 Einleitung

Nicht nur die Gesundheitsinformationen im Internet nehmen stetig zu, sondern auch eine Trendentwicklung auf der Arzt-Patient-Ebene, die nicht mehr wegzudenken ist: Wurden früher zusätzliche Informationen zum Arzt-Patient-Gespräch in überschaubarem Umfang von Bekannten, anderen Betroffenen oder Medizinern für eine Zweitmeinung eingeholt, steht Patienten und ihren Angehörigen nun eine nahezu unbegrenzte Fülle an medizinischem Experten- und Laienwissen online zur Verfügung. Dieser Informationspool wird auch rege für Recherchen zu Symptomen, Krankheitsbildern und Behandlungsmethoden genutzt, ob die Informationen zur persönlichen Krankheitslage passen oder nicht. Aus dieser Internetrecherche erwächst in der Regel ein erhöhter Beratungsbedarf und so bringen Patienten ihre „Internetzettel" mit in die Sprechstunde und konfrontieren ihre Ärzte damit (u. a. Anderson, Rainey & Eysenbach, 2003; Jäger, 2012; Silver, 2015).

Mediziner müssen sich aber nicht nur mit den jeweiligen Suchergebnissen auseinandersetzen, sondern zudem mit den dadurch veränderten Einstellungen ihrer Patienten. Der sogenannte Internetpatient[1] kann richtige, fehlerhafte oder unpassende Informationen eingeholt haben, sich durch sie bestärkt oder verunsichert fühlen. Auch sein Verhalten kann in der Therapie und dem Arzt gegenüber anders ausfallen als ohne die Internetinformationen in seiner Hand – im Extremfall fordert er eine andere als die vom Arzt empfohlene Behandlung. Wie Ärzte auf die Internetinformationen ihrer Patienten reagieren, ist von nicht zu unterschätzender Bedeutung: Denn ob der Patient sich mit seinen Internetinformationen bei seinem Arzt gut aufgehoben oder aber vor den Kopf gestoßen fühlt, hat unmittelbare Auswirkungen auf die Qualität der Vertrauensbeziehung und in der Folge auf den Therapieerfolg. Umso ent-

1 Mit dem Begriff „Internetpatienten" sind Patienten gemeint, die aufgrund einer gesundheitsbezogenen Internetrecherche im persönlichen Gespräch mit dem Arzt vorinformiert sind, also keine Patienten, die ausschließlich über das Internet mit einem Arzt in Kontakt treten, z. B. für eine Online-Beratung per E-Mail, Live-Chat oder App.

scheidender ist die Frage, wie Ärzte den Einfluss dieser Entwicklung auf Patienten, Ärzte und ihre Beziehung zueinander wahrnehmen, ihre eigenen Einstellungen daraufhin anpassen und welche Kommunikations- und Handlungsstrategien sie im Fall der Internetpatienten anwenden.

2 Überblick zum gegenwärtigen Forschungsstand

Im Internet findet sich die volle Bandbreite von qualitativ hoch- zu minderwertigen Gesundheitsinformationen (Eysenbach, 2003); verschiedene Ansätze in Form von Gütesiegeln zur Zertifizierung von Websites sollen zur Filterung und besseren Strukturierung der Informationen beitragen (Hebenstreit & Prümel-Philippsen, 2004). Häufig sind jedoch nicht falsche Angaben auf den Webseiten das Problem, sondern vielmehr, dass Patienten weder das Fachwissen noch die medizinische Behandlungserfahrung der Ärzte haben und somit die gefundenen Informationen in einem schlichtweg nicht passenden Kontext anwenden (Eysenbach & Diepgen, 1998; Jäger, 2012). Das Informationssuchverhalten der Patienten im Web, ihre Nutzungsmotive und die Wirkungen ihrer Internetrecherche auf sie selbst werden in verschiedenen Studien thematisiert (u. a. Mitsutake, Shibata, Ishii & Oka, 2012). Die gesundheitsbezogene Internetnutzung nimmt bei Patienten stetig zu (Fox, 2010; Johnson & Case, 2012; Kummervold et al., 2008; Skopos-Institut, 2010) und führt zu Veränderungen auf allen Einstellungsebenen: im selbst wahrgenommenen Wissen der Patienten, der emotionalen Ebene – vom Empowerment (Jaenicke, 2008) bis zur Cyberchondrie (White & Horvitz, 2009) – sowie im Verhalten (Baumann, Lampert & Fromm, 2012; Ybarra & Suman, 2006). Dieses veränderte Verhalten hat viele Facetten: Zunächst bringen Patienten mehr Informationen in die Sprechstunde mit und haben dadurch aktiv mehr Redezeit. In einem nächsten Schritt stellen Internetpatienten ihrem Arzt mehr Fragen zur Diagnose und Behandlung, manche hinterfragen die Entscheidungen ihres Arztes. Im Weiteren gibt es auch Patienten, die ihre eigene Behandlung aktiv durch die im Internet gefundenen Therapieoptionen mitgestalten möchten und derartige Vorschläge in das Arztgespräch einbringen (Jäger, 2012). In der Regel erwarten Patienten von ihrem Arzt zumindest eine Interpretationsleistung zu den in die Sprechstunde mitgebrachten Internetinformationen (Anderson et. al., 2003).

Wie der andere Partner in der ärztlichen Vertrauensbeziehung, also der Arzt, dazu eingestellt ist und vor allem, wie er damit in seinem kommunikativen Verhalten umgeht, ist unzureichend untersucht (Dutta, 2008). Die Arztseite wird nur ansatzweise empirisch beleuchtet und zwar konkret die Internetnutzung deutscher Ärzte (DocCheck, 2009), die von Ärzten eingeschätzte Internetnutzung ihrer Patienten einschließlich der Vor- und Nachteile davon für Patienten (Potts & Wyatt, 2002) und die Effekte auf das Beratungsgespräch (u. a. Health on the Net Foundation, 2005) sowie im Rahmen von Patientenbefragungen zum Thema gesundheitsbezogene Internetnutzung (u. a. Taylor & Leitman, 2003). Darüber hinaus geben vereinzelt Mediziner ihre Eindrücke und Bewertungen zum Online-Informationssuchverhalten ihrer Patienten und dessen Auswirkungen kund (Janssen Cilag Zukunftsarbeit, 2003; Simmank, 2015). Das noch relativ junge Forschungsfeld der Gesundheitskommunikation hat verhältnismäßig wenig empirische Studien zur Optimierung der Arzt-Patient-Kommunikation unter dem Einflussfaktor des Internets zu verzeichnen (u. a. Fromm, Baumann & Lampert, 2011). Zu berücksichtigen ist auch, dass Ergebnisse aus Forschungen anderer Länder nicht uneingeschränkt auf das deutsche Gesundheitssystem übertragbar sind (Hurrelmann, Laaser & Razum, 2006).

Kommunikationsstrategien haben, wie die ärztliche Gesprächsführung insgesamt, in der ärztlichen Aus-, Fort- und Weiterbildung noch einen marginalen Anteil und Deutschland „hinkt (…) den internationalen Empfehlungen weit hinterher" (Breitbart, 2015, S. 185). Das spiegelt sich auch in der Forschungslage wider, die mehrheitlich Empfehlungen aus der Theorie (u. a. Wald, Dube & Anthony, 2007) und nur für einen allgemeinen Kontext umfasst (Northhouse & Northhouse, 1998), also ohne Berücksichtigung der Trendentwicklung der Internetpatienten und eine Anwendung für diesen Bereich. Bislang stammen nur wenige Ergebnisse aus der gezielten Untersuchung der Arzt-Patient-Kommunikation, wie die des Einflusses eines Kommunikationstrainings für Ärzte auf den Behandlungserfolg der Patienten (Bieber et al., 2008). Dass der Einsatz derartiger Trainings sinnvoll ist, untermauert jüngst eine Studie von Merckaert et al. (2015), in der ein 38-stündiges Programm die kommunikative Kompetenz eines multidisziplinären Behandlungsteams in der Radiologie signifikant verbesserte, wodurch die Patienten mit der Behandlung zufriedener waren. Ein laufender Forschungscluster des WissenschaftsCampus Tübingen (2015) setzt bei der Vermutung an, dass Patienten die Informationen aus dem Web verfälscht aufnehmen, und zwar aufgrund anderer Gesundheitskonzepte im Vergleich zu Medizinern und der persönlichen Bedrohung durch die Krankheit. Im Cluster wird derzeit die angenommene verfälschte Informationsaufnahme und ihr Einfluss auf die Arzt-Patient-Kommunikation untersucht, um dann geeignete Verfahren für die Schulung von Medizinstudenten für den Umgang mit diesen neuen Anforderungen zu entwickeln (WissenschaftsCampus Tübingen, 2015).

3 Qualitative Vorläuferstudie mit Hausärzten und Onkologen

Bei der Frage nach der Wahrnehmung, den Einstellungen und Verhaltensweisen von Ärzten in ihrem Umgang mit Internetpatienten setzt eine qualitativ-vergleichende Befragung von Hausärzten und Onkologen an (Jäger, 2012). In Face-to-face-Interviews haben sich Ärzte (n=14) zu ihren Erfahrungswerten mit Internetpatienten, der eingeschätzten Wirkung der Internetrecherche auf Patienten und auf sie selbst sowie den wahrgenommenen Auswirkungen auf das Arzt-Patient-Verhältnis geäußert. Die Ergebnisse belegen, dass die Effekte der gesundheitsbezogenen Internetnutzung bis zu behandelnden Hausärzten und Onkologen reichen, die diesen Trend wahrnehmen und darauf in ihren Einstellungen und Verhaltensweisen reagieren. Diese indirekte Medienwirkung betrifft Ärzte mit unterschiedlichen Fachrichtungen, medizinischen Schwerpunkten und Zusatzqualifikationen, Arbeitsorten – niedergelassene und im Krankenhaus tätige – und Positionen – Assistenzärzte frisch nach dem Medizinstudium bis hin zu Oberärzten mit langjähriger Berufserfahrung. Zusammengefasst zeichnen sich Parallelen zwischen den Arztgruppen besonders bei der generellen Bewertung dieser Trendentwicklung und der wahrgenommenen Wirkung auf Patientenseite und teilweise bei den wahrgenommenen Effekten auf das Arzt-Patient-Verhältnis sowie der Verortung von Problemzonen ab. Die Einschätzungen der Arztgruppen gehen auffällig auseinander bei den Erfahrungswerten mit Patienten, der eingeschätzten Wirkung auf die Arztseite, dem ärztlichen Verhalten im Detail und den mit der Entwicklung einhergehenden Problemen für Ärzte.

Hinzu kommt, dass die Hausärzte in mancher Hinsicht extremere Erfahrungen mit Internetpatienten gemacht haben, was sich auch in ihren Einstellungen zeigt: So betiteln einzelne Ärzte das Internet als negatives Placebo, verweisen darauf, in ihrer Selbstbeherrschung auf die Probe gestellt zu werden, und sträuben sich dagegen, zum Handlanger ihrer vorinformierten Patienten instrumentalisiert zu werden. Die Onkologen hingegen haben sich sowohl intensiver mit dem Nutzen des Internets für Mediziner als auch mit der Bedeutung von Internetpatienten für die eigenen Verhaltensweisen auseinandergesetzt. Dementsprechend zeigten sich zwar bei beiden Arztgruppen spezifische Kommunikations- und Handlungsmuster, aber nur die Strategien der Onkologen waren derart trennscharf, dass sie anhand bestimmter Rollenmuster klassifiziert werden konnten. Aus den Ergebnissen der Studie lässt sich ableiten, dass die Onkologen für eine anknüpfende, weitere Auseinandersetzung mit Kommunikationsstrategien im Umgang mit Internetpatienten geeignet sind.

4 Folgestudie an der Arzt-Patient-Schnittstelle

Um effektive Kommunikationsmuster aufzudecken, sollte nicht direkt ein bestimmtes definiertes Set angewendet und seine Effekte gemessen werden. Schon im Vorfeld gilt es, die Einschätzungen der Patientenseite abzufragen. Anders ausgedrückt: Der Patient muss mit ins Boot, denn seine Bewertung der ärztlichen Kommunikation ist eine wichtige Komponente für den Therapieerfolg. Dies wird auch an anderer Stelle anerkannt (Gerber & Eiser, 2001), trotzdem ist der Vergleich der ärztlichen Perspektive mit der von Patienten noch ein marginales Forschungsthema (Nordfeldt, Ängarne-Lindberg & Berterö, 2012). Im Mittelpunkt der laufenden Folgestudie zur oben angerissenen explorativen Untersuchung (Jäger, 2012) stehen erneut die kommunikativen Verhaltensweisen von Ärzten unter Einfluss der gesundheitsbezogenen Internetnutzung durch Patienten. Die Perspektive der Ärzte soll an derjenigen der Patienten im Anwendungsbereich Onkologie in einer zweistufigen, das heißt qualitativ-quantitativen, und dabei in der ersten Stufe gepaarten Befragung „gespiegelt" werden: Welche Kommunikations- und Handlungsmuster wenden Onkologen aus ihrer Erfahrung und daraus abgeleiteten Einschätzung erfolgreich an und wie werden diese von ihren Patienten empfunden? Durch einen Vergleich der Ansichten dieser beiden Seiten können vielversprechende Strategien abgeleitet und schließlich in Leitlinien für das ärztliche Beratungsgespräch vor Ort und ein ergänzendes Online-Tool implementiert werden (Jäger, 2015).

Diese Online-Informations- und Kommunikationstechnologie kann und soll das persönliche Arzt-Patient-Gespräch nicht ersetzen, sondern optimal ergänzen. Es versteht sich als ein Behandlungstool, das Zeit im Gespräch vor Ort sparen kann, und soll damit also nicht Diagnosezwecken im Alleingang ohne den Arzt dienen. Zu bedenken ist, dass die

Kapazität des Gespräches zwischen Arzt und Patient beschränkt ist, sowohl in zeitlicher als auch funktioneller Hinsicht, und so macht es Sinn, gewisse von Patienten gewünschte Teilbereiche, zum Beispiel ausführliche Erklärungen zur eigenen Krankheit, auf ein solches Online-Tool auszulagern. Der Entwurf sieht vier Teilbereiche vor: Den ersten sollen Informationen zum Arzt-Patient-Gespräch ausmachen – hierunter fallen Strukturierung und Standardisierung von Anliegen, die Abfrage des Informationsstands und die Listung von bereits bestehenden Fragen vor dem Arzttermin, weiterer Beratungsbedarf und Feedback nach der Sprechstunde, was zur Qualitätssicherung beiträgt. Die zweite Sparte ist für Patienten gedacht – sie sollen hier qualitativ hochwertige Informationen zu Krankheitsbildern, ihren Symptomen und der Ursachenforschung abrufen können, vom Arzt als für die individuelle Krankheitslage für passend befundene Behandlungen und daran geknüpfte Erfolgschancen einsehen, ihre Untersuchungsergebnisse zeitnah abrufen und zu vom Arzt empfohlenen zusätzlichen Beratungsmöglichkeiten direkt weitergeleitet werden. Der dritte Unterpunkt richtet sich an Ärzte – sie sollen Empfehlungen, Leitlinien und Materialien zum Druck für Patienten gebündelt abrufen und über das Online-Tool auch Fortbildungen im Bereich Kommunikation absolvieren können. Die vierte Rubrik ist die der Kontaktmöglichkeiten, die den Patienten wichtige Anlaufstellen und Fachärzte auf einen Blick vermitteln und an die Hand geben soll.

Die herausgearbeiteten effektiven ärztlichen Kommunikationsmuster sollen durch ihre Anwendung in der Folge einen Prozess der Optimierung auf unterschiedlichen Ebenen in Gang setzen. Zunächst ist zu erwarten, dass eine bessere ärztliche Kommunikation sich auch positiv auf die Qualität der Vertrauensbeziehung zwischen Arzt und Patient auswirkt. Daran geknüpft ist die Zufriedenheit der Patienten mit der medizinischen Behandlung, was wiederum ein entscheidender Faktor für den Therapierfolg und damit für die Lebensqualität der Patienten ist. Effektive ärztliche Kommunikation im medizinischen Beratungsgespräch und die Auslagerung von gewissen Teilbereichen auf ein Online-Tool tragen außerdem zur Behandlung von mehr Patienten pro Zeit bei. Das wiederum senkt den Zeitdruck für Ärzte und streicht unnötige Wartezeiten für Patienten. Letztlich ist auch zu bedenken, dass ein mit der Behandlung und seinem Arzt zufriedener Patient in der Regel nicht den Arzt wechseln oder sich einer Doppelbehandlung unterziehen wird, was zur Kostenreduktion im Gesundheitssystem beiträgt (Jäger, 2015).

5 Schlüsselkonzept zur Analyse der kommunikativen Strategien

Für die geschilderte Untersuchungsanlage ist ein theoretisches Schlüsselkonzept von Belang, mit dem die ärztliche Kommunikation analysiert wird. Die Grundidee lautet, dass Ärzte die Entwicklung der Internetpatienten zunächst wahrnehmen und einschätzen, bevor sie darauf in ihren Einstellungen und Verhaltensweisen reagieren (Jäger, 2015). Die Einstellungen werden auf drei Ebenen – kognitiv, affektiv und konativ (Rosenberg & Hovland, 1960) – gemessen, wobei der Fokus auf dem ärztlichen Verhalten liegt. Insgesamt werden für die Analyse der ärztlichen Perspektive drei kommunikationswissenschaftliche Modelle miteinander verbunden und für die vorliegende Studie entsprechend modifiziert: Das Grundgerüst bildet das *ecological model of communication in medical encounters* (Street, 2003). Hier geht es um die Kommunikation zwischen Arzt und Patient im interpersonalen Kontext unter dem Einfluss verschiedener Kontextbedingungen, darunter dem der Medien, explizit auch des Internets. Dieses Modell lässt sich durch zwei weitere sinnvoll ausbauen, mit ihnen werden die relevanten Kernpunkte hervorgehoben, sie können als eine Art Zoom im Modell verstanden werden: Der erste Zoom wird eingesetzt bei den Rollen von Arzt und Patient, und zwar konkret bei der des Gesundheitsdienstleisters, anhand des *model of communicating uncertainty during shared decision-making* (Politi & Street, 2011). Der zweite Zoom setzt an beim Einflussfaktor Medien und seiner Wirkung auf die Arzt-Patient-Kommunikation unter Anwendung eines bestimmten Blickwinkels, des *indirect effects model* (Gunther & Storey, 2003).

Zu erstens: Im Mittelpunkt stehen Charakteristika und Verhalten von Arzt und Patient, wobei nur die Verhaltensweisen des Arztes näher betrachtet werden sollen, sowie das Endziel eines „shared mind“ mit dem Patienten, also einer Übereinkunft bei der Entscheidung über die medizinische Behandlung. Auch die patientenzentrierte Kommunikation, das Studienziel und Anknüpfungspunkte für die allgegenwärtige Internetrecherche, sind darin enthalten. Zu zweitens: Bereits die Annahme über eine Medienwirkung bei Dritten führt zu einer Änderung des eigenen Verhaltens, also einer indirekten Medienwirkung (Gunther & Storey, 2003). Für die Arzt-Patient-Kommunikation bedeutet das, dass sich das Informationssuchverhalten der Patienten im Internet in der Folge auf die behandelnden Ärzte, welche dieses wahrnehmen und darauf reagieren, und letztlich auf ihre Vertrauensbeziehung auswirkt. Anzumerken ist, dass dieses zweite Zoom-Modell ausdrücklich um die Erfahrungskomponente der Mediziner bezüglich ihres Umgangs mit Internetpatienten erweitert werden muss. Es kann nicht von einer reinen Antizipation eines Medieneinflusses auf ihre Patienten ausgegangen werden, der Zeitpunkt Null – die erste Vorstellung bzw. Wahrnehmung, Einstellungsformung und Interaktion mit einem Internetpatienten – hat schon stattgefunden. Zudem werden zusätzlich zu den wahrgenommenen Effekten auf die Patientenseite aufgrund ihrer in diesem Fall grundlegenden und auch gesellschaftlichen Relevanz die eingeschätzten Auswirkungen auf das Arzt-Patient-Verhältnis, also die Interaktion in der Sprechstunde, behandelt (Jäger, 2015).

6 Fazit

Der wachsende Pool an Gesundheitsinformationen im Internet bedingt ein neues Rollenverständnis von Patient und Arzt und ihrer Beziehung zueinander: Das Wissen zu Gesundheitsbelangen liegt nicht mehr nur in der Hand von Ärzten, sondern mit einem Klick im Web haben auch Patienten Zugang dazu. Bevor Patienten zum Arzt gehen, recherchieren sie häufig Gesundheitsbelange online und diese Trendentwicklung nimmt stetig zu. Die Bedeutung der gesundheitsbezogenen Internetrecherche von Patienten reicht bis zu ihren Ärzten, denn sie konfrontieren diese mit ihren Suchergebnissen und ihren dadurch veränderten Einstellungen. Der Umgang der Ärzte mit diesen sogenannten Internetpatienten hat Auswirkungen auf deren Beziehung und in der Folge auf den Therapieerfolg, die Lebensqualität der Patienten und die Kosten in der Gesundheitsversorgung. Wie eine qualitative Befragung zeigt, nehmen insbesondere Onkologen die zunehmende Entwicklung der Internetpatienten wahr und passen ihre eigenen Einstellungen und Verhaltensweisen an (Jäger, 2012). Die laufende Folgestudie (Jäger, 2015) beschäftigt sich mit folgender Frage: Welche Kommunikations- und Handlungsmuster wenden Onkologen aus ihrer Erfahrung und Einschätzung erfolgreich an und wie werden diese von ihren Patienten bewertet? Ein Vergleich dieser Perspektiven auf die ärztliche Kommunikation in einer qualitativ-quantitativen, gepaarten Befragung in zwei Stufen soll effektive Strategien aufdecken, die in Leitlinien und Empfehlungen für das ärztliche Beratungsgespräch vor Ort und ein ergänzendes Online-Tool implementiert werden können. Die ärztlichen Verhaltensweisen sollen anhand eines Schlüsselkonzepts analysiert werden, das sich aus drei kommunikationswissenschaftlichen Modellen (Gunther & Storey, 2003; Politi &

Street, 2011; Street, 2003) sowie eigenen Anpassungen und Erweiterungen zusammensetzt.

Literaturverzeichnis

Anderson, J. G., Rainey, M. R. & Eysenbach, G. (2003). The impact of cyberhealthcare on the physician-patient relationship. *Journal of Medical Systems, 27*(1), 67-84.

Baumann, E., Lampert, C. & Fromm, B. (2012). Gesundheitskommunikation. In K. Hurrelmann & O. Razum (Hrsg.), *Handbuch Gesundheitswissenschaften* (5. vollst. überarb. Aufl., S. 461-489). Weinheim (u. a.): Juventa Verlag.

Bieber, C., Müller, K. G., Blumenstiel, K., Hochlehnert, A., Wilke, S., Hartmann, M. & Eich, W. (2008). A shared decision-making communication training program for physicians treating fibromyalgia patients: Effects of a randomized controlled trial. *Journal of Psychosomatic Research, 64*(1), 13-20.

Breitbart, E. W. (2015). Nationaler Krebsplan: „Informierte Entscheidung – Quo vadis?" Praxisbezogener, wissenschaftlicher Workshop zur „Informierten und partizipativen Entscheidungsfindung von BürgerInnen, PatientInnen und Leistungserbringern". *FORUM, 30*(3), 182-186.

DocCheck (2009). *Internetnutzung von Ärzten in Europa's Big Five. DocCheck Online-Studie.* Abgerufen von http://research.doccheck.com/uploads/tx_dcevents/091208_laender_studie_en.pdf

Dutta, M. J. (2008). Health communication: Trends and future directions. In J. C. Parker & E. Thorson (Hrsg.), *Health communication in the new media landscape* (S. 59-91). New York: Springer.

Eysenbach, G. (2003). Qualität von Gesundheitsinformationen im World Wide Web [Leitthema: Gesundheitsinformationssysteme]. *Bundesgesundheitsblatt (Gesundheitsforschung – Gesundheitsschutz), 46*(4), 292-299.

Eysenbach, G. & Diepgen, T. L. (1998). Towards quality management of medical information on the Internet: Evaluation, labelling, and filtering of information. *British Medical Journal, 317*(7171), 1496-1500.

Fox, S. (2010). *Cancer 2.0: A summary of recent research.* Abgerufen von http://pewrsr.ch/Cancer20 (16.11.2012).

Fromm, B., Baumann, E. & Lampert, C. (2011). *Gesundheitskommunikation und Medien. Ein Lehrbuch.* Stuttgart: W. Kohlhammer.

Gerber, B. S. & Eiser, A. R. (2001). The patient-physician relationship in the Internet age: Future prospects and the research agenda [Electronic version]. *Journal of Medical Internet Research, 3*(2), e15.

Gunther, A. C. & Storey, J. D. (2003). The influence of presumed influence. *Journal of Communication, 53*(2), 199-215.

Health on the Net Foundation (2005). *9th HON survey of health and medical Internet users* [Electronic version]. Abgerufen von http://www.hon.ch/Survey/Survey2005/res.html (04.11.2012).

Hebenstreit, S. & Prümel-Philippsen, U. (2004). Qualitätssicherung im WWW. In K. Jähn & E. Nagel (Hrsg.), *E-Health* (S. 91-98). Berlin (u. a.): Springer.

Hurrelmann, K., Laaser, U. & Razum, O. (2006). Entwicklung und Perspektiven der Gesundheitswissenschaften in Deutschland. In Dies. (Hrsg.), *Handbuch Gesundheitswissenschaften* (4. vollst. überarb. Aufl., S. 11-48). Weinheim (u. a.): Juventa Verlag.

Jäger, S. (2012). *Am Puls des Informationstrends: Wahrnehmung, Einstellungen und Verhalten von Ärzten im Umgang mit Internetpatienten. Eine qualitative Befragung von Hausärzten und Onkologen* (Unveröffentlichte Magisterarbeit). Univ., Mainz.

Jäger, S. (2015). Effektive Kommunikation mit Internetpatienten: Von der Arztperspektive zur gespiegelten Befragung mit Patienten. *FORUM, 30*(3), 224-227.

Jaenicke, A. (2008). *Die Einflüsse von eHealth auf das Patientenverhalten: Patientenempowerment durch E-Health* (Unveröffentlichte Magisterarbeit)? Univ., Mainz.

Janssen Cilag Zukunftsarbeit (2003, November). *Ein MedKit-Gespräch mit Dr. Gunther Eysenbach. MedKit.* Abgerufen von http://yi.com/home/EysenbachGunther/scans/2003-11-medkit-interview-eysenbach.pdf (10.03.2010).

Johnson, J. D., & Case, D. O. (2012). *Health information seeking.* New York, NY (u. a.): Peter Lang Publishing.

Kummervold, P. E., Chronaki C., Lausen B., Prokosch H.-U., Rasmussen J., Santana S., … Wangberg S. (2008). eHealth trends in Europe 2005-2007: A population based survey [Electronic version]. *Journal of Medical Internet Research, 10*(4), e42.

Merckaert, I., Delevallez, F., Gibon, A.-S., Liénard, A., Libert, Y., Delvaux, N., … Razavi, D. (2015). Transfer of communication skills to the workplace: Impact of a 38-hour communication skills training program designed for radiotherapy teams. *Journal of Clinical Oncology, 33*(17), 901-909.

Mitsutake, S., Shibata, A., Ishii, K., & Oka, K. (2012). Association of eHealth literacy with colorectal cancer knowledge and screening practice among Internet users in Japan [Electronic version]. *Journal of Medical Internet Research, 14*(6), e153.

Nordfeldt, S., Ängarne-Lindberg, T. & Berterö, C. (2012). To use or not to use – Practitioners' perceptions of an open Web portal for young patients with diabetes [Electronic version]. *Journal of Medical Internet Research, 14*(6), e154.

Northouse, L. L. & Northouse, P. G. (1998). *Health communication: Strategies for health professionals* (3. Aufl.). Stamford, CT: Appleton & Lange.

Politi, M. & Street, R. L., Jr. (2011). Patient-centered communication during collaborative decision making. In Teresa L. Thompson, Roxanne Parrott & Jon F. Nussbaum (Hrsg.), *The Routledge handbook of health communication* (2. Aufl., S. 399-413). New York (u. a.): Routledge.

Potts, H. W. W., & Wyatt, J. C. (2002). Survey of doctors' experience of patients using the Internet [Electronic version]. *Journal of Medical Internet Research, 4*(1), e5.

Rosenberg, M. J. & Hovland, C. I. (1960). Cognitive, affective, and behavioral components of attitudes. In M. J. Rosenberg et al. (Hrsg.), *Attitude organization and change: An analysis of consistency among attitude components* (S. 1-14). New Haven, CT: Yale Univ. Press.

Simmank, J. (2015, 24. März). Arztbewertung: Die Rache des kleinen Mannes? *DocCheck News.* Abgerufen von http://news.doccheck.com/de/79409/arztbewertungsportale-die-rache-des-kleinen-mannes/ (18.04.2015).

Silver, M. P. (2015). Patient perspectives on online health information and communication with doctors: A qualitative study of patients 50 years old and over [Electronic version]. *Journal of Medical Internet Research, 17*(1), e19.

Skopos-Institut (2010). *Der Blick ins virtuelle Wartezimmer. Die MS&L-Gesundheitsstudie 2010.* Abgerufen von http://www.virtuelles-wartezimmer.de/wp-content/uploads/2010/07/MSL_Gesundheitsstudie_Brochure_web2.pdf (14.04.2011).

Street, R. L., Jr. (2003). Communication in medical encounters: an ecological perspective. In Teresa L. Thompson, Alicia Dorsey, Katherine I. Miller & Roxanne Parrott (Hrsg.), *Handbook of health communication* (S. 63-89). Mahwah, NJ: Lawrence Erlbaum.

Taylor, H. & Leitman, R. (Hrsg.) (2003). Harris Interactive. eHealth's influence continues to grow as usage of the Internet by physicians and patients increases. *Healthcare News, 3*(6). Abgerufen von http://www.harrisinteractive.com/news/newsletters/healthnews/HI_HealthCareNews2003Vol3_Iss06.pdf (31.07.2010).

Wald, H. S., Dube, C. E. & Anthony, D. C. (2007). Untangling the Web – The impact of Internet use on health care and the physician-patient relationship. *Patient Education and Counseling, 68*(3), 218-224.

White, R. W., & Horvitz, E. (2009). Cyberchondria: Studies of the escalation of medical concerns in Web search. *ACM Transactions on Information System (TOIS), 27*(4), Article 23.

WissenschaftsCampus Tübingen (2015). *Forschungscluster 05: Der Einfluss der Internetnutzung von Patienten auf Gesundheitswissen.* Abgerufen von http://www.wissenschaftscampus-tuebingen.de/www/de/index.html?ref=folder248 (28.08.2015).

Ybarra, M. L. & Suman, M. (2006). Help seeking behavior and the Internet. *International Journal of Medical Informatics, 75*(1), 29-41.

V Intendierte und nicht-intendierte Effekte von Gesundheitsbotschaften

Doreen Reifegerste & Constanze Rossmann

Gemeinsam aktiver? Der Einfluss von Gruppenbildern auf die körperliche Aktivität

1 Präventionskampagnen für körperliche Aktivität

Zahlreiche Studien zeigen, dass regelmäßige körperliche Aktivität eine Vielzahl an weit verbreiteten Gesundheitsrisiken und Krankheiten wie Übergewicht, Depressionen, Krebs- und Herz-Kreislauf-Erkrankungen verringern kann (Warburton, Nicol & Bredin, 2006). Obwohl Bewegung diese Krankheiten nachweislich deutlich reduzieren kann, schätzt die Weltgesundheitsorganisation (WHO), dass sich ein Drittel aller Erwachsenen nicht ausreichend bewegt (WHO, 2014). Dementsprechend hat es sich die WHO zum Ziel gesetzt, die physische Aktivität weltweit in allen Altersgruppen zu erhöhen. Dabei sollen – neben anderen Präventionsstrategien – vor allem massenmediale Kampagnen genutzt werden, um Aufmerksamkeit auf das Thema zu lenken und die Vorteile körperlicher Aktivität zu vermitteln (WHO, 2014). Weltweit wurden zahlreiche staatliche Medienkampagnen ins Leben gerufen, die dieses Ziel unterstützen, unter anderem „Go4Life or Let's Move!“ in den USA (Kees, Burton & Tangari, 2010), „www.in-form.de“ in Deutschland, „www.participaction.com“ in Kanada oder „www.healthyactive.gov.au“ in Australien.

Obwohl Evaluationen solcher massenmedialen Kampagnen zeigen, dass sich durch sie das Level der körperlichen Bewegung steigern lässt (Abioye, Hajifathalian & Danaei, 2013; Cavill & Bauman, 2004; Leavy, Bull, Rosenberg & Bauman, 2011), ist immer noch unklar, welche Arten von Botschaftsstrategien am effektivsten sind, um körperliche Aktivität – besonders bei Risikogruppen – zu erhöhen. Präventionsbotschaften sind vor allem dann wirksam, wenn sie für den Rezipienten relevante Motive und Bedürfnisse ansprechen (Bonfadelli & Friemel, 2010). Im Kontext körperlicher Aktivität deuten verschiedene Studien darauf hin, dass Handlungsintentionen und Verhalten – insbesondere bei Personen mit erhöhtem Gesundheitsrisiko – durch die Gemeinschaft mit anderen gefördert werden können (Göhner, 2007; Rossmann, 2012; Sudeck, Lehnert & Conzelmann, 2011). Zur Förderung körperlicher Aktivität durch Gesundheitskampagnen scheinen daher insbesondere solche Präventionsbotschaften zielführend zu sein, die gemeinsame sportliche Aktivitäten in der Gruppe in den Fokus rücken.

Wir haben daher zunächst die Literatur zur Rolle der Bindungsmotivation bei körperlichen Aktivitäten zusammengetragen, um daraus Schlussfolgerungen für die Botschaftsentwicklung in Präventionskampagnen zu ziehen. Auf dieser Basis haben wir eine Studie durchgeführt, die die Wirkung von Bindungsappellen in Form von Gruppenbildern auf Einstellungen, Selbstwirksamkeit und Verhaltensintentionen untersucht. Darüber hinaus haben wir den Einfluss der Bindungsmotivation als situationalen Faktor und als Persönlichkeitseigenschaft untersucht. Im Anschluss an die Darstellung der Ergebnisse werden diese diskutiert, um abschließend auf deren Implikationen für Forschung und Praxis in der Kampagnenkommunikation einzugehen.

2 Bindungsmotivation und körperliche Aktivität

Da verschiedene Zielgruppen unterschiedlich auf Präventionsbotschaften reagieren (Reifegerste, 2012), ist es notwendig, herauszufinden, welche Motivationen und Determinanten das jeweilige Gesundheitsverhalten beeinflussen (Rossmann, 2013). „Discovering which reasons for exercising are associated with high-quality motivation and behavioral regulation is essential to promoting physical activity and weight control that can be sustained over time" (Segar, Updegraff, Zikmund-Fisher & Richardson, 2012, S. 1).
Abhängig von der Zielgruppe spielen für die Ausübung körperlicher Aktivität ganz unterschiedliche Motivationen eine Rolle (Rossmann, 2013; Teixeira, Carraça, Markland, Silva & Ryan, 2012). Während Jugendliche sich vor allem bewegen, um Anerkennung zu finden, ihr Aussehen zu verbessern oder mit anderen in Wettbewerb zu treten (Kilpatrick, Hebert & Bartholomew, 2005), zeigt eine Vielzahl von Studien, dass für Erwachsene vor allem die sogenannte Bindungsmotivation wichtig ist. Sie unterstützt dabei, aktiv zu werden, Spaß an körperlichen Aktivität zu haben und diese Gewohnheit auch beizubehalten (Sudeck et al., 2011). Die Bindungsmotivation hat einen Einfluss darauf, ob Menschen bereit sind, soziale Hinweise wahrzunehmen, sich in sozialen Netzwerken zu engagieren und soziale Interaktionen zu initiieren (Weinberger, Cotler & Fishman, 2010). Bindungsorientierte Menschen mit einem ausgeprägten Wunsch, zu einer sozialen Gruppe zu gehören

(„Need-to-Belong“) verbringen ihre Zeit vor allem damit, soziale Kontakte herzustellen und zu erhalten (Baumeister & Leary, 1995).

Zahlreiche Modelle und Befunde aus der Sozial- und Gesundheitspsychologie zeigen, dass gesundheitsförderliche Intentionen und Verhaltensweisen durch Interaktionen mit Partnern, Kollegen und Freunden erhöht werden können (Göhner, 2007; Priebe & Spink, 2011; Rossmann, 2012; Sudeck et al., 2011). So hat Rossmann (2012) unter Bezugnahme auf die Theorie des geplanten Verhaltens Determinanten identifiziert, die die Motivation für körperliche Aktivität von Erwachsenen erhöhen. Dabei zeigte sich, dass die wahrgenommene Verhaltenskontrolle, eine der zentralen Determinanten der Theorie des geplanten Verhaltens, höher ausfällt, wenn die Befragten angeben, dass sie jemanden haben, mit dem sie gemeinsam Sport treiben. Dies traf insbesondere auf jene Befragten zu, die ein erhöhtes Risiko für Diabetes Typ 2 aufwiesen. Auch Sudeck et al. (2011) identifizierte soziale Kontakte und Integration („um mit anderen gesellig zusammen zu sein” und „um dadurch Menschen kennen zu lernen”) als wichtige Beweggründe für sportliche Aktivitäten, insbesondere für jene Erwachsene mit hohem Body Mass Index (BMI > 25). In ähnlicher Weise können „dislike of going out alone” (Crombie et al., 2004) oder „having nobody to exercise with” (Macniven et al., 2014) Barrieren sein, um körperlich aktiv zu werden, insbesondere bei älteren Menschen.

Darüber hinaus bilden Bindungsmotivation und Wunsch nach Geselligkeit die Grundlage für Gruppenprogramme, die in Gesundheitsförderungsprogrammen ebenfalls sehr häufig zum Einsatz kommen (Göhner, 2007). Menschen, die regelmäßig mit anderen zusammen trainieren oder Mitglied in einem Verein sind, erreichen ein höheres Aktivitätsniveau als diejenigen, auf die das nicht zutrifft (Giles-Corti & Donovan, 2002).

3 Präventionsbotschaften zur Steigerung der körperlichen Aktivität

Aufgrund dieser Befunde erscheinen uns daher insbesondere solche Präventionsbotschaften zur Förderung körperlicher Aktivität zielführend, die gemeinsame sportliche Aktivitäten in der Gruppe in den Fokus rücken. Tatsächlich wurden sogenannte *affiliation appeals* bereits in klassischen Typologien von Werbeappellen beschrieben (Fowles, 1982; Pollay, 1983) und werden als effektive Maßnahmen in der Werbung für Waren und Dienstleistungen eingesetzt (Mortimer, 2008). Latimer, Brawley & Bassett (2010) analysierten in einem systematischen Literaturüberblick

Studien, die Botschaftseffekte auf körperliche Aktivität und Intentionen zur körperlichen Aktivität bei gesunden Erwachsenen untersucht hatten. Sie identifizierten Zielgruppenorientierung, Gewinnframing und selbstwirksamkeitssteigernde Botschaften als effektive Textstrategien.

Bisher hat sich die Forschung zu Präventionsbotschaften zur Förderung körperlicher Aktivität vor allem auf den Text der Anzeigen konzentriert (z. B. Latimer, Brawley & Bassett, 2010; Priebe und Spink, 2012) und visuelle Botschaften größtenteils vernachlässigt. Dies ist umso erstaunlicher, als Bilder in Kampagnen zur Steigerung körperlicher Aktivität durchaus häufig und effektiv zum Einsatz kommen (Berry, McCarville & Rhodes, 2008; Chang, 2013).

Es deutet einiges darauf hin, dass bildlich dargestellte Gesundheitsinformationen besser verstanden werden, mehr Aufmerksamkeit erhalten, besser erinnert werden und eine höhere Bereitschaft erzeugen, das empfohlene Verhalten zu übernehmen oder beizubehalten als rein textbasierte Botschaften (Chang, 2013; Houts, Doak, Doak & Loscalzo, 2006). Befunde zur sozial-kognitiven Theorie weisen darüber hinaus darauf hin, dass ein visuell dargestelltes oder vorgestelltes Rollenmodell die Selbstwirksamkeit für das empfohlene Verhalten eher verstärkt als die reine Beschreibung eines solchen Modells (Bandura, 2004; Gollwitzer & Oettingen, 1998). Es konnte auch gezeigt werden, dass ein mentales Training, bei dem sich die Probanden die Bilder vorstellen sollten, inaktive Menschen bei der Planung körperlicher Aktivität erfolgreich unterstützen konnte (Chan & Cameron, 2012).

In der Gesundheitskommunikation wurde die Wirksamkeit visueller Botschaften im Vergleich zu textlichen Inhalten bislang allerdings nur unzureichend erforscht (Chang, 2013). Bisherige Untersuchungen konzentrieren sich vor allem auf furcht- und ekelerregende Bildmotive, die unter anderem auf Zigarettenschachteln zur Prävention von Tabakkonsum eingesetzt werden (z. B. Timmers & van der Wijst, 2007), vernachlässigen aber positive visuelle Frames. Eine aktuelle Studie von Chang (2013) zeigt jedoch, dass durch die bildliche Darstellung von Handlungsempfehlungen die Selbstwirksamkeit erhöht werden kann. Bislang ist jedoch unklar, welche Bildmotive dafür konkret geeignet sind. Einige wenige Studien haben zwar den Effekt von Bildern auf körperliche Aktivität untersucht (Berry, Spence & Stolp, 2011; van Kleef, Shimizu & Wansink, 2011), allerdings wurde dabei lediglich der generelle Effekt dieser Bilder analysiert, ohne dabei einzelne Merkmale zu variieren.

Studien aus der Sozialpsychologie und Werbewirkungsforschung haben gezeigt, dass Gruppenbilder in starkem Zusammenhang mit Bindungsmotivation stehen (Callow & Schiffman, 2002; Krajewski, Sauerland & Muessigmann, 2011), allerdings wurde die Wirkung dieser Bindung auf das Gesundheitsverhalten bisher noch nicht untersucht.

4 Hypothesen

Vor diesem Hintergrund gehen wir davon aus, dass Bilder, die gemeinsame sportliche Aktivitäten darstellen, einen stärkeren Einfluss auf verhaltensbezogene Einstellungen, wahrgenommene Normen, Selbstwirksamkeit und Intentionen, körperlich aktiv zu sein, haben als Abbildungen von Einzelpersonen (Hypothese 1). Zudem vermuten wir, dass Personen mit hohem Gesundheitsrisiko (hoher BMI, wenig körperliche Aktivität und geringes Gesundheitsinteresse) eher durch Gruppenbilder von körperlicher Aktivität überzeugt werden können als durch Einzelbilder (Hypothese 2). Wie wir aus der psychologischen Forschung wissen, weisen Menschen ein unterschiedliches Bindungsbedürfnis auf. Dies kann entweder auf einer grundsätzlichen Persönlichkeitseigenschaft (Need-to-Belong; Baumeister & Leary, 1995) oder auf einer situationsspezifischen Aktivierung des Bindungsmotivs beruhen. Vor diesem Hintergrund gehen wir davon aus, dass der Einfluss von Bildern mit gemeinsamer Aktivität bei Personen, die eine hohe Bindungsmotivation aufweisen, noch deutlicher ausfällt als bei Personen mit niedriger Bindungsmotivation (Hypothese 3).

Als Basis für die Auswahl der abhängigen Variablen wurde in dieser Studie die Theorie des geplanten Verhaltens (Ajzen, 1991) gewählt, da sie sich bereits in zahlreichen Studien und Meta-Analysen im Kontext körperlicher Aktivität als geeignetes Modell erwiesen hat (Downs & Hausenblas, 2005; Hagger, Chatzisarantis & Biddle, 2002). Zudem zeigte sich, dass das Modell auch für Personen unterschiedlichen Alters und Zielgruppen mit unterschiedlichen Risikomerkmalen anwendbar ist (Rossmann, 2012).

5 Methode

Um die Hypothesen zu prüfen, führten wir im Frühjahr 2014 ein zweifaktorielles Online-Experiment (Faktor 1: Einzel- vs. Gruppenbild, Faktor 2: Aktivierung des Bindungsmotivs vs. keine Aktivierung) durch. Die

Probanden sahen randomisiert entweder eine Bilderserie mit Einzelpersonen oder Bilder mit mehreren körperlich Aktiven. Jede Serie enthielt zu gleichen Teilen weibliche und männliche Aktive zu den Sportarten Laufen, Radfahren, Walken und Wandern. Es wurde zudem darauf geachtet, dass die Qualität der Bilder, die Professionalität der Sportler, die Größe und das Alter der dargestellten Personen jeweils vergleichbar waren. Um das Bindungsmotiv vor der Betrachtung der Bilder zu aktivieren (sogenanntes Priming), erhielt eine Hälfte der Teilnehmer ebenfalls zufallsbasiert Fragen mit bindungsrelevantem Inhalt, unter anderem „Ich genieße es i. d. R., meine Freizeit mit guten Freunden zu verbringen" (Krajewski, Sauerland & Muessigmann, 2011). Die andere Hälfte erhielt lediglich neutrale Fragen, wie „Ich habe in den letzten Jahren regelmäßig eine Radiosendung gehört.".

Als abhängige Variablen wurden die Intention und die Selbstwirksamkeit zur körperlichen Aktivität (Fuchs & Schwarzer, 1994) sowie Einstellungen und soziale Normen (Rossmann, 2012) gemessen. Die Total-Activity-Intention wurde basierend auf der Godin-Leisure-Skala als gewichtete Summe aus Frequenz und Dauer anstrengender, mittlerer und leichter körperlicher Aktivität berechnet (Lippke et al., 2012). Zudem wurden das Bindungsbedürfnis (Stumpf, Angleitner, Wieck, Jackson, & Beloch-Till, 1985), die bisherige körperliche Aktivität (Godin & Shephard, 1985), das Gesundheitsbewusstsein (BCN, 2006) und der Body-Mass-Index als mögliche moderierende Variablen erhoben.

Die Probanden wurden über das Sosci-Panel (Leiner, 2014) rekrutiert. Die nach Datenbereinigung (aufgrund abgebrochener Befragungen) verbliebenen 585 Probanden (56,1 % Frauen) im Alter von 14 bis 84 Jahren weisen ein mittleres Gesundheitsbewusstsein (M=3,32; SD=0,91 auf einer Skala von 1 bis 5) und einen BMI zwischen 16 und 54 auf. Fast die Hälfte der Befragten (46,8 %) ist überwiegend zusammen mit anderen körperlich aktiv.

6 Ergebnisse

Eine multivariate Kovarianzanalyse mit BMI, Alter und Geschlecht als Kovariaten zeigt signifikante Haupteffekte der unterschiedlichen Bildtypen auf die Selbstwirksamkeit (F (1, 557)=4.35, $p < .05$, η^2=.01). Probanden, die Gruppenbilder sahen, gaben höhere Werte der Selbstwirksamkeit an (M=3.91; SD=.99) als Probanden in der Version mit den

Einzelpersonenbildern (*M*=3.73; *SD*=1.03). Somit konnte Hypothese 1 für die Selbstwirksamkeit bestätigt werden.

Betrachtet man lediglich Personen (n=343), die einen BMI >=25 (Übergewicht) haben, oder weniger als 150 Minuten pro Woche körperlich aktiv sind (geringe körperliche Aktivität), bestätigt sich dieser Effekt auf die Selbstwirksamkeit (F (1, 225)=6.30, $p < .0$, η^2=.03). Zudem zeigt sich ein Interaktionseffekt: Wird durch Priming Bindungsmotivation aktiviert, führen Bilder von gemeinsamer sportlicher Aktivität bei Personen mit niedrigem Bewegungslevel zu höherer Normwahrnehmung (F (1, 199)=6.56, $p < .05$) und wahrgenommener Verhaltenskontrolle (F (1, 199)=4.83, $p < .05$) als Darstellungen einzelner Sportler. Allerdings wird die beschriebene Wirkungsweise eher durch situationsspezifische Aktivierung des Bindungsmotivs als durch stabilere Eigenschaften beeinflusst, da das Persönlichkeitsmerkmal zwar signifikante Haupteffekte auf die Einstellungen (F (1, 557)=12.80, $p < .001$) und die wahrgenommene Verhaltenskontrolle hat (F (1, 557)=9.10, $p < .01$), aber keine Interaktionseffekte aufweist.

7 Fazit

Die Ergebnisse zeigen, dass Gruppenbilder eine höhere Persuasionskraft als Einzelbilder aufweisen und die Wirkungsweise von Bildern motivbasiert unterschiedlich ausfällt. Bislang lässt sich auf Basis der Befunde vermuten, dass der Einsatz von bildlichen Darstellungen für Gesundheitskampagnen durchaus aussichtsreich ist, obwohl Darstellungen von körperlicher Aktivität bislang vor allem für Anzeigen von Privatunternehmen genutzt werden (Berry, McCarville & Rhodes, 2008). Die konkrete Auswahl der Bildmotive sollte sich dabei nicht nur an der Zielstellung der Kommunikatoren, sondern auch an den relevanten Motiven der Zielgruppe (z. B. Bindungsmotivation) orientieren.

Literaturverzeichnis

Abioye, A. I., Hajifathalian, K. & Danaei, G. (2013). Do mass media campaigns improve physical activity? A systematic review and meta-analysis. *Archives of Public Health, 71*(1), 20-29.

Ajzen, I. (1991). The theory of planned behavior. *Organizational Behavior and Human Descision Processes, 50*(2), 179-211.

Bandura, A. (2004). Health promotion by social cognitive means. *Health Education & Behavior, 31*(2), 143-164.

Baumeister, R. F. & Leary, M. R. (1995). The need to belong: desire for interpersonal attachments as a fundamental human motivation. *Psychological bulletin, 117*(3), 497-529.

Berry, T. R., McCarville, R. E. & Rhodes, R. E. (2008). Getting to know the competition: a content analysis of publicly and corporate funded physical activity advertisements. *Journal of health communication, 13*(2), 169-180.

Berry, T. R., Spence, J. C. & Stolp, S. M. (2011). Attentional bias for exercise-related images. *Research Quarterly for Exercise and sport, 82*(2), 302-309.

Bonfadelli, H. & Friemel, T. N. (2010). *Kommunikationskampagnen im Gesundheitsbereich: Grundlagen und Anwendungen* (2. Aufl.). Kommunikationswissenschaft. Konstanz: UVK-Verl.-Ges.

Cavill, N. & Bauman, A. (2004). Changing the way people think about health-enhancing physical activity: do mass media campaigns have a role? *Journal of Sports Sciences, 22*(8), 771-790.

Chan, C. K. Y. & Cameron, L. D. (2012). Promoting physical activity with goal-oriented mental imagery: A randomized controlled trial. *Journal of Behavioral Medicine, 35*(3), 347-363.

Chang, C. (2013). Seeing Is Believing: The direct and contingent influence of pictures in health promotion advertising. *Health Communication, 28*(8), 822-834.

Crombie, I. K., Irvine, L., Williams, B., McGinnis, A. R., Slane, P. W., Alder, E. M. & McMurdo, M. E. T. (2004). Why older people do not participate in leisure time physical activity: a survey of activity levels, beliefs and deterrents. *Age and ageing, 33*(3), 287-292.

Downs, S. D. & Hausenblas, H. A. (2005). The theories of reasoned action and planned behavior applied to exercise: A meta-analytic update. *Journal of Physical Activity and Health, 2*(1), 76-97.

Fowles, J. (1982). Advertising's fifteen basic appeals. *Et Cetera, 39*(3), 273-290.

Giles-Corti, B. & Donovan, R. J. (2002). The relative influence of individual, social and physical environment determinants of physical activity. *Social science & medicine, 54*(12), 1793-1812.

Göhner, W. (2007). Gruppenprogramme zum Aufbau eines körperlich-aktiven Lebensstils. In R. Fuchs, W. Göhner, & H. Seelig (Hrsg.), *Aufbau eines körperlich-aktiven Lebensstils: Theorie, Empirie und Praxis* (S. 254-273). Hogrefe Verlag.

Gollwitzer, J. M. & Oettingen, G. (1998). The emergence and implementation of health goals. *Psychology & Health, 13,* 687-715.

Hagger, M. S. Chatzisarantis, N. L. D., & Biddle, S. J. H. (2002). A meta-analytic review of the theories of reasoned action and planned behavior in physical activity: Predictive validity and the contribution of additional variables. *Journal of sport & exercise psychology, 24*(1), 3-32.

Houts, P. S., Doak, C. C., Doak, L. G. & Loscalzo, M. J. (2006). The role of pictures in improving health communication: A review of research on attention, comprehension, recall, and adherence. *Patient Education and Counseling, 61*(2), 173-190.

Kees, J., Burton, S. & Tangari, A. H. (2010). The impact of regulatory focus, temporal orientation, and fit on consumer responses to health-related advertising. *Journal of Advertising, 39*(1), 19-34.

Kilpatrick, M., Hebert, E., & Bartholomew, J. (2005). College students' motivation for physical activity: Differentiating men's and women's motives for sport participation and exercise. *Journal of American College Health, 54*(2), 87-94.

Latimer, A., Brawley, L. & Bassett, R. (2010). A systematic review of three approaches for constructing physical activity messages: What messages work and what improvements are needed? *International Journal of Behavioral Nutrition and Physical Activity, 7*(36).

Leavy, J. E., Bull, F. C., Rosenberg, M. & Bauman, A. (2011). Physical activity mass media campaigns and their evaluation: a systematic re-view of the literature 2003–2010. *Health Education Research, 26*(6), 1060-1085.

Macniven, R., Pye, V., Merom, D., Milat, A., Monger, C., Bauman, A. & van der Ploeg, Hidde. (2014). Barriers and enablers to physical activity among older australians who want to increase their physical activity levels. *Journal of physical activity & health, 11*(7), 1420-1429.

Mortimer, K. (2008). Identifying the components of effective service advertisements. *Journal of Services Marketing, 22*(2), 104-113.

Pollay, R. W. (1983). Measuring the cultural values manifest in advertising. *Current issues and research in advertising, 6*(1), 71-92.

Priebe, C. S. & Spink, K. S. (2011). When in Rome: Descriptive norms and physical activity. *Psychology of Sport and Exercise, 12*(2), 93-98.

Reifegerste, D. (2012). *Zielgruppenspezifische Präventionsbotschaften: Implikationen evolutionärer Motive jugendlichen Risikoverhaltens.* Baden-Baden: Nomos.

Rossmann, C. (2012). „Gemeinsam ist es leichter“ – Zur Relevanz der Psychologie und Kommunikationswissenschaft für die Planung einer Kampagne zur Förderung körperlicher Aktivität. In S. E. T. Fengler & J. Jorch (Hrsg.), *Theoretisch Praktisch!? Anwendungsoptionen und gesellschaftliche Relevanz der Kommunikations- und Medienforschung* (S. 255-269). Konstanz: UVK.

Rossmann, C. (2013). Identifying effective messages for the promotion of physical activity. *International Journal of Communication and Health, 1*(2), 1-11.

Segar, M. L., Updegraff, J. A., Zikmund-Fisher, B. J. & Richardson, C. R. (2012). Physical activity advertisements that feature daily well-being improve autonomy and body image in overweight women but not men. *Journal of obesity,* 2012. Article ID 354721.

Sudeck, G., Lehnert, K. & Conzelmann, A. (2011). Motivbasierte Sporttypen. *Zeitschrift für Sportpsychologie, 18*(1), 1-17.

Teixeira, P. J., Carraça, E. V., Markland, D., Silva, M. N. & Ryan, R. M. (2012). Exercise, physical activity, and self-determination theory: A systematic review. *The international journal of behavioral nutrition and physical activity, 9*(78), o. S..

Timmers, R. & van der Wijst, P. (2007). Images as anti-smoking fear appeals: The effect of emotion on the persuasion process. *Information Design Journal, 15*(1), 21-36.

van Kleef, E., Shimizu, M. & Wansink, B. (2011). Food compensation: Do exercise ads change food intake? *International Journal of Behavioral Nutrition and Physical Activity, 8*(6), o. S..

Warburton, D. E. R., Nicol, C. W. & Bredin, S. S. D. (2006). Health benefits of physical activity: The evidence. *Canadian medical association journal, 174*(6), 801-809.

Weinberger, J., Cotler, T. & Fishman, D. (2010). The duality of affiliative motivation. In O. Schultheiss & J. Brunstein (Hrsg.), *Implicit motives* (S. 71-89). Oxford: Oxford University Press.

WHO. (2014). Physical activity: Fact sheet N°385. Abgerufen von http://www.who.int/mediacentre/factsheets/fs385/en/ (05.06.2015).

Freya Sukalla, Isabel Rackow & Anna J. M. Wagner

Überwindung von Ambivalenz und Reaktanz im Kontext der Organspende – Sind in Narrationen eingebettete Informationen, die spezifische Ängste ansprechen, die Lösung?

1 Die gesellschaftliche Relevanz der Organspende

Obwohl 78 Prozent der deutschen Bevölkerung der Organspende gegenüber positiv eingestellt sind, besitzen derzeit lediglich 28 Prozent einen Spenderausweis (BZgA, 2014). Dies ist besonders dramatisch, da die Zahl der benötigten Organe weiter steigt, während die Zahl der Spender stetig abnimmt (eurotransplant, 2014). Zurückzuführen ist diese Zurückhaltung in der Bevölkerung unter anderem auf erhebliche Wissensdefizite (Watzke, Schmidt & Stander, 2013) sowie spezifische Ängste, zum Beispiel bezüglich des Hirntods oder des Missbrauchs durch Organhandel (BZgA, 2014; Newton, 2011; Sanner, 1994). Umso wichtiger ist es, effektive Kommunikationsstrategien zu entwickeln, die dabei helfen, Menschen zu einer informierten Entscheidung in der Organspendethematik zu bewegen.

2 Die Kommunikation der Organspendethematik

Botschaften, die Organ- und Gewebespenden thematisieren, weisen einige Besonderheiten auf, die bei der Entwicklung wirksamer Kommunikationsstrategien berücksichtigt werden müssen. Zum einen sind oftmals bestehende Ängste und Mythen Grund für eine mangelnde Organspendebereitschaft (Newton, 2011; Sanner, 1994). Zum Zweiten beziehen sich Organspendebotschaften auf Eingriffe nach dem Tod, weshalb kein Nutzen für die eigene Gesundheit der Rezipienten propagiert werden kann (Morgan, 2009). Zum Dritten schließlich sind Rezipienten in der Regel bemüht, eine Auseinandersetzung mit ihrer eigenen Sterblichkeit zu vermeiden (Pyszczynski, Greenberg & Solomon, 1999). Botschaften zur Organspende thematisieren qua natura den (potenziellen) Tod der Rezipienten und erhöhen damit die Wahrscheinlichkeit von Unsicherheiten in Form von Ambivalenz sowie heftige Abwehrreaktionen, zum Beispiel in Form von Reaktanz. Eine bloße faktuale Präsentation von Informationen allein erscheint angesichts der spezifischen Charakteristika von Organspendebotschaften nicht ausreichend (Murphy, Frank, Chatterjee & Baezconde-Garbanati, 2013). Daher untersuchen wir in diesem Beitrag die Einbettung von Ängste und Mythen adressierenden Informationen in narrative Botschaften als eine mögliche Kommunikationsstrategie. Dabei verknüpfen wir den Bereich der narrativen Persuasion mit der *Theorie des geplanten Verhaltens* (Ajzen, 1991), um einen potenziellen positiven Einfluss von Narrationen (mit und ohne Informationen) auf Verhaltensintentionen zu erklären (Ajzen, Joyce, Sheikh & Cote, 2011; Fishbein & Ajzen, 2010).

2.1 Narrationen als Kommunikationsstrategie

Narrationen haben sich in zahlreichen Studien als wirksames Mittel zur Beeinflussung von gesundheitsbezogenen Einstellungen, Intentionen und Verhaltensweisen erwiesen (Hinyard & Kreuter, 2007) und sollten eine besonders geeignete Kommunikationsmethode im Kontext der Organspende darstellen. Dies hat mehrere Gründe: Zum einen begünstigen Narrationen die Zuwendung zu Botschaften, die andernfalls ggf. vermieden würden (Green, 2006), wie zum Beispiel solche, die Tod und Sterben thematisieren. Zum anderen beinhalten Narrationen meist Charaktere, die als positive Vorbilder fungieren und damit die Entscheidung für eine Organspende motivieren können (Moyer-Gusé, 2008; Morgan, Movius & Cody, 2009). Zum Dritten evozieren Narrationen den als angenehm empfundenen immersiven Zustand des narrativen Erlebens (Busselle & Bilandzic, 2009), bei dem Emotionen und Kognitionen der Rezipienten auf den Fortgang der Geschichte fokussiert sind; dadurch stehen weniger Ressourcen für Abwehrreaktionen wie Reaktanz zur Verfügung (Moyer-Gusé & Nabi, 2010; Shen, 2010) und die Inhalte einer Botschaft werden vom Empfänger bereitwilliger akzeptiert (Deighton, Romer & McQueen, 1989; Green & Brock, 2000). Vermittelt über das narrative Erleben sind somit positive Effekte auf gesundheitsrelevante Outcomes im Allgemeinen (Green, 2006) und Organspendeentscheidungen im Speziellen (Morgan et al., 2009) zu erwarten. Zum Vierten schließlich werden Informationen schneller gelernt und besser behalten, wenn sie in narrative Botschaften eingebettet sind (siehe Green, 2006). Wie Horton & Horton (1991) in ihrem später von Morgan, Miller & Arasaratnam (2002) erweiterten Modell zur Organspendebereitschaft (*model of organ donation willingness*) postulieren, sollte die Zuwendung zu Informationen das Wissen über Organspende erhöhen, existierende Barrieren reduzieren und so Einstellungen positiv beeinflussen. Die vorangegangenen Ausführungen lassen vermuten, dass in Narrationen eingebettete Informationen einen besonders positiven Einfluss auf die Organspendebereitschaft ausüben. Ebenso gut wäre es jedoch denkbar, dass ein ‚Zuviel' an Informationen das narrative Erleben behindern und damit die positiven Effekte von Narrationen blockieren können. Um zu testen, welche dieser beiden Annahmen zutrifft, postulieren wir folgende Forschungsfrage:

FF: Unterscheiden sich Narrationen mit und ohne Informationen zu Ängsten und Mythen bezüglich des Ausmaßes an narrativem Erleben, das sie hervorrufen?

2.2 Die Reduktion von Reaktanz & Ambivalenz durch Narrationen

Ein Vorteil von Narrationen liegt in der Reduktion von potenziellen Defensivreaktionen der Rezipienten. Wir gehen davon aus, dass Narrationen ein effektives Mittel sind, um sowohl Reaktanz als auch Ambivalenz gegenüber Organspende zu reduzieren, die potenzielle Hindernisse für die Organspendebereitschaft darstellen.

Bei Reaktanz handelt es sich um einen Zustand, der durch eine wahrgenommene Freiheitseinschränkung evoziert wird, sich in verschiedenen Bemühungen der Wiederherstellung dieser Freiheit äußern kann (Brehm & Brehm, 1981) und als Zusammenspiel aus negativer Kognition und Wut konzeptualisiert ist (Dillard & Shen, 2005; Rains & Turner, 2007; Quick & Stephenson, 2007). Gesundheitsbotschaften sind in vielen Fällen prädestiniert dafür, Reaktanz hervorzurufen und damit negative Effekte auf Einstellungen und Verhalten auszuüben, weil sie oftmals einen expliziten Aufruf enthalten, der die empfundene Freiheit der Rezipienten einschränken kann (Dillard & Shen, 2005). Narrationen sollten Reaktanz vermindern, weil sie einerseits die persuasive Absicht von Botschaften verschleiern (Moyer-Gusé, 2008; Moyer-Gusé & Nabi, 2010) und andererseits durch den Prozess des narrativen Erlebens Kognitionen und Emotionen des Rezipienten binden, die wie eingangs erläutert die beiden Komponenten von Reaktanz bilden. In einer Studie von Reinhart & Anker (2012) wird die Annahme, narratives Erleben bei Organspendebotschaften reduziere Reaktanz, empirisch gestützt, weshalb wir folgende Hypothese aufstellen:

H1: Narrationen reduzieren über den Prozess des narrativen Erlebens Reaktanz.

Ambivalenz bzw. Einstellungsambivalenz (*attitudinal ambivalence*) bezeichnet die gleichzeitige Existenz von positiven und negativen Bewertungen eines Objekts (Conner & Armitage, 2008). Ambivalenz behindert einerseits die Ausbildung positiver Einstellungen, Intentionen und Verhalten (Jonas, Diehl & Brömer, 1997), andererseits sind Einstellungen, die sowohl positiver als auch negativer Natur sind, leichter veränderbar (Armitage & Conner, 2000). Beim Thema der Organspende wurzelt die Einstellungsambivalenz oftmals in spezifischen Ängsten (z. B. die Angst, der Hirntod bedeute nicht den tatsächlichen Tod; Cohen, 2010). Insbesondere jene Narrationen, bei denen Informationen in den Plot eingewoben sind, die diese Ängste adressieren, sollten besonders effektiv sein (Green & Donahue, 2011). Es ist davon auszugehen, dass Rezipienten diese Botschaften bereitwilliger akzeptieren und intensiver verarbeiten (Jonas et al., 1997; Moyer-Gusé & Nabi, 2010).

H2: Narrationen, die Informationen zu bestimmten Ängsten und Mythen enthalten, reduzieren Einstellungsambivalenz effektiver als Narrationen ohne diese Informationen.

2.3 Narrationen und die Theorie des geplanten Verhaltens

Um zu beschreiben, wie Narrationen mit und ohne diese Informationen auf die Organspendebereitschaft wirken, verknüpfen wir in diesem Kapitel Erkenntnisse der Forschung zu narrativer Persuasion mit der Theorie des geplanten Verhaltens. Die Theorie des geplanten Verhaltens (*theory of planned behavior, TPB*) von Ajzen (1991), die bereits erfolgreich auf die

Organspende-Thematik angewandt wurde (z. B. Godin, Bélanger-Gravel, Gagné & Blondeau, 2008; Hyde & White, 2009), besagt, dass für Effekte auf Verhaltensintentionen die subjektive Norm, Einstellungen sowie die wahrgenommene Verhaltenskontrolle (WVK) eine Rolle spielen. Botschaften, die wahrgenommene soziale Normen und Erwartungen, also die Komponente der subjektiven Norm, adressieren, sollten wirksam in der Beeinflussung von Verhaltensintentionen sein (Hinyard & Kreuter, 2007). So haben sich Gruppennormen als wichtiger Faktor bei der Wirksamkeit von Gesundheitskampagnen, unter anderem auch zur Organspendebereitschaft, erwiesen (Morgan et al., 2002). Deshalb gehen wir davon aus, dass die Intention, einen Organspendeausweis zu unterschreiben, durch die subjektive Norm der Rezipienten beeinflusst wird. Bei der WVK handelt es sich um den Glauben an die eigene Fähigkeit, ein Verhalten ausführen zu können. Sie stellt eine zentrale Komponente bei der Ausformung von Verhaltensintentonen dar (Armitage & Conner, 2001). Wie eine Studie von Ajzen, Joyce, Sheikh & Cote (2011) zeigt, hat die subjektive Einschätzung, gut über ein Thema informiert zu sein, einen positiven Einfluss auf die WVK und führt schließlich zu positiveren Verhaltensintentionen. Narrationen, die spezifische Informationen enthalten, sollten demnach das Gefühl der Informiertheit in Bezug auf die Organspendethematik steigern, dadurch Ambivalenz reduzieren und zu einer höheren WVK führen. Als dritte Komponente der TPB beeinflussen Einstellungen die Intentionen zur Organspende (Cossé & Weisenberger, 2000; Horton & Horton, 1990; Morgan et al., 2008; Murphy, Frank, Moran & Patnoe-Woodley, 2011). Einstellungsambivalenz steht der Ausbildung positiver Einstellungen zur Organspende jedoch entgegen, weshalb es wichtig ist, Ambivalenz zu reduzieren, wenn Einstellungen positiv verändert werden sollen. Basierend auf den ausgeführten theoretischen und empirischen Implikationen postulieren wir folgende Hypothesen:

H3a: Reaktanz mediiert den Zusammenhang zwischen dem narrativen Erleben und der subjektiven Norm, den Einstellungen gegenüber Organspende sowie der wahrgenommenen Verhaltenskontrolle.

H3b: Ambivalenz mediiert den Zusammenhang zwischen dem narrativen Erleben und der subjektiven Norm, den Einstellungen gegenüber Organspende sowie der wahrgenommenen Verhaltenskontrolle.

H4: Eine höhere subjektive Norm, größere wahrgenommene Verhaltenskontrolle und positivere Einstellungen zur Organspende führen zu stärkeren Intentionen einen Organspendeausweis zu unterschreiben und Organspender zu werden.

3 Methode

Zur Prüfung unserer Hypothesen führten wir ein Online-Experiment mit einem 2 (Kontrollfaktor: Text) × 2 (Informationen zur Organspende) Between-Design durch. Das Sample (N=308) war im Durchschnitt 35,3 Jahre alt (*SD*=17,5; Range: 17 bis 82) und überwiegend weiblich (68,8 %).

Als Stimulusmaterial verwendeten wir zwei eigens verfasste narrative Texte, die jeweils die Geschichte eines Organspenders (Kontrollfaktor Text: Roberts Geschichte vs. Luisas Geschichte) mit dem Fokus auf die Spender und ihre Angehörigen erzählen. Anschließend wurde durch das Hinzufügen einzelner Informationen, die spezifische Ängste zur Organspende adressieren, für jeden Text eine zweite Version erstellt (Faktor Informationen zur Organspende: ohne vs. mit). Diese Informationen wurden in repräsentativen Umfragen als wichtige Hinderungsgründe für eine informierte Entscheidung über die Organspende identifiziert (BZgA, 2014; Watzke et al., 2013). Die verwendeten Informationen beinhalteten unter anderem die Hirntoddiagnose, die 2012 in Kraft getretenen Neuregelungen des Transplantationsgesetzes und die Möglichkeit der Einschränkung auf bestimmte Organe.

Als abhängige Variablen verwendeten wir das narrative Erleben (Busselle & Bilandzic, 2009; zwölf Items, Cronbachs α=.82, *M*=5.20, *SD*=0.96), als kognitive Komponente der Reaktanz die wahrgenommeine Freiheitseinschränkung (Dillard & Shen, 2005; vier Items, Cronbachs α=.84, *M*=2.66, *SD*=1.52), Ambivalenz (Zhao & Cai, 2008; sechs Items, Cronbachs α=.89, *M*=3.17, *SD*=1.71), die Einstellung zur Organspende (Morgan et al., 2003; sechs Items, Cronbachs α=.73, *M*=5.30, *SD*=1.13), die subjektive Norm (eigene Skala; zwei Items, r=.82 ($p < .001$), *M*=5.01,

SD=1.58), die WVK (Ajzen et al., 2011; acht Items, Cronbachs α=.89, *M*=5.51, *SD*=1.33) sowie die Verhaltensintentionen zum Spenden von Organen und Geweben bzw. Unterschreiben eines Organspendeausweises (eigene Skala; drei Items, Cronbachs α=.80, *M*=5.55, *SD*=1.57).

Tabelle 1: Deskriptive Statistiken und partielle Korrelationsmatrix[1] der Variablen im Modell

		M (*SD*)	Info	1.	2.	3.	4.	5.	6.
1.	Nar. Erleben	5,21 (0,95)	-0,03	1,00					
2.	Reaktanz	2,79 (1,55)	0,04	-0,14*	1,00				
3.	Ambivalenz	3,16 (1,73)	-0,12*	0,04	0,09	1,00			
4.	Einstellung	5,31 (1,10)	0,10	0,20**	-0,18**	-0,24**	1,00		
5.	Subj. Norm	5,00 (1,56)	0,06	0,05	-0,17**	-0,26**	0,36**	1,00	
6.	WVK	5,48 (1,33)	0,14*	0,02	-0,20**	-0,57**	0,32**	0,41**	1,00
7.	Intentionen	5,55 (1,55)	0,15**	0,11	-0,31**	-0,33**	0,46**	0,40**	0,54**

Anmerkungen. Info = Faktor Informationen zur Organspende (0 = ohne Informationen, 1 = mit Informationen); [1] kontrolliert für Alter, Geschlecht, Ausweisbesitz, Erfahrung mit Organspende sowie Krankheit und Religion als Einschränkungsgründe.
* $p < 0{,}05$; ** $p < 0{,}01$

Wie erwartet, ergaben sich keinerlei Interaktionen der Faktoren Text und Information (Erleben: $F(1, 298)=0.02$, $p=.96$; Reaktanz: $F(1, 298)=0.40$, $p=.53$; Ambivalenz: $F(1, 298)=1.17$, $p=.28$), sodass wir die Daten für beide Texte gemeinsam analysierten. Unsere Hypothesen prüften wir in einem Pfadmodell mit Amos 22 (Arbuckle, 2013), kontrolliert für Alter, Geschlecht, Ausweisbesitz (56,8 % ja), Erfahrung mit Organspende (25 % ja) sowie Krankheit (5,2 %) und Religion (1,6 %) als Einschränkungsgründe und unter Verwendung von Bootstrapping (10000 Samples, 95 % Bias-korrigierte Konfidenzintervalle (CI)). Tabelle 1 enthält die partielle Korrelationsmatrix aller Variablen im Modell sowie ihre Mittelwerte und Standardabweichungen.

4 Ergebnisse

Unser postuliertes Modell erreichte einen akzeptablen Model Fit (Chi^2=36,81; *df*=13; *p* < 0,000; CFI=0,94; RMSEA=0,08; 90 % CI [0,05; 0,11]; SRMR=0,06). Nach genauerer Inspektion der Ergebnisse fügten wir dem Modell zwei weitere Pfade hinzu: (1) vom narrativen Erleben zur Organspendeeinstellung (*B*=0,20; *SE*=0,06; 95 % CI [0,086; 0,320]; *p*=0,001, β=0,17) und (2) von der Reaktanz zu den Verhaltensintentionen (*B*=-0,17; *SE*=0,05; 95 % CI [-0,255; -0,078], *p* < 0,001; β=-0,17) (Abbildung 1). Beide Pfade erscheinen im Kontext existierender Forschung plausibel. Unzählige Studien haben die positive Wirkung des narrativen Erlebens auf Einstellungen gezeigt, die sicherlich nicht vollständig durch Reaktanzreduktion vermittelt wird, sondern auch durch andere Mechanismen wie zum Beispiel reduziertes Gegenargumentieren (z. B., Niederdeppe, Shapiro & Porticella, 2011). Der durch Reaktanz hervorgerufene motivationale Drang entgegen der Botschaft zu handeln (Brehm & Brehm, 1981; Ringold, 2002) sowie die der Wut zugrundeliegenden Approach-Motivation (Dillard & Seo, 2013) lassen zudem einen direkten Effekt von Reaktanz auf die Verhaltensintentionen plausibel erscheinen. Das resultierende Modell mit den beiden Pfaden weist einen sehr guten Model Fit auf (Chi^2=12,12; *df*=11; *p*=0,355; CFI=1,00; RMSEA=0,02; 90 % CI [0,00; 0,06); SRMR=0,03; siehe Abbildung 1).

Unsere Forschungsfrage thematisierte den Effekt des Einbettens von Informationen in Narrationen auf das narrative Erleben der Teilnehmer. Die Ergebnisse zeigen, dass es keinen signifikanten Einfluss der integrierten Informationen auf das Erleben gibt (*B*=-0,05; *SE*=0,11; 95 % CI [-0,259; 0,162], *p*=0,648, β=-0,03). Dies ist zwar noch kein hinreichender statistischer Beweis, dass das Hinzufügen von Informationen generell keinen Einfluss auf das narrative Erleben hat, zeigt aber, dass es zumindest in unserer Studie nicht das spezifische Potenzial des Einsatzes von Narrationen unterminiert.

Ein höheres narratives Erleben führt in Übereinstimmung mit *H1* zu weniger Reaktanz (*B*=-0,23; *SE*=0,09; 95 % CI [-0,409; -0,047], *p*=0,016, β=-0,14) und in die Narration eingebundene Informationen reduzieren entsprechend *H2* Ambivalenz (*B*=-0,40; *SE*=0,20; 95 % CI [-0,785; -0,020); *p*=0,039; β=-0,12). Wie in *H3a* angenommen, mediiert Reaktanz wiederum den Effekt des narrativen Erlebens auf Einstellungen, die subjektive Norm und die WVK (Indirekte Effekte: Einstellungen: *B*=0,023; *SE*=0,013; 95 % CI [0,004; 0,057]; *p*=0,015; Norm: *B*=0,035; *SE*=0,020, 95 % CI [0,006; 0,084]; *p*=0,013; WVK: *B*=0,031; *SE*=0,016; 95 % CI [0,007; 0,069]; *p*=0,010), während Ambivalenz Selbiges für den Effekt der eingebundenen Informationen tut (*H3b*; Indirekte Effekte: Einstellungen: *B*=0,060; *SE*=0,033; 95 % CI [0,006; 0,140]; *p*=0,029; Norm: *B*=0,089; *SE*=0,049; 95 % CI [0,009; 0,206]; *p*=0,029; WVK: *B*=0,171; *SE*=0,086; 95 % CI [0,011; 0,349; *p*=0,037).

Abbildung 1: Pfadmodell zum Effekt in Narrationen eingebetteter Informationen zur Organspende

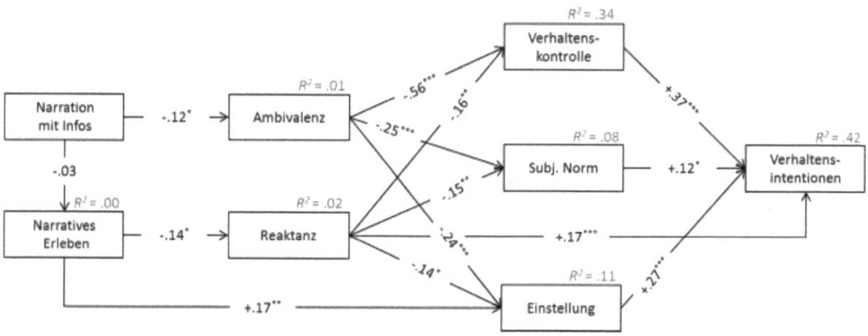

$^{*}p < .05$. $^{**}p < .01$. $^{***}p < .001$. Stand. Koeffizienten. Model Fit: Chi^2=12.12, *df*=11, *p*=.355; CFI=1.00, RMSEA=0.02 (90 % CI: 0.00 - 0.06), SRMR=0.03.

Entsprechend der TPB führen positivere Einstellungen, eine höhere subjektive Norm und eine größere WVK zu stärkeren Verhaltensintentionen (Einstellungen: *B*=0,38; *SE*=0,07; 95 % CI [0,242; 0,510]; *p* < 0,001; *β*=0,27; Norm: *B*=0,12; *SE*=0,05; 95 % CI [0,024; 0,218]; *p*=0,016; *β*=0,12; Kontrolle: *B*=0,44; *SE*=0,06; 95% CI [0,323; 0,549]; *p* < 0,001, *β*=0,37) und vermitteln die Effekte von Ambivalenz und Reaktanz auf die Intentionen (Indirekte Effekte: Ambivalenz: *B*=-0,268; *SE*=0,034; 95 % CI [-0,336; -0,204]; *p* < 0,001; Reaktanz: *B*=-0,112; *SE*=0,029; 95 % CI [-0,174; -0,058]; *p* < 0,001).

5 Diskussion

Die Ergebnisse unserer Studie zeigen, (1) dass eine Verknüpfung der Forschung zu narrativer Persuasion und der Theorie des geplanten Verhaltens eine sinnvolle Möglichkeit darstellt, Einflüsse auf die Organspendebereitschaft von Rezipienten zu modellieren. Narrationen werden (2) als effektive Kommunikationsstrategie evident, um Verhaltensintentionen im Kontext der Organspendethematik zu beeinflussen. Schließlich zeigen die Ergebnisse, (3) dass eine gezielte Einbettung von relevanten Informationen den Vorteil von Narrationen, über höheres Involvement Reaktanz zu reduzieren, verstärken und dabei gleichzeitig bestehende Informationsdefizite und Unsicherheiten in Form von Ambivalenz vermindern kann.

Diese Resultate sind allerdings im Kontext einiger Einschränkungen zu betrachten. Auch wenn die Teilnehmer aus der allgemeinen Bevölkerung stammen, ist die Stichprobe immer noch ein Convenience Sample und weist dementsprechend relevante Verzerrungen auf. So besitzt die Mehrheit bereits sehr positive Einstellungen zur Organspende und im Gegensatz zu nur 28 Prozent der Gesamtbevölkerung in Deutschland besitzen 56,8 Prozent bereits einen Organspendeausweis (BZgA, 2014). Eine Replikation der Ergebnisse in Bevölkerungsanteilen, die weniger informiert, weniger positiv und ambivalenter gegenüber der Organspende sind, wäre hier wünschenswert. Zweitens entstammen die verwendeten Stimulustexte der Feder einer der Autorinnen und nicht einer professionellen Gesundheitskampagnen. Allerdings ist es möglich, dass dies zu einem konservativeren Test unserer Hypothesen geführt hat, denn das Potenzial für narratives Erleben ist wahrscheinlich höher für professionelle Narrationen. Drittens fehlt die Betrachtung tatsächlicher Verhaltenseffekte, wie zum Beispiel des Unterschreibens eines Organspendeausweises. Auch wenn Intentionen zu einem gewissen Grad Verhalten vorhersagen, bleibt doch eine Untersuchung tatsächlichen Verhaltens wünschenswert. Darüber hinaus bleiben ebenso eine Menge offener Fragen für die weitere Forschung: Was sind die Grenzen der Einbettung von Informationen in Narrationen? Wann könnte eine Einbettung zum Nachteil sein? Wo liegen die Grenzen der Reaktanzvermeidung durch Narrationen?

Insgesamt verdeutlicht unsere Studie die theoretische und praktische Relevanz der beiden Konstrukte Ambivalenz und Reaktanz sowohl für die Gesundheitskommunikation im Allgemeinen als auch für die TPB im Spezifischen. Im Kontext von Organspende-Kampagnen unterstreichen unsere Ergebnisse, dass es neben dem Einsatz von Narrationen wichtig ist, auch die Ängste und Unsicherheiten der Menschen gezielt zu adressieren.

Literaturverzeichnis

Ajzen, I. (1991). The theory of planned behavior. *Theories of Cognitive Self-Regulation, 50*, 179-211.

Ajzen, I., Joyce, N., Sheikh, S. & Cote, N.G. (2011). Knowledge and the prediction of behavior: The role of information accuracy in the Theory of Planned Behavior. *Basic and Applied Social Psychology, 33*, 101-117.

Arbuckle, J. L. (2013). *Amos 22 reference guide.* Crawfordville, FL: Amos Dev. Corp.

Armitage, C. J. & Conner, M. (2000). Attitudinal ambivalence: A test of three key hypotheses. *Personality and Social Psychological Bulletin, 26*, 1421-1432.

Armitage, C. J. & Conner, M. (2001). Efficacy of the Theory of Planned Behaviour: A meta-analytic review. *British Journal of Social Psychology, 40*, 471-499.

Brehm, S. S. & Brehm, J.W. (1981). *Psychological reactance: A theory of freedom and control.* London: Academic Press.

Bundeszentrale für gesundheitliche Aufklärung (BZgA) (2014). *Wissen, Einstellung und Verhalten der deutschen Allgemeinbevölkerung (14 bis 74 Jahre) zur Organspende: Bundesweite Repräsentativbefragung 2013 – Erste Studienergebnisse.* Köln: BZgA.

Busselle, R. & Bilandzic, H. (2009). Measuring narrative engagement. *Media Psychology, 12*, 321-347.

Cohen, E. L. (2010). The role of message frame, perceived risk, and ambivalence in individuals' decisions to become organ donors. *Health Communication, 25*, 758-769.

Conner, M. & Armitage, C. J. (2008). Attitudinal ambivalence. In W. D. Crano & R. Prislin (Hrsg.), *Attitudes and attitude change* (S. 261-286). New York, NY: Psychology Press.

Cossé, T. J. & Weisenberger, T. M. (2000). Words versus actions about organ donation: A four-year tracking study of attitudes and self-reported behavior. *Journal of Business Research, 50*, 297-303.

Deighton, J., Romer, D. & McQueen, J. (1989). Using drama to persuade. *Journal of Consumer Research, 16*, 335-343.

Dillard, J.P. & Shen, L. (2005). On the nature of reactance and its role in persuasive health communication. *Communication Monographs, 72*, 144-168.

eurotransplant (2014). *Deceased donors reported, by year, by donor country, by organ.* Leiden: Eurotransplant International Foundation.

Fishbein, M. & Ajzen, I. (2010). *Predicting and changing behavior: The reasoned action approach.* New York: Psychology Press.

Godin, G., Bélanger-Gravel, A., Gagné, C. & Blondeau, D. (2008). Factors predictive of signed consent for posthumous organ donation. *Progress in Transplantation, 18*, 109-117.

Green, M. C. (2006). Narratives and cancer communication. *Journal of Communication, 56*, 163-183.

Green, M. C. & Brock, T. C. (2000). The role of transportation in the persuasiveness of public narratives. *Journal of Personality and Social Psychology, 79*, 701-721.

Green, M. C. & Brock, T. C. (2002). In the mind's eye: Imagery and transportation into narrative worlds. In M.C. Green, J.J. Strange & T.C. Brock (Hrsg.), *Narrative impact: Social and cognitive foundations* (S. 315-341). Mahwah, NJ: Erlbaum.

Green, M. C. & Donahue, J. K. (2011). Persistence of belief change in the face of deception: The effect of factual stories revealed to be false. *Media Psychology, 14*, 312-331.

Hinyard, L. J.,& Kreuter, M. W. (2007). Using narrative communication as a tool for health behavior change: A conceptual, theoretical, and empirical overview. *Health Education & Behavior, 34*, 777-792.

Horton, R.L. & Horton, P.J. (1991). A model of willingness to become a potential organ donor. *Social Science & Medicine, 33*, 1037-1051.

Hyde, M. K. & White, K. M. (2009). To be a donor or not to be? Applying an extended Theory of Planned Behavior to predict posthumous organ donation intentions. *Journal of Applied Social Psychology, 39*, 880-900.

Jonas, K., Diehl, M. & Brömer, P. (1997). Effects of attitudinal ambivalence on information processing and attitude-intention consistency. *Journal of Experimental Social Psychology, 33*, 190-210.

Morgan, S. E. (2009). The intersection of conversation, cognitions, and campaigns: The social representation of organ donation. *Communication Theory, 19*, 29-48.

Morgan, S. E., Miller, J. K. & Arasaratnam, L. A. (2003). Similarities and differences between African Americans' and European Americans' attitudes, knowledge, and willingness to communicate about organ donation. *Journal of Applied Social Psychology, 33*, 693-715.

Morgan, S. E., Movius, L. & Cody, M. J. (2009). The power of narratives: The effect of entertainment television organ donation storylines on the attitudes, knowledge, and behaviors of donors and nondonors. *Journal of Communication, 59*, 135-151.

Moyer-Gusé, E. (2008). Toward a theory of entertainment persuasion: Explaining the persuasive effects of entertainment-education messages. *Communication Theory, 18*, 407-425.

Moyer-Gusé, E. & Nabi, R. L. (2010). Explaining the effects of narrative in an entertainment television program: Overcoming resistance to persuasion. *Human Communication Research, 36*, 26-52.

Murphy, S.T., Frank, L.B., Chatterjee, J.S. & Baezconde-Garbanati, L. (2013). Narrative versus nonnarrative: The role of identification, transportation, and emotion in reducing health disparities. *Journal of Communication, 63*, 116-137.

Murphy, S. T., Frank, L. B., Moran, M. B. & Patnoe-Woodley, P. (2011). Involved, transported, or emotional? Exploring the determinants of change in knowledge, attitudes, and behavior in EE. *Journal of Communication, 61*, 407-431.

Newton, J. D. (2011). How does the general public view posthumous organ donation? A meta-synthesis of the qualitative literature. *BMC Public Health, 11*, 791-801.

Niederdeppe, J., Shapiro, M. A. & Porticella, N. (2011). Attributions of responsibility for obesity: Narrative communication reduces reactive counterarguing among liberals. *Human Communication Research, 37*, 295-323.

Pyszczynski, T., Greenberg, J. & Solomon, S. (1999). A dual-process model of defense against conscious and unconscious death-related thoughts: An extension of Terror Management Theory. *Psychological Review, 106*, 835-845.

Quick, B. L. & Stephenson, M. T. (2007). Further evidence that psychological reactance can be modeled as a combination of anger and negative cognitions. *Communication Research, 34*, 255-276.

Rains, S. A. & Turner, M. M. (2007). Psychological reactance and persuasive health communication: A test and extension of the intertwined model. *Human Communication Research, 33*, 241-269.

Reinhart, A. M. & Anker, A. E. (2012). An exploration of transportation and psychological reactance in organ donation PSAs. *Communication Research Reports, 29*, 274-284.

Ringold, D. J. (2002). Boomerang effects in response to public health interventions: Some unintended consequences in the alcoholic beverage market. *Journal of Consumer Policy, 25*, 27-63.

Sanner, M. (1994). Attitudes toward organ donation and transplantation. A model for understanding reactions to medical procedures after death. *Social Science and Medicine, 38*, 114-152.

Shen, L. (2010). Mitigating psychological reactance: The role of message-induced empathy in persuasion. *Human Communication Research, 36*, 397-422.

Watzke, D., Schmidt, K. & Stander, V. (2013). *Einstellung, Wissen und Verhalten der Allgemeinbevölkerung zur Organ- und Gewebespende.* Köln: Bundeszentrale für gesundheitliche Aufklärung (BZgA).

Zhao, X. & Cai, X. (2008). The role of ambivalence in college nonsmokers' information seeking and information processing. *Communication Research, 35*, 298-318.

Anja Kalch & Tino Meitz

Zivilcourage motivieren: Die Wirkung von Testimonials in Bystander-Kampagnen gegen partnerschaftliche Gewalt

1 Partnerschaftliche Gewalt und Bystanderverhalten

Im Gegensatz zu klassischen Gewalt-Präventionskampagnen, die konkrete oder potenzielle Opfer oder Täter adressieren (Banyard, Plante & Moyniham, 2004; Burn, 2009), wenden sich Präventionskampagnen gegen partnerschaftliche Gewalt häufig an potenzielle Zeugen. Ziel ist es, die Aufmerksamkeit und das Problembewusstsein gesamtgesellschaftlich zu erhöhen (McMahon & Banyard, 2011) und zivilcouragiertes Verhalten zu motivieren (Baumert, Halmburger & Schmitt, 2013; Greitemeyer, Osswald, Fischer & Frey, 2007). Zeugen gewalttätiger Auseinandersetzungen in partnerschaftlichen Beziehungen nehmen eine zentrale Rolle in der Konflikteindämmung ein (Planty, 2002). Auf die Frage nach Unterstützungsangeboten beim Umgang mit einer partnerschaftlichen Gewaltsituation gaben in einer EU-weiten Befragungsstudie knapp die Hälfte der befragten Opfer den Wunsch nach Verständnis und moralischer Unterstützung durch Dritte an (European Union Agency For Fundamental Rights, 2014). Im Gegensatz zu klassischen Hilfesituationen (z. B. medizinischen Notfällen), die im Fokus der Bystanderforschung stehen, liegen im Falle partnerschaftlicher Gewaltkonflikte soziale Normbrüchen oder Normverletzungen vor (Baumert et al., 2013; Jonas & Brandstätter, 2004) und ein aktives Einschreiten kann für den Beobachter mit realen oder antizipierten negativen sozialen Konsequenzen einhergehen (Greitemeyer, Fischer, Kastenmüller & Frey, 2006; Jonas & Brandstätter, 2004). Da das Problem partnerschaftlicher Gewalt im öffentlichen Diskurs stark von Tabuisierungs- und Trivialisierungsprozessen geprägt ist (Winstock, 2007), scheinen Testimonial-basierte Darstellungen prinzipiell geeignet, um zivilcouragiertes Verhalten zu motivieren (Meitz, Kalch & Groß, 2014). Potenzielle Bystander haben durch die fehlende öffentliche Auseinandersetzung keinen Bezug zum Thema. Sie sind selbst nicht betroffen und wollen sich in der Regel auch nicht mit dem Problemfeld beschäftigen. Testimonials ermöglichen es dem Rezipienten die Situation direkt aus der Perspektive des Betroffenen (sowohl von Bystandern als auch Opfern) nachzuvollziehen. Maßgeblich dafür ist eine Perspektivübername (Identifikation, Cohen, 2001) der Charaktere und das imaginative „Eintauchen“ in die beschriebenen Erfahrungen (Transportation,

Green & Brock, 2000). Die Erfahrungen des Testimonials können dadurch ähnlich realer Erfahrungen erlebt werden, wodurch botschaftskonforme Einstellungsänderungen wahrscheinlicher werden (für einen Überblick zu narrativer Persuasion siehe Busselle, & Bilandzic, 2013).

2 Testimonial-basierte Evidenz in Präventionskampagnen

In der Gesundheitskommunikation wird häufig auf anekdotische Evidenz (siehe auch episodische Frames, Iyengar, 1994) als Beleg für ein spezifisches präventives Verhalten zurückgegriffen (Hoeken, 2001; Keer, van den Putte, de Wit & Neijens, 2013). Dabei können sowohl die erwünschten Folgen einer erfolgreichen Präventionshandlung oder die unerwünschten Folgen einer nicht erfolgten Präventionshandlung dargelegt werden (Gallagher & Updegraff, 2012). Im Gegensatz zu Argumentationsformaten, die primär auf eine Generalisierung abzielen (z. B. Statistiken), verweisen anekdotische Botschaftsformate vorrangig darauf, Analogieschlüsse auf Basis eines präsentierten Einzelfalls zu ermöglichen und folglich die eigene Position mit der Position der Person im Text zu vergleichen (Hoeken, 2001; Rieke & Sillars, 1984)[1]. Die formale Darstellung anekdotischer Evidenz erfolgt häufig über die Einbindung von Testimonials, die typischerweise in der ersten Person ihre eigenen Erfahrungen über die erfolgreiche Umsetzung einer Präventionsmaßnahme erzählen und den Rezipienten motivieren sollen, vergleichbar zu handeln (Braverman, 2008; Dillard & Main, 2013; Gibson & Zillmann, 1998). Eine zweite Variante anekdotische Evidenz darzustellen, ist die indirekte, paraphrasierte Erzählung exemplarischer Erfahrungen, bei der die betroffene Person zwar benannt wird, aber nicht selbst zu Wort kommt (Gibson & Zillmann, 1998; Sanders & Redeker, 1996). Gibson & Zillmann (1998) differenzieren bei der Verwendung von Bezeugungen in journalistischen Texten zwischen direkten (direktes Zitat) und indirekten Testimonials (indirektes, paraphrasiertes Zitat). Beide Varianten entsprechen personalisierten Darstellungen (Galtung & Ruge, 1965), jedoch unterscheidet sich die Mittelbarkeit der Darstellung (Sanders & Redeker, 1996). In einer systematischen Analyse zur Wirkung von Narrationen in der Gesundheitskommunikation fanden Winterbottom et al. (2008) einen persuasiven Einfluss narrativer Botschaften eher in den Studien, die

1 Für einen Überblick zur persuasiven Wirkung anekdotischer und statistischer Evidenz in der Gesundheitskommunikation siehe Winterbottom, Bekker, Conner und Mooney (2008) sowie Zebregs, van den Putte, Neijens und de Graaf (2015)

Narrationen in der ersten Person verwendeten, als in Studien, die auf narrative Berichte in der dritten Person zurückgriffen. Empirische Studien, in denen die Wirkung beider Darstellungsformen verglichen wurde, führen die stärkere persuasive Wirkung von Narrationen in der ersten Person auf intensivere narrative Erlebensprozesse, im Besonderen die Transportation und Identifikation mit dem Ich-Erzähler, zurück (Kaufman & Libby, 2012; Nan, Dahlstrom, Richards & Rangaraja, 2015). Rezipienten interpretieren Botschaften in der Ich-Perspektive primär aus der Sicht des Handelnden innerhalb der Geschichte, während es für Botschaften in der dritten Person wahrscheinlicher ist, dass Rezipienten die Rolle eines außenstehenden Beobachters einnehmen (de Graaf, Hoeken, Sanders & Beentjes, 2012; Nan et al., 2015; Sanders & Redeker, 1996). In einer empirischen Studie zur persuasiven Wirkung von Testimonials in Gesundheitsbotschaften von Dillard & Main (2013) erwies sich Identifikation jedoch weniger erklärungsstark als die empfundene Lebhaftigkeit der Darstellung, die mittels Transportation und Relevanz operationalisiert wurde. Einen vergleichbaren vermittelnden Einfluss von Transportation auf den Effekt von Testimonial-basierten Botschaften auf die wahrgenommene Relevanz und Plausibilität von Kampagnen gegen partnerschaftliche Gewalt konnten auch Meitz et al. (2014) zeigen. Übertragen auf die vorliegende Studie wird deshalb angenommen, dass Kampagnen aus Sicht eines Testimonials, im Gegensatz zu anekdotischen Darstellungen in der dritten Person, das Erleben narrativer Transportation verstärken und in Folge dessen intentionales Bystanderverhalten wahrscheinlicher wird (H1).

3 Zeugen- vs. Opferperspektive von Testimonials

Testimonials in präventiven Gesundheitskampagnen sind in der Regel Betroffene selbst (Braverman, 2008; Nan et al., 2015). In der Praxis werden in Kampagnen gegen partnerschaftliche Gewalt sowohl Opfer als auch potenzielle Zeugen als Testimonials integriert. Unter der Annahme, dass ein Testimonial als exemplarische Evidenz für ein gewünschtes Verhalten eingesetzt wird (siehe Abschnitt 2), würde ein Zeugen-Testimonial der im Notfall gewünschten Handlungsperspektive entsprechen. Die Relevanz dieser Zeugenperspektive ist im Fünf-Stufen Model zum Bystander-Verhalten nach Latané und Darley (1970) integriert. Demnach setzt aktives Bystander-Verhalten zunächst die Wahrnehmung der Situation (Schritt 1) und deren Identifikation als Notfall (Schritt 2) voraus. Zeugen müssen anschließend erkennen, dass es ihre Verantwortung ist zu handeln (Schritt 3) und dann zu entscheiden, welche Handlungsoptionen geeignet sind (Schritt 4), um letztlich Hilfe zu leisten (Schritt 5). Es ist anzunehmen, dass sich die situative Wahrnehmung dieser Schritte zwischen Opfern und Tätern unterscheidet. Vor allem die Schritte 3 bis 5 können in der Perspektive eines Opfers weniger eindeutig fokussiert werden als in einer Bystander-Perspektive, da die letztlichen Handlungsentscheidungen beim Zeugen liegen. Der Argumentation von Dillard & Main (2013) zur empfundenen Relevanz der Darstellung folgend nehmen wir an, dass in der Präventionskommunikation eine Bystander-Perspektive – über ein verstärktes Relevanzempfinden – einen positiveren Einfluss auf intendiertes Bystander-Verhalten hat als eine Opferperspektive (H2).

Die Bereitschaft Verantwortung als Zeuge in einer Notfallsituation zu übernehmen hängt von der subjektiven Erfahrung und Kompetenzwahrnehmung des Bystanders ab (Cramer, McMaster, Bartell & Dragna, 1988). In einem Experiment zum medizinischen Hilfeverhalten von Zeugen mit unterschiedlichen Kompetenzen (im Sinne von Erfahrungen; Krankenschwestern vs. Studierende) konnten Cramer et al. (1988) zeigen, dass Krankenschwestern bei der Anwesenheit potenzieller weiterer Zeugen eher aktiv halfen als Studierende. Im Gegensatz zu den Studierenden beurteilten sich die Krankenschwestern, die bereits über entsprechende Bystandererfahrungen verfügten, persönlich als kompetenter, in einer Notsituation richtig zu Handeln. Es erscheint plausibel, dass die unmittelbare Nachvollziehbarkeit der Gewaltsituation und des Zeugenhandelns für Personen, die bereits Vorerfahrungen als Bystander in partnerschaftlichen Gewaltkonflikten haben, einfacher ist als für nicht-involvierte Personen. Wir nehmen deshalb an, dass sich Vorerfahrungen als Bystander in einer stärker empfundenen Nähe zum im Text portraitierten Bystander niederschlagen, welche wiederum intentionales Bystander-Verhalten erhöht (H3).

4 Methode und Operationalisierung

In einer experimentellen Onlinebefragung (n=287, 201 Frauen, 86 Männer, M_{Alter}=23.69, SD=7.38) wurde die Wirkung von Testimonials in Bystander-adressierten Botschaften zur Prävention von partnerschaftlicher Gewalt untersucht. Die verwendeten Botschaften (durchschnittliche Wortanzahl: 433, Minimum: 430, Maximum: 443) variierten in der Erzähl- (1. Person vs. 3. Person) sowie der Charakter-Perspektive (Opfer- vs. Bystander-Perspektive). Zur Manipulation der Erzählperspektive wurde die präventive Botschaft entweder gänzlich aus der Ich-Perspektive eines Betroffenen beschrieben, oder die Darstellung erfolgte in der Dritten-Person-Perspektive. In allen Botschaften wurde das Problem partnerschaftlicher Gewalt auf Basis eines konkreten Falls verdeutlicht. Die personenbezogenen Informationen waren über alle Versionen identisch, so dass entweder der Name des Bystanders oder des Opfers als Quelle genannt wurde. Argumentativ wurden der Fall sowie zeugenrelevante Informationen nach der Struktur des Fünf-Stufen Models zum Bystander-Verhalten (Latané & Darley, 1970) dargelegt. Zusätzlich zu dieser 2×2-Manipulation wurden die Befragten quasi-experimentell nach bereits vorhandener Erfahrung als Bystander unterschieden, da davon ausgegangen wurde, dass persönliche Vorerfahrung als Zeuge in Gewaltsituationen die Wahrnehmung von Präventionstexten beeinflusst. Die Vorerfahrung als Bystander wurde mit zwei Items gemessen („*Ich habe als Zeugin/e eine partnerschaftliche Gewaltsituation beobachtet, in der ... (1) körperliche Gewalt ausgeübt wurde. ...(2) psychische Gewalt ausgeübt wurde*", Antwortoptionen: „*ja*" vs. „*nein*"). Befragte, die bei mindestens einem der Items Vorerfahrung angegeben haben, wurden in der Datenanalyse als *Erfahrung vorhanden* codiert (n=57). Personen, die in der Befragung angaben selbst bereits Opfer von psychischer oder physischer Gewalt gewesen zu sein (n=56) oder beruflich mit Opfern partnerschaftlicher Gewalt zu tun haben (n=19), wurden aus der Datenanalyse ausgeschlossen, da angenommen werden muss, dass für diese beiden Gruppen das Verständnis und die Verarbeitung der Kampagnen durch die Vorerfahrung stark von dem nicht-involvierter Personen abweicht.

Die Befragten wurden zufällig einer der vier Stimulusversionen zugeteilt. Zur Messung der Verhaltensintentionen wurden die Befragten gebeten anzugeben wie wahrscheinlich es ist, „*dass Sie zukünftig häufiger auf Anzeichen partnerschaftlicher Gewalt in Ihrem Umfeld achten*" und „*dass Sie als Zeuge partnerschaftlicher Gewalt das Opfer aktiv ansprechen, um zu helfen*". Die Befragten wurden gebeten die Verhaltenswahrscheinlichkeit auf je drei siebenstufigen semantischen Differential-Items („*unwahrscheinlich – sehr wahrscheinlich*", „*unmöglich – möglich*", „*unrealistisch – realistisch*") anzugeben (Yu, Ahern, Connolly-Ahern & Shen, 2010). Die beiden Fragen wurden gewählt, um in Anlehnung an Latané & Darley (1970) zwischen der Situationswahrnehmung (Schritte 1 und 2) sowie der eigentlichen Handlungswahrscheinlichkeit (Schritt 5) zu differenzieren. Die wahrgenommene Relevanz der Botschaft wurde mit elf Items (siebenstufige Antwortskala, 1 = *„stimme überhaupt nicht zu“*, 7 = *„stimme voll und ganz zu“*, z. B. Die Botschaft ist ... (1) *„bedeutsam für mich“*, (2) *„nützlich“*) der *Message Judgement Scale* nach Burke & Edell (1989) gemessen (Cronbachs a=.73, M=4.58, SD=.80). Zur Messung des Transportationserlebens wurden sieben Items (siebenstufig, 1 = *„stimme überhaupt nicht zu“*, 7 = *„stimme voll und ganz zu“*) der deutschen Version (Appel & Richter, 2010) der Transportations-Skala (Green & Brock, 2000) verwendet. Um die internen Konsistenz der Skala zu verbessern, wurde ein Item (*„Nach dem Lesen fiel es mir leicht wieder an etwas anderes zu denken.“*) aus der Indexberechnung ausgeschlossen (Cronbachs a=.70, M=3.83, SD=1.01). Die soziale Distanz zum Bystander im Text wurde nach Popovic, Milne und Barrett (2003) über die Angabe der sozialen Nähe zu zehn Personen (z. B. Mutter, Vater, bester Freund) sowie dem Bystander im Text auf einer Zielschreibe gemessen (1 = *„sehr nah“*, 7 = *„weit entfernt“*). Die angegebene Distanz zum Bystander wurde von der kleinsten angegebenen Distanz subtrahiert, um die soziale Distanz zum Zeugen im Text zu ermitteln (M=4.68, SD=1.37).

5 Ergebnisse

Zur Prüfung der angenommenen indirekten Zusammenhänge (H1 bis H3) wurde ein Pfadmodell (Abbildung 1) mit AMOS (Version 23) gerechnet (20.000 Bootstrap-Stichproben, 95 % fehlerkorrigiertes Konfidenzintervall). Alle direkten, indirekten und totalen Effekte im Model (χ^2=19.54, df=16, p=.24, CFI=.98, RMSEA=.03, 81 %, CI=.00 - .06) sind signifikant ($p < .05$). Der Annahme von H1 entsprechend führen Testimonial-basierte Botschaften zu einer intensiveren Transportationserfahrung, die indirekt wiederum die Relevanz des Problems (β=.06, $p < .05$), die intendierte Achtsamkeit (β=.05, $p < .05$) und die Intention aktiv zu helfen (β=.01, $p < .05$) erhöht. Im Gegensatz zu unserer Annahme H2, dass bei der Verwendung einer Bystander-Perspektive ein stärkerer Ich-Bezug erreicht wird, führt die Opferperspektive im Text zu einem stärkeren Relevanzempfinden und in Folge dessen zu einer größeren intendierten Achtsamkeit (β=.05, $p < .05$) und größeren intendierten aktiven Hilfe (β=.02, $p < .01$). Entsprechend der Annahme in Hypothese 3, führt bereits vorhandene Erfahrung als Bystander in partnerschaftlichen Gewaltsituationen zu einem verringerten Distanzempfinden. Dies gilt auch für Testimonial-basierte Botschaften, die die empfundene Distanz zum Bystander über Transportation verringert (β=-.02, $p < .05$). Rezipienten, die beim Lesen in den Text eintauchen, fühlen sich dem medialen Zeugen sozial näher. Im Kontrast zur Annahme in H3 führt die größere Nähe zum Bystander jedoch direkt zu einer verringerten Intention aktiv Hilfe zu leisten (Abbildung 1). Zusammengefasst erhöhen sowohl eine Testimonial-basierte Erzählperspektive (β=.01, $p < .05$) als auch die Perspektive eines betroffenen Opfers (β=.01, $p < .05$) die intentionale Bereitschaft aktiv Hilfe zu leisten, während eigene Bystander-Erfahrungen diese indirekt verringern (β=-.03, $p < .01$).

Abbildung 1: Indirekte Effekte von Relevanz, Transportation und Distanz auf intentionales Bystanderverhalten

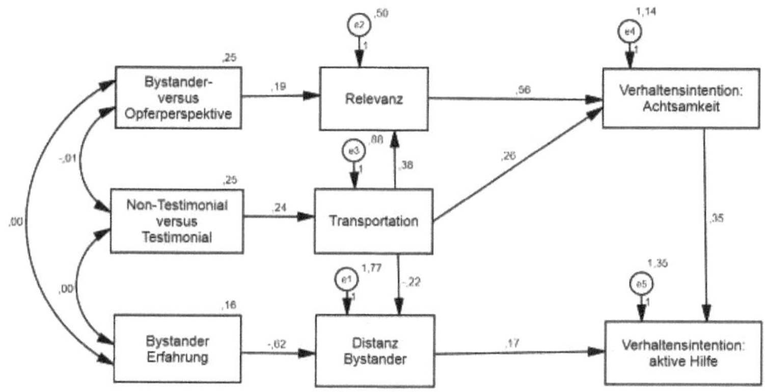

6 Fazit

Zivilcourage-Kampagnen gegen partnerschaftliche Gewalt, die sich an potenzielle Zeugen richten, sind mit dem Problem konfrontiert ein gesellschaftlich tabuisiertes und trivialisiertes Thema (Winstock, 2007) an nicht-involvierte Personen zu vermitteln (McMahon & Banyard, 2011). Durch den Einsatz von Testimonials, die in der Ich-Perspektive über ihre Erfahrungen in partnerschaftlichen Gewaltkonflikten berichten, konnte in der vorliegenden Studie die Intention in einer Konfliktsituation als Bystander aktiv zu Helfen indirekt über das Erleben von Transportation verstärkt werden. Dies steht im Einklang mit bereits vorliegenden empirischen Arbeiten zur Wirksamkeit dieser Erzählperspektive (Kaufman & Libby, 2012; Nan, Dahlstrom, Richards, & Rangaraja,

2015). Im Gegensatz zur Bystanderperspektive, die theoretisch das direkte Handlungsvorbild widerspiegelt, führte im vorliegenden Experiment eine opferzentrierte Darstellung zu einer verstärkten Relevanzwahrnehmung und in Folge dessen einer höheren Handlungsbereitschaft. Für dieses Ergebnis erscheinen zwei Erklärungen plausibel: Einerseits führt eine Zeugenperspektive möglicherweise implizit zu einer Verantwortungsdiffusion (Latané & Darley, 1970), da der dargestellte Bystander als ein weiterer am Konflikt beteiligter Zeuge wahrgenommen wird. Andererseits kann das in der verwendeten Botschaft als zögerlich, unsicher und abwartend dargestellte Bystanderverhalten bei den Rezipienten die Unsicherheit über die eigene Verantwortung und mögliche Handlungsoptionen verstärkt haben. Beide Aspekte bedingen sich gegenseitig, da die Darstellung eines klar entschlossen handelnden Zeugen das Risiko einer Verantwortungsdiffusion erhöhen würde. Zukünftige Forschung sollte deshalb sowohl die Wirkung verschiedener Handlungsverläufe als auch die daraus entstehenden Verantwortungszuschreibungen differenzieren. Die zwei dargelegten Erklärungsansätze im Spannungsverhältnis von Verantwortungsdiffusion und fehlender Handlungssicherheit erscheinen auch geeignet, um den negativen Einfluss der sozialen Nähe zum Bystander im Text auf die Verhaltensintention zu erklären. Möglicherweise fühlt man sich durch die Manipulation einem unsicheren Zeugen nahe oder fühlt sich selbst nicht hinreichend in der Verantwortung. Diese Problematik verdeutlicht die Relevanz weiterer Forschungsarbeiten zur Adressierung von Bystandern in Präventionskampagnen. Durch die spezifische Charakteristik von betroffenen Opfern und nichtinvolvierten potenziellen Zeugen sind vorliegende Erkenntnisse aus der präventiven Gesundheitskommunikation nur bedingt auf die Adressierung von Bystandern übertragbar.

Literaturverzeichnis

Appel, M. & Richter, T. (2010). Transportation and need for affect in narrative persuasion: A mediated moderation model. *Media Psychology, 13*(2), 101-135.

Banyard, V. L., Plante, E. G. & Moyniham, M. M. (2004). Bystander education: Bringing a broader community perspective to sexual violence prevnetion. *Journal of Community Psychology, 32*, 61-79.

Baumert, A., Halmburger, A. & Schmitt, M. (2013). Interventions against norm violations: Dispositional determinants of self-reported and real moral courage. *Personality and Social Psychology Bulletin, 39*(8), 1053-1068.

Braverman, J. (2008). Testimonials versus informational persuasive messages. The moderating effect of delivery mode and personal involvement. *Communication Research, 35*(5), 666-694.

Burke, M. C. & Edell, J. A. (1989). The impact of feelings on ad-based affect and cognition. *Journal of Marketing Research, 26*(1), 69-83.

Burn, S. M. (2009). A situational model of sexual assault prevention through bystander intervention. *Sex Roles, 60*(11-12), 779-792.

Busselle, R., & Bilandzic, H. (2013). Narrative persuasion. In Dillard, J. & Shen, L. (Hrsg.). *The SAGE Handbook of Persuasion. Developments in Theory and Practice* (2. Aufl.) (S. 200-219). Thousand Oaks, CA: Sage.

Cohen, J. (2001). Defining identification: A theoretical look at the identification of audiences with media characters. *Mass Communication &* Society, 4(3), 245-264.

Cramer, R. E., McMaster, R. M., Bartell, P. A. & Dragna, M. (1988). Subject competence and minimization of the bystander effect. *Journal of Applied Social Psychology, 18*(13).

de Graaf, a., Hoeken, H., Sanders, J. & Beentjes, J. W. (2012). Identification as a mechanism of narrative persuasion. *Communication Research, 39*(6), 802-823.

Dillard, A. J. & Main, J. L. (2013). Using a health message with a testimonial to motivate colon cancer screening: Associations with perceived identification and vividness. *Health Education & Behavior, 40*(6), 673-82.

European Union Agency For Fundamental Rights. (2014). *Violence against women: an EU-wide survey. Main results.* Abgerufen von http://fra.europa.eu/sites/default/files/fra-2014-vaw-survey-main-results-apr14_en.pdf (01.08.2015).

Gallagher, K. M. & Updegraff, J. A. (2012). Health message framing effects on attitudes, intentions, and behavior: A meta-analytic review. *Annals of behavioral medicine, 46*(1), 101-116.

Galtung, J. & Ruge, M. H. (1965). The structure of foreign news. *Journal of Peace Research, 2*(1), 64-91.

Gibson, R. & Zillmann, D. (1998). Effects of citation in exemplifying testimony on issue perception. *Journalism & Mass Communication Quarterly, 75*(1), 167-176.

Green, M. C. & Brock, T. C. (2000). The role of transportation in the persuasiveness of public narratives. *Journal of Personality and Social Psychology, 79*, 701-721.

Greitemeyer, T., Fischer, P., Kastenmüller, A. & Frey, D. (2006). Civil Courage and Helping Behavior. *European Psychologist, 11*(2), 90-98.

Greitemeyer, T., Osswald, S., Fischer, P. & Frey, D. (2007). Civil courage: Implicit theories, related concepts, and measurement. *The Journal of Positive Psychology, 2*(2), 115-119.

Hoeken, H. (2001). Anecdotal, statistical, and causal evidence: Their perceived and actual persuasiveness. *Argumentation, 15*, 425-437.

Iyengar, S. (1994). *Is anyone responsible? How television frames political issues.* Chicago: University of Chicago Press.

Jonas, K. J. & Brandstätter, V. (2004). Brennpunkt Zivilcourage. Definition, Befunde und Maßnahmen. (Moral Courage: Definition, Findings, and Interventions). *Zeitschrift für Sozialpsychologie, 35*(4), 185-200.

Kaufman, G. F. & Libby, L. K. (2012). Changing beliefs and behavior through experience-taking. *Journal of Personality and Social Psychology, 103*(1), 1-19.

Keer, M., van den Putte, B., de Wit, J. & Neijens, P. (2013). The effects of integrating instrumental and affective arguments in rhetorical and testimonial health messages. *Journal of Health Communication, 18*, 1148-1161.

Latané, B. & Darley, J. M. (1970). *The unresponsive bystander: Why doesn't he help?* New York NY: Appleton-Century-Crofts.

McMahon, S. & Banyard, V. L. (2011). When can i help? A conceptual framework for the prevention of sexual violence through bystander intervention. *Trauma, Violence & Abuse, 13*(1), 3-14.

Meitz, T. G. K., Kalch, A. & Groß, M. (2014). Prosoziales Bystanderverhalten aktivieren: Botschaftsformate und Argumentationsstrategien in Kampagnen gegen partnerschaftliche Gewalt. In E. Baumann, M. R. Hastall & C. Rossmann (Hrsg.), *Gesundheitskommunikation als Forschungsfeld der Kommunikations- und Medienwissenschaft* (S. 64-77). Baden-Baden: Nomos.

Nan, X., Dahlstrom, M. F., Richards, A. & Rangaraja, S. (2015). Influence of evidence type and narrative type on HPV risk perception and intention to obtain the HPV vaccine. *Health Communication, 30*, 301-308.

Planty, M. (2002). *Third-party involvement in violence crime, 1993–1999. Bureau of Justice Statistics, Special report.* Abgerufen von http:// bjs.ojp.usdoj.gov/ content/pub/pdf/tpivc99.pdf (01.08.2015).

Popovic, M., Milne, D. & Barrett, P. (2003). The scale of perceived interpersonal closeness (PICS). *Clinical Psychology & Psychotherapy, 10*(5), 286-301.

Rieke, R. D. & Sillars, M. O. (1984). *Argumentation and the decision making process* (2. Aufl.). New York, N.Y: Harpes.

Sanders, J. & Redeker, G. (1996). Perspective and the representation of speech and thought in narrative discourse. In G. Fauconnier & E. Sweetser (Hrsg.), *Spaces worlds and grammar* (S. 290-317). Chicago, IL: The University of Chicago Press.

Winstock, Z. (2007). Toward an interactional perspective on intimate partner violence. *Aggression and Violent Behavior, 12*(3), 348-363.

Winterbottom, A., Bekker, H. L., Conner, M. & Mooney, A. (2008). Does narrative information bias individual descision making? A systematic review. *Social Science & Medicine, 67*, 2079-2088.

Yu, N., Ahern, L. A., Connolly-Ahern, C. & Shen, F. (2010). Communicating the risks of fetal alcohol spectrum disorder: Effects of message framing and exemplification. *Health Communication, 25*(8), 692-699.

Zebregs, S., van den Putte, B., Neijens, P. & de Graaf, A. (2015). The differential impact of statistical and narrative evidence on beliefs, attitude, and intention: A meta-analysis. *Health Communication, 30*, 282-289.

Eva Baumann, Sarah Geber, Christoph Klimmt,
Marcus Maurer, Corinna Oschatz & Michael Sülflow

Grenzen der Wirksamkeit präventiver Botschaften am Beispiel von Verkehrssicherheitskampagnen

1 Einleitung

Die überzeugende, verständliche, motivierende Ansprache von (Hoch)-Risikogruppen gilt als zentrale Strategie von Kampagnen der Gesundheitskommunikation (z. B. Salmon & Atkin, 2003). Nur wenn es gelingt, Personenkreise mit erhöhter Risikodisposition, etwa für eine Krankheit oder für eine gesundheitsschädigende Gewohnheit, zu erreichen und bei ihnen eine günstige Kommunikationswirkung auszulösen, besteht die Chance für erfolgreiche Prävention durch Kampagnen.

In der Kampagnenumsetzung steht diesem Ziel vor allem das Problem der medialen Informationsüberflutung entgegen (Ha & McCann, 2008). Daneben drohen bei der Realisierung intendierter Wirkprozesse Widerstände, die in den angezielten Personenkreisen liegen. Vielfach sind sich Angehörige von Risikogruppen der Tatsache bewusst, dass sie in den Augen anderer (oder der Öffentlichkeit) problematische Gewohnheiten pflegen. Sie darauf anzusprechen, dürfte mit dem Risiko aversiver Reaktionen (z. B. Reaktanz, Dillard & Shen, 2005) einhergehen. Sofern die Gesundheitsrisiken mit einer erschwerten kommunikativen Empfänglichkeit korrelieren, steht die strategische Kampagnenplanung vor erheblichen zusätzlichen Herausforderungen, da nicht nur die optimale Kanalwahl Schwierigkeiten bereitet, sondern sich auch die Überwindung von Ansprache-Barrieren komplex gestaltet. Hieraus resultiert die Frage, inwiefern Risikogruppen eine besondere Neigung zu opponierender, kritischer Verarbeitung von an sie gerichteten Botschaften aufweisen.

2 Risikogruppe Junge Autofahrer

Um dieser Frage nachzugehen, wird exemplarisch die Risikogruppe der jungen Autofahrer betrachtet. Trotz erfolgreicher Verkehrssicherheitsarbeit mit umfassenden politischen und rechtlichen Maßnahmen sowie einer insgesamt positiven Entwicklung der Unfallzahlen in Deutschland sterben junge Fahrerinnen und Fahrer weiterhin überproportional häufig bei einem Verkehrsunfall oder werden dabei verletzt. Verglichen mit dem Anteil dieser Altersgruppe an der Gesamtbevölkerung von 7,9 Prozent sind junge Menschen unter den im Jahr 2013 im Straßenverkehr insgesamt 66.997 Verunglückten mit 17,8 Prozent und unter den 493 Getöteten mit 14,8 Prozent noch immer deutlich überrepräsentiert. Im Vergleich zu jungen weiblichen Fahrerinnen sind männliche Fahranfänger häufiger Unfallopfer und Hauptverursacher von Unfällen (Statistisches Bundesamt, 2013).

Das hohe Unfallrisiko der jungen männlichen Fahrer wird vor allem auf fehlende Fahrerfahrungen und das damit verbundene Kompetenzdefizit sowie auf verkehrssicherheitsrelevante Einstellungen und Motive zurückgeführt, zu denen sowohl negative Einstellungen zum Sicherheitsverhalten sowie positive Einstellungen zum Risikoverhalten, wie das Fahren mit überhöhter Geschwindigkeit, gehören (zusammenfassend Holte, 2012, 2015).

Zwar helfen die aus der verkehrspsychologischen Forschung abgeleiteten Faktoren das Risikoverhalten zu erklären, jedoch ergeben sich hieraus noch keine konkreten Hinweise auf die Gestaltung einer zielgruppenorientierten Verkehrssicherheitskommunikation, die an der Vielschichtigkeit und am Zusammenwirken der für verschiedene Teilzielgruppen typischen Risikodispositionen ausgerichtet ist (Geber, Baumann & Klimmt, in Druck; Baumann & Geber, 2014).

3 Persuasionsstrategien in der Verkehrssicherheitskommunikation und ihre Grenzen

Kampagnen gehören zu den zentralen Instrumenten in der Verkehrssicherheitskommunikation (z. B. Holte & Pfafferott, 2015). Die strategische Gesundheits- und Risikokommunikation zielt auf die Sensibilisierung für das Risiko, auf einen Wissenszuwachs über Risiken und Schutzmöglichkeiten, auf die Veränderung sicherheitsrelevanter Vorstellungen und Einstellungen, Verhaltensintentionen und Verhaltensweisen sowie auf die Stärkung der Motivation zur Informationssuche ab (Hastall, 2014). Zu den auch in der Verkehrssicherheitsarbeit am häufigsten eingesetzten Persuasions- bzw. Botschaftsstrategien gehören emotionale und normative Appelle – häufig in Form von gesundheitsbezogenen oder sozialen Gewinn- oder Verlust-Frames –, Celebrity Endorsement sowie der Einsatz von Fallbeispielen oder statistischer Evidenz (Baumann, Hastall & Rossmann, 2014).

Einer Analyse der Botschaftsstrategien von 189 Public Service Announcements zur Prävention von Alkohol am Steuer in den USA (Slater, 1999) zufolge waren fast die Hälfte (48 %) dieser PSAs sachlich-informationsorientiert und enthielten keine furcht- oder empathieanregenden Botschaftskomponenten. Eine auf Sachinformationen fokussierte Strategie geht zumindest implizit davon aus, dass Risikoinformationen über einen Wissenszuwachs eine Verhaltensänderung motivieren. Wird das Schutzverhalten positiv – zum Beispiel durch Botschaften über Freizeit-Events oder Musik-Clips – gerahmt, soll die Attraktivität des Schutzverhaltens mögliche bestehende Risikoneigungen überlagern. In 13 Prozent der Fälle wurde mit Appellen an die soziale Verantwortung für andere Verkehrsteilnehmer gearbeitet. Solche Botschaften zielen darauf ab, die Empathie mit den Opfern und ihren Angehörigen zu stimulieren, indem dramatische Folgen der Gefährdung anderer Verkehrsteilnehmer betont werden. Hier liegt die Annahme zugrunde, dass soziale Motive eine größere Handlungsrelevanz entfalten könnten als gesundheitsbezogene. In 11 Prozent der untersuchten Spots wurden Furchtappelle eingesetzt, die auf eine schockierende Weise das Unfallrisiko und die Gefährdung der eigenen Person in den Mittelpunkt stellten. Eine solche Botschaftsstrategie, bei der es sich um eine Unterform des Verlustframings handelt, geht davon aus, dass Furcht vor negativen Folgen des Verhaltens, die über einen dramatischen Verlust-Frame induziert wird, zu einer Risikovermeidung führt.

Allerdings können diese Botschaftsstrategien auch nicht-erwünschte Effekte bei der Zielgruppe hervorrufen, die sich vor allem in Abwehrreaktionen wie Reaktanz, Botschaftsvermeidung oder Bumerangeffekten äußern (Hastall, 2012). Vor allem in der Gruppe risikogeneigter Personen stoßen Persuasionsstrategien an ihre Grenzen, wobei sich eine besondere Reserviertheit gegenüber gut gemeinten Präventionsbotschaften in diesen Zielgruppen durch mehrere theoretische Perspektiven begründen lässt. Zum einen könnte die Neigung zu Reserviertheit oder aversiven Reaktionen, etwa Ärger oder gezielte Verweigerung gedanklicher Elaboration, durch die schiere Häufigkeit erlebter Persuasionsversuche im sozialen Umfeld oder bei der Mediennutzung begründet sein (z. B. Erceg-Hurn & Steed, 2011). Zum anderen könnten die (Persönlichkeits- und/oder Umfeld-)Faktoren, die für die Neigung zum Risikoverhalten verantwortlich sind, gleichzeitig auch die Verarbeitung von thematischen Präventionsbotschaften ungünstig beeinflussen. Für das Risikoverhalten ‚Fahren mit überhöhter Geschwindigkeit' ließe sich etwa argumentieren, dass die bekannte Hochrisikogruppe der jungen Fahrer insbesondere durch die Kombination aus starkem ‚Sensation Seeking' und einer massiven Überschätzung der eigenen Fahrfähigkeiten geprägt ist (Holte, 2012). Diese Eigenschaften würden auch die Wahrscheinlichkeit erhöhen, dass Risikopersonen nicht in gewünschter Weise auf Botschaften von Verkehrssicherheitskampagnen reagieren.

Einzelne Befunde aus der Forschung im Bereich der Verkehrssicherheitskommunikation verweisen auf konkrete Grenzen der Wirksamkeit in der Risikogruppe. So schätzen junge Fahrerinnen und Fahrer Hinweise auf die Lebensbedrohlichkeit des Risikoverhaltens insgesamt eher als unrealistisch ein (z. B. Weber, Dillow & Rocca, 2011), wodurch Persuasionsmöglichkeiten per se beschränkt bleiben. Lewis, Watson & Tay (2007) fanden heraus, dass Furchtappelle vor allem bei jungen männlichen Fahrern eher unerwünschte Reaktionen und Abwehrmechanismen sowie Third Person-Perceptions auslösen. Zudem finden sich Hinweise darauf, dass vor allem die dem Risikoverhalten positiv gegenüberstehenden ‚Sensation Seeker' mit Risikobotschaften zu Alkoholfahrten kaum in gewünschter Weise zu erreichen sind (Viljoen, Terblanche-Smit & Terblanche, 2009).

4 Forschungsfrage und methodisches Vorgehen

Ausgehend von der Annahme, dass Kampagnenbotschaften, die unmittelbar mit dem Risikoverhalten assoziierte Vorstellungen und Einstellungen ansprechen, möglicherweise aversive Reaktionen bei Zielgruppen mit ausgeprägter Risikoneigung auslösen (Dillard & Shen, 2005), wurde folgende Forschungsfrage formuliert:

> *Rufen Persuasionsstrategien, die an Determinanten des Risikoverhaltens ansetzen, bei der (Hoch-)Risikogruppe eine stärker opponierende, kritischere Bewertung und Verarbeitung hervor als bei Vergleichspopulationen mit geringerer Risikoneigung?*

Zur Beantwortung wurden drei Repräsentativbefragungen, die zur Evaluation der seit 2008 betriebenen bundesweiten Verkehrssicherheitskampagne „Runter vom Gas!" (www.runtervomgas.de) durchgeführt worden waren, daraufhin re-analysiert, ob für die Risikogruppe der jungen männlichen Fahrer zwischen 18 und 24 Jahren negativere Reaktionen auf Präventionskommunikation zu erwarten sind als für Vergleichspopulationen mit geringerer Risikoneigung.

Die Kampagnenmotive 2008 und 2009 arbeiteten mit Furchtappellen, die als Loss-Frames die negativen Folgen des Risikoverhaltens aufzeigten. 2008 erfolgte dies über ein als Todesanzeige gestaltetes Plakat, das als Todesursache auf das riskante Fahrverhalten der jungen Leute verwies. 2009 wurden die Folgen zum Beispiel in Form eines Unfallfahrzeugs dargestellt, das durch die Aufschrift „Abi 2009" auf junge Leute als Fahrzeuginsassen verwies. 2011 erfolgte ein Strategiewechsel der Kampagne, indem über positive Botschaften auf Klebe- bzw. Notizzetteln von relevanten Bezugspersonen wie dem Partner/der Partnerin oder Familienangehörigen das Schutzverhalten akzentuiert wurde.

Die Datenbasis stammt aus regelmäßig seit 2008 vom Institut für Demoskopie Allensbach realisierten standardisierten Face-to-Face-Befragungen mit jeweils zwischen 1.800 und 2.000 Fällen, in denen die Befragten Motive der einzelnen Kampagnenwellen entlang verschiedener Dimensionen beurteilten (Klimmt & Maurer, 2012; Klimmt, Maurer & Baumann, 2014; Klimmt & Maurer, 2015). Durch den Vergleich der gemittelten Urteile der Risikogruppe mit der Referenzpopulation wird im Folgenden die Frage nach erhöhter Reserviertheit der jungen Fahrer beantwortet.

5 Ergebnisse

Ein Vergleich der Gesamtbewertung der Motive („Wie gefällt Ihnen dieses Plakat alles in allem?") zeigt nur geringe Unterschiede zwischen der Risikogruppe der jungen männlichen Fahrer (< 24 Jahre) einerseits und den jungen Fahrerinnen (< 24 Jahre) sowie älteren Fahrerinnen und Fahrern (> 24 Jahre) andererseits. Lediglich das positive Motiv, das einen an den Badezimmerspiegel gehefteten und mit einem Herz versehenen Notizzettel mit der Botschaft „Fahr nicht so schnell" zeigt, wurde von den jungen männlichen Fahrern im Vergleich zur weiblichen jungen Vergleichsgruppe signifikant schlechter bewertet ($p < .05$). Junge Fahrerinnen bewerten alle drei Motive deutlich positiver als die Vergleichsgruppen, was auf eine generell stärkere Offenheit für emotionale Appelle bezüglich eines gesundheits- oder sicherheitsrelevanten Risikoverhaltens verweist.

Tabelle 1 zeigt die differenzierten Bewertungen der drei Motive im Vergleich zwischen den drei Zielgruppen. Das damals viel beachtete Motiv „Todesanzeige", das explizit die Gefährdung junger Fahrer anspricht, stammt aus dem Auftaktjahr der „Runter vom Gas!"-Kampagne.

Tabelle 1: Differenzierte Bewertungen der Kampagnenmotive „Runter vom Gas!“ im Zielgruppenvergleich

	Motiv 2008: Todesanzeige			**Motiv 2009: Unfallwagen**			**Motiv 2011: Notizzettel**		
Geschlecht	m	w	m/w	m	w	m/w	m	w	m/w
Alter	< 24	< 24	> 24	< 24	< 24	> 24	< 24	< 24	> 24
Stichprobe (n)	69	53	1.426	68	58	1.531	82	67	1.840
sympathisch	2,8	3,1	2,9	**1,9**[a]	**1,5**[ab]	**1,8**[b]	2,9	3,1	2,9
langweilig	**1,8**[a]	**1,5**[a]	1,7	**1,9**[a]	**1,5**[a]	1,7	2,3	2,1	2,2
aktuell	3,4	3,4	3,3	**3,3**	**3,6**[a]	**3,3**[a]	**2,9**[a]	**3,4**[a]	3,1
geschmacklos	2,1	1,9	2,1	2,0	1,7	1,9	1,4	1,2	1,4
glaubwürdig	3,1	3,3	3,1	**3,0**[ab]	**3,5**[a]	**3,2**[b]	2,9	3,1	3,0
verständlich	3,4	**3,6**[a]	**3,4**[a]	3,2	3,3	3,3	3,4	3,5	3,4
macht vorsichtig	2,7	3,0	3,0	**2,6**[ab]	**3,1**[a]	**2,9**[b]	**2,3**[a]	2,7	**2,6**[a]
zeitlos	2,8	2,9	2,9	2,7	2,8	2,8	3,0	2,9	2,9
schockierend	**2,8**[a]	**3,3**[a]	3,0	**2,8**[ab]	**3,4**[a]	**3,1**[b]	1,5	1,4	1,4
seriös	2,6	2,5	2,6	2,5	2,7	2,6	2,9	2,9	2,8
gut gemacht	**2,6**[a]	**3,1**[a]	2,8	2,7	2,7	2,8	2,6	2,8	2,8
macht nachdenklich	**3,2**[a]	**3,6**[a]	3,4	**3,0**[ab]	**3,4**[a]	**3,3**[b]	**2,4**[ab]	**2,9**[a]	**2,7**[b]
belehrend, besserwisserisch	**2,4**[ab]	**2,0**[a]	**1,9**[b]	**2,3**[a]	**2,2**	**2,0**[a]	1,7	1,9	1,9

Frage: „Hier auf diesen Karten ist einiges aufgeschrieben, was man über dieses Plakat sagen kann. Bitte verteilen Sie die Karten auf das Blatt hier, je nachdem, ob das Ihrer Ansicht nach voll und ganz, eher, eher nicht oder überhaupt nicht auf dieses Plakat zutrifft.“ (1 = trifft überhaupt nicht zu; 4 = trifft voll und ganz zu)

[a, b] Gruppenmittelwerte mit identischem Buchstaben unterscheiden sich im Post-Hoc-Test signifikant ($p < .05$)

Die Gruppenvergleiche zeigen relativ wenige Muster, die für die Reserviertheit der Hochrisikogruppe sprechen; noch am deutlichsten ausgeprägt ist die Wahrnehmung des Plakatmotivs als „belehrend, besserwisserisch" durch die Hochrisikogruppe, was als Hinweis auf eine erhöhte Reaktanzneigung interpretiert werden kann. Auch deuten der erhöhte Mittelwert bei „langweilig" und der niedrigere Wert bei „schockierend" auf eine kritischere Rezeptionshaltung in der Risikogruppe hin.

Die Evaluation des im Jahr 2009 verbreiteten Motivs „Unfallwagen/Abi 2009" wurde 2010 erhoben. Der Vergleich der erfragten Bewertungen dieses mit Furchtappellen auf Unfallfolgen verweisenden Motivs zeigt deutlich, dass sich die Risikogruppe der jungen Fahrer weniger angesprochen fühlt als die Vergleichsgruppen. Besonders auffällig sind die kritischeren Urteile junger Fahrer bei den Items „macht nachdenklich", „macht vorsichtig" und „glaubwürdig", zeugen sie doch von einer erhöhten Weigerung, sich auf die Botschaft einzulassen und sie als legitim zu betrachten.

Die Motivserie „Notizzettel" wurde 2013 evaluiert und bezieht sich auf die Welle der „Runter vom Gas!"-Kampagne, die erstmals nicht mehr mit ‚Verlust-Frames' arbeitete, sondern auf eine positive Ansprache über wohlgemeinte Ratschläge setzte. Der Vergleich der Risikogruppe mit den Referenzgruppen deutet auf eine eher schlechtere Bewertung der Motive durch die jungen Fahrer hin, jedoch scheint diese Botschaftsstrategie insgesamt weniger stark zu polarisieren. Hervorzuheben ist, dass die Risikogruppe diesem Motiv eine signifikant geringere Wirksamkeit zuschreibt („macht nachdenklich", „macht vorsichtig") und es, wie oben bereits erwähnt, im Vergleich zur jungen weiblichen Zielgruppe, insgesamt schlechter bewertet.

6 Diskussion

Die Re-Analyse der Kampagnenevaluationen gibt Hinweise darauf, dass junge männliche Fahrer als eine der Kernzielgruppen der Verkehrssicherheitsarbeit gut gemeinten Präventionsbotschaften skeptischer gegenüber stehen als weniger gefährdete Publikumssegmente. Reaktanz scheint bei der Risikogruppe mit größerer Wahrscheinlichkeit aufzutreten, was darauf hindeutet, dass die Risikoneigung dieser Teilzielgruppe mit persuasiven Wirkungspotenzialen assoziiert ist. Diese aversiv-emotionale Reaktion verdient daher in der künftigen Forschung und Kampagnenplanung mehr Berücksichtigung (Dillard & Shen, 2005).

Möglicherweise steht hinter dieser Beobachtung eine durch die Kampagnenbotschaft erlebte Bedrohung des Selbstkonzepts („Ich als guter Fahrer"), möglicherweise aber auch Gereiztheit wegen zahlreicher früherer ‚Belehrungserlebnisse' und einer Aversion gegen den ‚gehobenen Zeigefinger'. Weitere Erklärungsansätze könnten darin liegen, dass die junge männliche Kernzielgruppe das Risikoverhalten nicht per se als Problemverhalten erachtet. Riskantes Fahrverhalten wird von einem Teil dieser Zielgruppe als reizvoll wahrgenommen, von den Peers honoriert und ist im Lebensstil verankert (Holte, 2012, 2015). Das Risikoverhalten kann damit für einen Teil der Risikogruppe der jungen Fahrer für das individuelle und gruppenbezogene Selbstkonzept funktional sein, sodass mit der Betonung des Gefahrenpotenzials oder mit wohlgemeinten Ratschlägen eher unpassende Handlungsmotive adressiert werden. Die Verkehrssicherheitsarbeit wäre hier gefordert, Handlungsalternativen zu diesem Risikoverhalten anzubieten und Handlungsanreize für diese Alternativen zu setzen.

Auch hinsichtlich des Kommunikationskanals gilt es, die an die Hochrisikogruppe adressierte Verkehrssicherheitsarbeit zu überdenken. Angesichts der zentralen Bedeutung, die die Peergruppe im Sozialisationsprozess Heranwachsender hat, sowie vor dem Hintergrund der empirisch nachgewiesenen Verbindung von Risikoprofilen und Kommunikationsstilen (Geber, Baumann & Klimmt, in Druck; Baumann & Geber, 2014) könnten in Ergänzung zu massenmedialen Kommunikationswegen vor allem Social Media Strategien zur Erreichung der Hochrisikogruppe Erfolg versprechend sein.

Das Motiv „Todesanzeige" scheint in seiner emotionalen Ansprache selbst in der Risikogruppe insgesamt das stärkste Motiv zu sein. Dies könnte auf eine alters- und geschlechterübergreifende Symbolkraft der grafischen Gestaltung zurückzuführen sein. Entsprechend könnte für eine bevölkerungsweite Kampagne die Suche nach solchen visuellen Symbolen ein wichtiges Element der Botschaftsstrategie sein.

Unabhängig vom konkreten Anwendungsfall verweisen die berichteten Daten auf die Notwendigkeit, Kampagneninhalte gerade mit Blick auf Hochrisikogruppen formativ zu evaluieren und dabei frühzeitig und umfassend Gründe für ablehnende Rezeptionshaltungen zu ermitteln. Denn nur dann bleibt die Chance gewahrt, intendierte Wirkungen bei der Zielgruppe zu erreichen und nicht an deren Ärger oder geistiger Blockadehaltung zu scheitern.

Literaturverzeichnis

Baumann, E. & Geber, S. (2014). Targetingstrategien in der Verkehrssicherheitskommunikation zur Erreichbarkeit junger Risikogruppen. In C. Klimmt, M. Maurer, H. Holte & E. Baumann (Hrsg.), Verkehrssicherheitskommunikation. Beiträge der empirischen Forschung zur strategischen Unfallprävention (S. 287-307). Wiesbaden: Springer VS.

Baumann, E., Hastall, M. R. & Rossmann, C. (2014). Persuasionsstrategien zur Alkoholprävention im Straßenverkehr. In C. Klimmt, M. Maurer, H. Holte & E. Baumann (Hrsg.), Verkehrssicherheitskommunikation. Beiträge der empirischen Forschung zur strategischen Unfallprävention (S. 201-219). Wiesbaden: Springer VS.

Dillard, J. P. & Shen, L. (2005). On the nature of reactance and its role in persuasive health communication. Communication Monographs, 72(2), 144-168.

Erceg-Hurn, D. M. & Steed, L. G. (2011). Does exposure to cigarette health warnings elicit psychological reactance in smokers? Journal of Applied Social Psychology, 41(1), 219-237.

Geber, S., Baumann, E. & Klimmt, C. (in Druck). Tailoring in risk communication by linking risk profiles and communication preferences: The case of speeding of young car drivers. Accident Analysis and Prevention (Special issue „Road Safety Communication Campaigns").

Ha, L, & McCann, K. (2008). An integrated model of advertising clutter in offline and online media. International Journal of Advertising, 27(4), 569-592.

Hastall, M. R. (2012). Abwehrreaktionen auf Gesundheitsappelle: Forschungs-stand und Praxisempfehlungen. In S. Hoffmann, U. Schwarz & R. Mai (Hrsg.), Angewandtes Gesundheitsmarketing (S. 281-296). Wiesbaden: Springer Gabler.

Hastall, M. R. (2014). Persuasions- und Botschaftsstrategien. In K. Hurrelmann & E. Baumann (Hrsg.), Handbuch Gesundheitskommunikation (S. 399-412). Bern: Verlag Hans Huber.

Holte, H. (2012). Einflussfaktoren auf das Fahrverhalten und das Unfallrisiko junger Fahrerinnen und Fahrer (Schriftenreihe der Bundesanstalt für Straßenwesen, M229). Bremerhaven: Wissenschaftsverlag NW.

Holte, H. (2015). Zielgruppe junge Fahrerinnen und Fahrer. In C. Klimmt, M. Maurer, H. Holte & E. Baumann (Hrsg.), Verkehrssicherheitskommunikation. Beiträge der empirischen Forschung zur strategischen Unfallprävention (S. 35-52). Wiesbaden: Springer VS.

Holte, H. & Pfafferott, I. (2015). Wirkungsmechanismen und Erfolgsfaktoren von Verkehrssicherheitskampagnen. In C. Klimmt, M. Maurer, H. Holte & E. Baumann (Hrsg.), Verkehrssicherheitskommunikation. Beiträge der empirischen Forschung zur strategischen Unfallprävention (S. 99-116). Wiesbaden: Springer VS.

Holte, H., Klimmt, C., Baumann, E. & Geber, S. (2014). Wirkungsvolle Risikokommunikation für junge Fahrerinnen und Fahrer (Schriftenreihe der Bundesanstalt für Straßenwesen, M 249). Bremen: Carl Schünemann Verlag.

Klimmt, C. & Maurer, M. (2012). Evaluation der bundesweiten Verkehrssicherheitskampagne „Runter vom Gas!" (Schriftenreihe der Bundesanstalt für Straßenwesen, Reihe „Mensch und Sicherheit", M 223). Bremerhaven: Wirtschaftsverlag NW.

Klimmt, C. & Maurer, M. (2015). Rezeption und Wirkung einer längerfristigen Kampagne: Runter vom Gas!, 2008 bis 2010. In C. Klimmt, M. Maurer, H. Holte & E. Baumann (Hrsg.), Verkehrssicherheitskommunikation. Beiträge der empirischen Forschung zur strategischen Unfallprävention (S. 117-133). Wiesbaden: Springer VS.

Klimmt, C., Maurer, M. & Baumann, E. (2014). Prozessevaluation der Kampagnenfortsetzung 2011-2012 „Runter vom Gas!" (Schriftenreihe der Bundesanstalt für Straßenwesen, Reihe „Mensch und Sicherheit", M 246). Bremen: Carl Schünemann Verlag.

Lewis, I., Watson, B. & Tay, R. (2007). Examining the effectiveness of physical threats in road safety advertising: The role of the third-person effect, gender, and age. Transportation Research Part F: Traffic Psychology and Behaviour, 10(1), 48-60.

Salmon, C. & Atkin, C. (2003). Using media campaigns for health promotion. In T. L. Thompson, A. M. Dorsey, K. I. Miller & R. Parrott (Hrsg.), Handbook of health communication (S. 449-472). Mahwah, N.J: Lawrence Erlbaum.

Slater, M. D. (1999). Drinking and driving PSAs: A content analysis of behavioral influence strategies. Journal of Alcohol and Drug Education, 44(3), 68-81.

Statistisches Bundesamt. (Hrsg.). (2013). Verkehrsunfälle: Unfälle von 18- 24-Jährigen im Straßenverkehr. Wiesbaden: Statistisches Bundesamt. Abgerufen von https://www.destatis.de/DE/Publikationen/Thematisch/TransportVerkehr/Verkehrsunfaelle/Unfaelle18bis24jaehrigen5462406137004.pdf?__blob=publicationFile (22.07.2015).

Viljoen, E. N., Terblanche-Smit, M. & Terblanche, N. S. (2009). Good idea, bad idea: A study of young adults' opinions on anti-drunken driving campaigns. Communicatio: South African Journal for Communication Theory & Research, 35(1), 119-137.

Weber, K., Dillow, M. R. & Rocca, K. A. (2011). Developing and testing the anti-drinking and driving PSA. Communication Quarterly, 59(4), 415-427.

Linda Mummer, Juliane Wagner, Doreen Reifegerste & Martin Degen

Panikmache oder autonome Rezipienten? Müssen Lebensmittelskandale zwangsläufig zu Verunsicherung führen?

1 Lebensmittelskandale und Verbraucherverunsicherung

Das Interesse an Konsum, Zubereitung und Gesundheitsaspekten von Lebensmitteln hat einen wohl noch nie da gewesenen Höhepunkt erreicht. Aus einer Studie zu Ernährungstrends in Deutschland geht hervor, dass Ernährung ein „gesellschaftliches Megathema" ist (Lebensmittelzeitung.net, 2012). Umso heftiger erschüttern negative Vorfälle in diesem sensiblen Bereich des alltäglichen Lebens das Vertrauen der Verbraucher in die Lebensmittelindustrie. Die Berichterstattung zu Lebensmittelskandalen wie BSE oder EHEC[1] hat in den letzten Jahrzehnten deutlich zugenommen (Liebrich, 2013). Sie enthält neben sachlichen Informationen oft zahlreiche, zum Teil dramatisierende Stilmittel, die potenziell große Verunsicherung bei den Verbrauchern auslösen können (Linzmaier, 2007). Eine übertrieben sensationalistische Aufbereitung, wie sie häufig bei Skandalen vorkommt (Kepplinger, 2005) – das sogenannte Fear-mongering –, kann aufgrund der meist großen Betroffenheit der Rezipienten zu Verunsicherung und Vertrauensverlust führen. Deren Rückwirkungen bekommen nicht nur die Lebensmittelhersteller zu spüren, sondern zum Beispiel auch die Medien und die Wissenschaft (Schwitzer, 2010).

Verschiedene Studien, darunter auch Längsschnittuntersuchungen, zu Konsumgewohnheiten deuten an, dass die vermehrte negative Berichterstattung über die Lebensmittelqualität das Verbraucher- und Ernährungsverhalten nachhaltig verändert – zum Beispiel in Richtung Biotrend und Vegetarismus (u. a. Lippl, 2012). In der Vergangenheit wurden Lebensmittel vorrangig auf ihre Auswirkungen auf Politik und Wirtschaft hin untersucht (u. a. Burton & Young, 1996; Serra, 2010). Im Falle des BSE-Skandals wurden beispielsweise nicht nur Kurzzeiteffekte auf den

1 Mit dem Darmkeim EHEC kontaminierte Sprossen aus Ägypten waren verantwortlich für den Tod von 40 Menschen in Deutschland, die sich durch den Verzehr infiziert hatten. Die Besonderheit dieses Skandals war, dass über einen langen Zeitraum spekuliert wurde, was die Ursache für die Erkrankungen und Todesfälle war und immer wieder neue Lebensmittel (Tomaten, Gurken) unter Verdacht standen (Focus-Online, 2013).

Kauf von Rindfleisch in Großbritannien festgestellt, sondern es wurde auch langfristig ein deutlicher Rückgang beim Absatz von Rindfleisch verzeichnet (Burton & Young, 1996).

Die Veränderung des Kaufverhaltens lässt auf einen Einfluss von Lebensmittelskandalen auf die Einstellung der Rezipienten schließen. Linzmaier (2007) suchte nach Auslösern für derartige Verhaltens- und Ernährungsveränderungen. Als Schlüssel dafür fand sie das durch die Berichterstattung verbreitete Risiko beim Konsum bestimmter Nahrungsmittel, welches bei den Verbrauchern kognitiv eine entsprechende Verunsicherung hervorruft. Um diesen Kausalzusammenhang bis zu seinem Ausgangspunkt zurückzuverfolgen, machte sie sich das Wissen aus der Risikoperzeptionsforschung zu Nutze (u. a. Slovic, Fischhoff & Lichtenstein, 1980; Renn & Zwick, 1997). Aufbauend auf diesen Erkenntnissen leitete sie über Gruppendiskussionen Risikoattribute (wie „Anzahl der Betroffenen", „Toxizität" oder „Belastungsgrad", Linzmaier, 2007) speziell für die Berichterstattung über Lebensmittelskandale ab, mit denen sie inhaltsanalytisch Risikoprofile für die Vorfälle identifizierte. Das spezifische mediale Risikoprofil „setzt sich aus verunsicherungsrelevanten Risikoattributen zusammen, die diesem Ereignis in der Berichterstattung zugeschrieben werden – aus Merkmalen also, von denen angenommen wird, dass sie beim Verbraucher zu Risikowahrnehmung und einer Erschütterung des (System-)Vertrauens führen können" (Linzmaier, 2007, S. 3f.). Mit den Risikoattributen schuf Linzmaier somit zugleich ein Messinstrument, um das Verunsicherungspotenzial der medialen Berichterstattung zu Lebensmittelskandalen zu erheben. Die Schlussfolgerungen aus ihrer Erhebung beschränken sich jedoch vor allem auf theoretische Überlegungen. Inwiefern die einzelnen Risikoattribute tatsächlich auf die Verbraucherverunsicherung wirken, kann aus ihrer Untersuchung nicht abgeleitet werden. Linzmaier selbst bezeichnet daher die fehlende Wirkungsstudie als größte Limitation ihrer Arbeit (Linzmaier, 2007, S. 243). So blieb die Frage bislang noch offen, inwieweit sich die unterschiedlichen Darstellungen der Skandale in den Medien und das in Inhaltsanalysen angenommene Verunsicherungspotenzial (Linzmaier, 2007) auf die tatsächliche Verunsicherung der Verbraucher auswirken.

Wie Studien belegen, kann die Reaktion des Einzelnen bei der Aufdeckung und dem Bekanntwerden von Missständen in der Lebensmittelproduktion verschiedene Ausmaße und Formen annehmen. Wir wissen, dass der „unpolitische" Verbraucher sein Verhalten meist in Form von

Ausweichen auf andere Lebensmittel, Verweigerung des Kaufs der betroffenen Produkte und Zurückweisung bestimmter Lebensmittelhersteller ändert (Philips, 2008, S. 44f.). Prinzipiell können diese Reaktionen jedoch von den stillen Einstellungsänderungen über öffentliche Äußerungen von Kritik und Beschwerden bis hin zu bewussten, langfristigen Verhaltensänderungen reichen. Für uns stellt daher die Intention zu einer Veränderung in diesem recht breiten Reaktionsspektrum einen maßgeblichen Indikator für die tatsächliche Verunsicherung der Verbraucher infolge von Missständen in der Lebensmittelbranche dar. Aufbauend auf den Erkenntnissen der Risikoperzeptionsforschung gehen wir dabei davon aus, dass die Verhaltensänderungen umso gravierender ausfallen, je größer die Verunsicherung durch die Berichterstattung ist. Kombiniert mit Linzmaiers Untersuchung vermuten wir weiter, dass die tatsächliche Verunsicherung der Rezipienten umso stärker ausfällt, je größer das Verunsicherungspotenzial der Berichterstattung ist.

2 Inhaltsanalyse zur Bestimmung des Verunsicherungspotenzials

2.1 Untersuchungsmaterial und Aufgabe der Analyse

Zur Überprüfung dieser Annahmen haben wir eine Mehrmethoden-Studie durchgeführt, die Inhaltsanalyse und experimentelle Befragung kombiniert. Die Inhaltsanalyse hatte dabei vorrangig den Charakter einer Vorstudie. Sie untersuchte alle Artikel der sieben auflagenstärksten regionalen[2] und überregionalen Tageszeitungen (*Süddeutsche Zeitung, Frankfurter Allgemeine Zeitung, Die Welt, Westdeutsche Zeitung, Rheinische Post, Sächsische Zeitung* und *Freie Presse*) sowie der drei reichweitenstärksten Online-Nachrichtenportale in Deutschland (*sueddeutsche.de, faz.net* und *bild.de*), in denen im Zeitraum von Mai 2010 bis einschließlich Mai 2013 ein Lebensmittelskandal im Fokus der Berichterstattung (bzw. als Link-Artikel 1. Grades deklariert, Linzmaier, 2007, S. 125ff.) stand. Diese Kriterien wurden von knapp 1200 Artikeln (999 Artikel aus den Tageszeitungen und 199 Artikel aus den Online-Nachrichtenportalen) erfüllt. Aus diesem Material wurde dann eine Zufallsstichprobe gezogen, sodass letztlich 424 Artikel (324 Zeitungsartikel, 100 Online-Artikel) untersucht wurden. Die Intercoderreliabilität nach Holsti lag dabei für alle Variablen bei einem

2 Diese wählten wir gezielt so, dass unsere Auswahl sowohl Vertreter aus Ost- wie auch Westdeutschland beinhaltete.

Wert von > 0,80. Die Inhaltsanalyse verfolgte zwei für die Untersuchung wichtige Ziele: (1) Sie sollte einen ersten Überblick über die Verteilung und das Auftreten der Risikoattribute in der medialen Berichterstattung ermöglichen, woraus deren jeweiliges Verunsicherungspotenzial berechnet wurde. Um dies zu gewährleisten, wurden basierend auf dem von Linzmaier (2007) entwickelten Codebuch insgesamt 40 Attribute erhoben. Darunter waren unter anderem Risikoattribute, wie „Gesundheitliche Bedenklichkeit", „Anzahl der Betroffenen", „Ausmaß", „Eintrittswahrscheinlichkeit", „Stellenwert des Lebensmittels" und die „Ernsthaftigkeit des Vorfalls". Erfasst wurde jeweils, ob das Attribut vorhanden war und welche potenzielle Wirkung (verunsichernd oder beruhigend) es aufweist. Zusätzlich wurden allgemeine Eigenschaften der Berichterstattung, zum Beispiel der Grad der sensationalistischen Aufbereitung[3] erfasst. (2) Darüber hinaus diente die Inhaltsanalyse dazu, die Auswahl geeigneter Artikel für die anschließende experimentelle Befragung zu vereinfachen. Da durch die Analyse ohnehin jedem Artikel bestimmte Charakteristika zugeordnet wurden, konnte die Auswahl auf diese Weise ganz gezielt anhand der Erfüllung bestimmter Eigenschaften erfolgen.

2.2 Ergebnisse der Inhaltsanalyse

Mithilfe der Voruntersuchung konnte festgestellt werden, dass in den Artikeln durchschnittlich fast acht Risikoattribute genannt wurden (M=7,93), wobei die verhältnismäßig hohe Standardabweichung (SD=3,43) für eine große Varianz im Untersuchungsmaterial spricht. Desweiteren fiel auf, dass einige Risikoattribute sehr häufig (*Räumliche Nähe*; n=424), andere hingegen fast gar nicht (*Zukünftige Generationen*; n=1) in den Berichterstattungen zu Lebensmittelskandalen vorkamen. Durch eine ungewichtete additive Zusammenführung aller genannten Risikoattribute wurde anschließend ein Index berechnet, der das spezifische Verunsicherungspotenzial jedes Artikels repräsentierte. Bei dieser Zusammenführung gingen alle Risikoattribute mit einer verunsichernden Wirkung (z. B. hohe Anzahl von Betroffenen, Bedrohung der Gesundheit usw.) mit *+1*, alle Risikoattribute mit beruhigender Wirkung (z. B.

3 Der Index zur Bestimmung der sensationalistischen Aufbereitung wurde aus den sechs Variablen Relativierung, Tendenz Überschrift, Tendenz Sprache, Tendenz Aufbereitung, Etikettierung als Skandal und Häufung über je zwei Ausprägungen (vorhanden/ nicht vorhanden) gebildet. Die maximale Spannweite der Variable der sensationalistischen Aufbereitung lag somit bei Min=0 bis Max=6.

Rückgang der Epidemie oder Aufklärung deren Ursprungs) mit *-1* in den Index ein (nicht im Artikel genannte Risikoattribute wurden mit 0 codiert). Das durchschnittliche Verunsicherungspotenzial lag bei einem Wert von *M*=6,08, bei einer wiederum verhältnismäßig hohen Standardabweichung von *SD*=3,50. Dabei schwankt das Verunsicherungspotenzial zwischen den Extrema -2 und 19. Die Inhaltsanalyse zeigt zudem, dass im untersuchten Zeitraum am häufigsten über die Lebensmittelskandale EHEC (46 %), Dioxin[4] (22 %) und den sogenannten Pferdefleischskandal[5] (18 %) berichtet wurde. Insgesamt weisen die Artikel eine eher geringe sensationalistische Aufbereitung (*M*=1,23 auf einer Skala von *1* = gering bis *6* = sehr hoch) auf, wobei erwartungsgemäß Artikel aus der *Bild*-Zeitung deutlich sensationalistischer aufbereitet sind als die Artikel aus anderen Zeitungen (*M*=3,34; *t*(37,157)=9,618; $p < .001$). Die übrigen Medien unterscheiden sich dagegen nicht signifikant voneinander. Auch das Verunsicherungspotenzial unterscheidet sich zwischen den Medien signifikant (*F*(8,407)=7,68, $p < .001$). Hier führen sueddeutsche.de (*M*=8,68) und SZ (*M*=7,28), faz.net (*M*=7,21) sowie bild.de (*M*=7,09) die Rangliste an. In diesem Kontext muss jedoch angemerkt werden, dass ein hohes bemessenes Verunsicherungspotenzial nicht per se als „Panikmache" verstanden werden sollte, sondern hier in erster Linie darauf zurückzuführen ist, dass die durchschnittlich längeren Artikel von *SZ* und *FAZ*[6] auch mehr Platz für verunsichernde Informationen boten. Diese Vermutung wird darin gestützt, dass sich der Einfluss der Wortzahl als Kovariate in der ANOVA als signifikant herausstellte (*F*(1,406)=123,121, $p < .001$). Vergleicht man die Berichterstattung der einzelnen Lebensmittelskandale, zeigen sich deutliche Unterschiede zwischen den drei Themen. Während EHEC fast immer mit einer gesundheitlichen Gefahr verbunden wird (93,3 %), wurde das Risikoattribut in der Berichterstattung zu Pferdefleisch deutlich seltener genannt (45,5 %).

4 2010 wurde mit Dioxin belastetes Futtermittel aus den Niederlanden an deutsche Höfe geliefert (Focus-Online, 2013).

5 Unter dem umgangssprachlich als „Pferdefleischskandal" betitelten Vorfall ist die Verwendung und Nicht-Deklaration von Pferdefleisch in Fertiggerichten wie Lasagne gemeint, wobei dieses Pferdefleisch unter Verdacht stand, mit Antibiotika belastet zu sein, die nicht bei Tieren verwendet werden dürfen, die zur Schlachtung vorgesehen sind (Focus-Online, 2013).

6 Maßgebliches Kriterium für die Länge der Artikel ist die Wortzahl der Artikel. Diese lag im Durchschnitt bei M=331,9 Worten. Die untersuchten Medien weisen folgende durchschnittliche Textlängen auf (absteigende Sortierung): sueddeutsche.de=643,5; faz.net=488,9; Die Welt= 407,1; SZ=405,7; MFAZ=367,9; bild.de=310,9; Rhein. Post=234,8; SäZ=215,1; WZ=193,7

Dagegen ähnelt sich die Darstellung von Dioxin- und Pferdefleischskandal im Hinblick auf die Verwendung der Risikoattribute überraschend stark.

3 Experimentelle Befragung zur Bestimmung der tatsächlichen Verunsicherung

3.1 Stichprobe, Rekrutierung und Fragebogen

Der Schwerpunkt der Untersuchung lag auf der experimentellen Überprüfung der Wirkung der Risikoattribute auf die Risikoperzeption der Rezipienten. Die tatsächliche Verunsicherung der Rezipienten wurde vom 26. Juli bis 04. August 2013 in einer Online-Befragung erhoben. Die Rekrutierung der Probanden erfolgte mithilfe des Schneeballverfahrens über die Verbreitung des Links zur Umfrage via E-Mail und Facebook. Bei dem Aufruf zur Teilnahme gaben wir vor, eine Einschätzung der Rezipienten zu verschiedenen Themen der aktuellen medialen Berichterstattung erhalten zu wollen, um damit unser eigentliches Forschungsziel verdeckt zu halten.

An der Befragung nahmen 162 Probanden teil, von denen jedoch 39 ausgeschlossen werden mussten[7], sodass lediglich die Antworten von 122 Probanden (57 Männer, 65 Frauen) in die finale Analyse eingingen. Das Experiment wurde im 2x2-Design angelegt mit dem Ziel, sowohl Aussagen über den Einfluss des Verunsicherungspotenzials (Faktor 1), als auch des Vorfalls selbst (Faktor 2) auf die Wahrnehmung der Rezipienten machen zu können. Die Probanden wurden randomisiert einer der vier Untersuchungsgruppen zugeordnet, die sich ausschließlich im verwendeten Stimulus unterschieden. So erhielten die Probanden entweder einen Artikel mit niedrigem Verunsicherungspotenzial (Index=0) oder einen Artikel mit hohem Verunsicherungspotenzial (Index=8), der sich wiederum entweder mit EHEC oder dem Pferdefleischskandal befasste. Bei der Auswahl der Stimulus-Texte wurde aufbauend auf den Erkenntnissen der Inhaltsanalyse darauf geachtet, dass sich diese in Bezug auf weitere potenziell intervenierende Variablen, wie zum Beispiel die sensationalistische Aufbereitung, nicht unterschieden.

7 Gründe für einen Ausschluss aus der Analyse war das unvollständige Ausfüllen des Fragebogens oder offensichtliche Falschangaben.

Im Anschluss an die Rezeption des Stimulus erfolgte schließlich die Messung der durch den Artikel evozierten Verunsicherung. Als abhängige Variable wurde die URICA-Skala (CPRC, 2013) verwendet, die die verschiedenen Stufen des Transtheoretischen Modells (TTM) abbildet. Dieses Modell versucht zu erklären, wie Gesundheitsverhaltensänderungen ablaufen (Prochaska & DiClemente, 1983). Es teilt die Verhaltensänderung in Stufen ein und beschreibt zudem Prozesse, die in bzw. zwischen diesen Stufen ablaufen (Schwarzer, 2004, S. 86). Das TTM wurde im Bereich der Krebsprävention entwickelt und findet in zahlreichen Studien unter anderem auch im Bereich der Ernährungsumstellung im Sinne einer Verhaltensänderung vor und während einer Diät Anwendung (Greene, Rossi, Reed, Willey & Prochaska, 1994; Curry, Kristal & Bowen, 1992). Dieses Modell diente uns als Grundlage, um die von Lebensmittelskandalen ausgelösten Verhaltensänderungen in die entsprechenden Stadien (von der Risikowahrnehmung über die Vorbereitung zur tatsächlichen Handlung) einzustufen und so die tatsächliche Verunsicherung zu messen. Praktische Anwendung findet das Modell in Form des URICA-Fragebogens. Das Messinstrument wurde für unsere Untersuchung adaptiert und entsprechend an das Forschungsinteresse angepasst. So entstand eine 20 Aussagen umfassende Item-Batterie, die unter anderem Risikowahrnehmung, Selbstwirksamkeitserwartung und positive bzw. negative Handlungserwartungen in Bezug auf die Risikoperzeption der vorgestellten Lebensmittelskandale abfragte. Wie im Original-URICA-Frage-Set konnten die Probanden zu diesen randomisiert vorgelegten Aussagen den Grad ihrer Zustimmung bzw. Ablehnung auf einer fünfstufigen-Skala angeben. Zusätzlich wurden auch die von der medialen Berichterstattung unabhängigen Determinanten der Risikowahrnehmung in die Erhebung einbezogen. Da zum Beispiel bereits bestätigt wurde, dass verschiedene Personeneigenschaften wie soziale, politische, psychologische oder ökonomische Faktoren zu einer subjektiven Risikowahrnehmung führen (Dosman, Adamowicz & Hrudey, 2001, S. 307), wurden diese ebenfalls in der Befragung erhoben. Zudem wurden auch potenzielle Einflussfaktoren wie Ernährungsgewohnheiten, Elternschaft und Mediennutzung erfasst.

3.2 Ergebnisse der experimentellen Befragung

Für die Messung der Verunsicherung der Probanden wurden die Einzelitems der URICA-Skala (nach entsprechender Transformation) zu einem

Summenindex (mit theoretischen Extrema von *Min*=6,1 und *Max*=30,5) zusammengefasst. In der untersuchten Stichprobe lag der Mittelwert bei *M*=16,0 (*SD*=4,3) und es zeigten sich deutliche Unterschiede in der Verunsicherung der Probanden (*Min*=8,1; *Max*=28,4).
Allerdings zeigt eine ANOVA der vier Experimentalgruppen weder signifikante Haupteffekte, noch Interaktionseffekte, was sicherlich auch mit der geringen Stichprobengröße zusammenhängt. Tendenziell deutet sich aber ein Interaktionseffekt an. Bei genauerer Betrachtung zeigt sich eine Themenabhängigkeit der tatsächlichen Wirkung des Verunsicherungspotenzials auf die Rezipienten. Betrachtet man nur die 61 Rezipienten der Artikel zum EHEC-Skandal, zeigt sich ein Unterschied in der erwarteten Richtung ($t(59)=2{,}209$, $p < .05$). Probanden, die die Berichterstattung mit hohem Verunsicherungspotenzial lasen, waren signifikant mehr verunsichert (*M*=17,2; *SD*=4,2) als solche, die den Artikel mit niedrigem Verunsicherungspotenzial lasen (*M*=17,2; *SD*=3,4). Für die Testgruppen, die den Text zum Pferdefleischskandal lasen, konnte dieser Effekte nicht nachgewiesen werden. Tendenziell wirkte der Text mit dem niedrigeren Verunsicherungspotenzial hier sogar offensichtlich verunsichernder auf die Probanden (*M*=16,2; *SD*=4,8) als der Text mit dem hohen Verunsicherungspotenzial (*M*=15,6; *SD*=4,6).

Zusätzlich wurde auch erfasst, welche Kontrollvariablen Einfluss auf die Verunsicherung der Probanden nehmen. Unter anderem konnte ein Einfluss der Ernährungsweise festgestellt werden. So wurde für Probanden, die auch Produkte tierischen Ursprungs konsumieren, eine deutlich niedrigere Verunsicherung ermittelt (*M*=15,6; *SD*=3,9) als für Vegetarier (*M*=18,0; *SD*=5,9) und Veganer (*M*=19,2; *SD*=4,0). Weiterhin wurde auch der Vermutung nachgegangen, dass sich das Interesse an einer gesunden Ernährung auf die Risikoperzeption auswirken könnte. Auch hier konnte ein Zusammenhang festgestellt werden, der sich darin äußerte, dass die Aussage „*Ich achte auf eine gesunde, ausgewogene Ernährung*" positiv mit der ermittelten Verunsicherung der Probanden korrelierte (r=.23, 95 % CI [.05; .39], $p < .05$). Doch nicht nur das aktuelle Interesse an Gesundheit und Ernährung stellte sich als wichtige Determinante heraus. Ebenso konnte festgestellt werden, dass Probanden, die bereits infolge vergangener Lebensmittelskandale ihr Essverhalten geändert hatten, signifikant stärker verunsichert waren (*M*=20,7; *SD*=4,2) als Probanden, die angaben, ihr Essverhalten nicht geändert zu haben (*M*=14,4; *SD*=3,3; $t(31{,}637)=7{,}804$, $p < .001$). All diese Kontrollvariablen haben zwar Einfluss auf die

Höhe der Verunsicherung der Probanden, weisen aber keine Interaktionseffekte mit den unterschiedlichen Artikelversionen auf. Aus vergangenen Untersuchungen erwartete Einflüsse von Alter, Geschlecht und Bildung konnten in der Studie nicht bestätigt werden.

4 Fazit

Zusammenfassend lässt sich schlussfolgern, dass sich Rezipienten trotz verunsichernder Aufbereitung von Lebensmittelskandalen nicht von jedem Skandal gleichermaßen verunsichern lassen. Wir konnten somit erstmals experimentell Indizien dafür liefern, dass das aus Inhaltsanalysen abgeleitete Verunsicherungspotenzial nicht themenunabhängig wirkt. Freilich sollten die geringe Teilnehmerzahl der Befragung[8], die Übersetzung der englischsprachigen URICA-Batterie und ihre Übertragung auf Lebensmittelskandale sowie die besondere Charakteristik des Pferdefleischskandals als potenziell einschränkende Kriterien der Studie nicht unerwähnt bleiben. Zudem müssten die einzelnen Risikoattribute möglicherweise unterschiedlich gewichtet werden. Klar wurde jedoch, dass eine „Panikmache“ mit zahlreichen Risikoattributen (und somit tendenziell hohem Verunsicherungspotenzial) nicht allein ausschlaggebend für Verunsicherung beim Rezipienten ist. Wenn, wie im Fall von EHEC, allerdings eine gesundheitliche Bedenklichkeit vorliegt, ist auch eine verunsichernde Wirkung durch die Berichterstattung nachweisbar. Diese Kausalität könnte dann auch zu einem temporär erhöhten Informationsbedarf der Verbraucher führen (Hohlbach & Maurer, 2014). Generell sollte davon ausgegangen werden, dass die Berichterstattung zu Lebensmittelskandalen mit hohem Verunsicherungspotenzial eine erhöhte Risikowahrnehmung und Intentionsänderungen zur Folge hat. Allerdings ist dieser Zusammenhang nicht für alle Lebensmittelskandale generalisierbar. Da jeder Skandal einzigartig ist (Kepplinger, 2005, S. 7), müssen weitere Merkmale der Lebensmittelskandale (z. B. Anzahl der potenziell Betroffenen und gesundheitliche Bedenklichkeit) berücksichtigt werden. Unterm Strich machen die Ergebnisse einmal mehr die Verantwortung der Journalisten deutlich. Zudem kann jedoch auch auf die nachweisbare Entscheidungskompetenz der Verbraucher hingewiesen werden, die trotz gleicher journalistischer Darstellungsweisen unterschiedliche Schlussfolgerungen für ihr eigenes Ernährungsverhalten aus der Bericht-

8 Die vier Versuchsgruppen bestanden aus 30 bzw. 31 Probanden.

erstattung ziehen. Reine mediale „Panikmache“ scheint folglich nicht per se die Risikoperzeption der Verbraucher zu beeinflussen.

Literaturverzeichnis

Burton, M. & Young, T. (1996). The impact of BSE on the demand for beef and other meats in Great Britain, *Applied Economics*, *28*(6), 687-693.

CPRC - Cancer Prevention Research Center (2013). Measures - Other: URICA (Long Form) (University of Rhode Island Change Assessment). Abgerufen von http://www.uri.edu/research/cprc/Measures/urica.htm (22.05.2013).

Curry, S. J., Kristal, A. R. & Bowen, D. J. (1992). An application of the stage model of behaviour change to dietary fat reduction. *Health Education Research*, *7*, 494-503.

Dosman, D. M., Adamowicz, W. L. & Hrudey, S. E. (2001). Socioeconomic Determinants of Health- and Food Safety-Related Risk Perceptions. *Risk Analysis*, *21*(2), 307-317.

Focus-Online (2013). Chronologie: Lebensmittelskandale in Deutschland. Abgerufen von http://www.focus.de/tagesthema/euchronologie-lebensmittelskandaleindeutschland_aid_920047.html (20.03.2013).

Green, G. W., Rossi, S. R., Reed, G. R., Willey, C. & Prochaska, J. O. (1994). Stages of change for dietrary fat reduction to 30 % of calories or less. *Journal of the American Dietetic Association*, *94*, 1105-1110.

Holbach, T. & Maurer, M. (2014). Wissenswerte Nachrichten. *Publizistik*, *59*(1), 65-81.

Kepplinger, H. M. (2005). *Die Mechanismen der Skandalisierung. Die Macht der Medien und die Möglichkeiten der Betroffenen.* München: Olzog Verlag GmbH.

Lebensmittelzeitung.net (2012). Vernunft und Versuchung - Ernährungstypen und -trends in Deutschland. Abgerufen von http://www.lebensmittelzeitung.net/business/daten-fakten/studien/Vernunft-undVersuchung---Ernährungstypen-und-trends-in-Deutschland_432.html (21.05.2013).

Liebrich, S. (2013). „Skandale sind kein Zufall“. Abgerufen von http://www.sueddeutsche.de/wirtschaft/lebensmittelskandale-skandale-sind-kein-zufall-1.1631814 (25.04.2013).

Linzmaier, V. (2007). *Lebensmittelskandale in den Medien. Risikoprofile und Verbraucherverunsicherung.* München: Verlag Reinhard Fischer.

Lippl, M. (2012). *Organic food boom-Biofoodkonjunktur als Reaktion auf medial vermittelte Risiken beim Lebensmittelkonsum.* Humboldt-Universität zu Berlin, Philosophische Fakultät III, Dissertation.

Philipps, A. (2008). *BSE, Vogelgrippe & Co.: „Lebensmittelskandale“ und Konsumentenverhalten. Eine empirische Studie.* Bielefeld: transcript Verlag.

Prochaska, J. O. & DiClemente, C. C. (1983). Stages and Processes of Self-Change of Smoking: Toward An Integrative Model of Change. *Journal of Consulting and Clinical Psychology*, *51*(3), 390-395.

Renn, O. & Zwick, M. M. (1997). Risiko- und Technikakzeptanz. Berlin: Springer.

Schwarzer, R. (2004). *Psychologie des Gesundheitsverhaltens. Einführung in die Gesundheitspsychologie*, Göttingen: Hogrefe Verlag GmbH.

Schwitzer, G. (2010). The Future of Health Journalism. *Public Health Forum, 18*(68), 19.e1-19.e3.

Serra, T. (2010). Food scare crises and price volatility: The case of the BSE in Spain. *Food policy, 36*(2), 179-185.

Slovic, P., Fischhoff, B. & Lichtenstein, S. (1980). Facts and Fears: Understanding Perceived Risk. In R. C. Schwing & W. A. Albers (Hrsg.) *Societal Risk Assessment. How Safe is Safe Enough?* (S. 181-214). New York: Plenum.

Die Autoren

Dr. **Marko Bachl**, Master of Arts; Universität Hohenheim, Institut für Kommunikationswissenschaft; marko.bachl@uni-hohenheim.de

Prof. Dr. **Eva Baumann**, Dipl.-Medienwiss., Hochschule für Musik, Theater und Medien Hannover, Institut für Journalistik und Kommunikationsforschung; eva.baumann@ijk.hmtm-hannover.de

Dr. **Nils S. Borchers**, Universität Mannheim, Institut für Medien- und Kommunikationswissenschaft; borchers@uni-mannheim.de

Dr. **Anne-Linda Camerini**, M.A., Università della Svizzera italiana, Institute of Communication and Health; anne.linda.camerini@usi.ch

Viorela Dan, Dipl.-Medienwiss., Freie Universität Berlin, Institut für Publizistik- und Kommunikationswissenschaft; viorela.dan@fu-berlin.de

Martin Degen, M.A., Research Consultant, FactWorks GmbH; degen@factworks.com

Farina Madita Dobrick, M.A., Technische Universität Dresden, Institut für Kommunikationswissenschaft; farina_madita.dobrick@tu-dresden.de

Prof. Dr. **Nicola Döring**, Technische Universität Ilmenau, Institut für Medien und Kommunikationswissenschaft; www.nicola-doering.de

Sarah Geber, M.A., Hochschule für Musik, Theater und Medien Hannover, Institut für Journalistik und Kommunikationsforschung; sarah.geber@ijk.hmtm-hannover.de

Jun.-Prof. Dr. **Matthias R. Hastall**, TU Dortmund, Fakultät Rehabilitationswissenschaften, Abteilung Sprache & Kommunikation; matthias.hastall@tu-dortmund.de

Simone Jäger, M.A., Doktorandin, Johannes Gutenberg-Universität Mainz, Institut für Publizistik; simone.jaeger@icloud.com

Anja Kalch, M.A., Universität Augsburg, Institut für Medien, Wissen und Kommunikation; anja.kalch@phil.uni-augsburg.de

Prof. Dr. **Christoph Klimmt**, Hochschule für Musik, Theater und Medien Hannover, Institut für Journalistik und Kommunikationsforschung; christohph.klimmt@ijk.hmtm-hannover.de

Nicola Krömer, M.A., Universität Erfurt, Seminar für Medien- und Kommunikationswissenschaft, Communication and Digital Media (ComDigMed); nicolakroemer@gmail.com

Prof. Dr. **Marcus Maurer**, Johannes Gutenberg-Universität Mainz, Institut für Publizistik; mmaurer@uni-mainz.de

Dr. **Tino G. K. Meitz**, Eberhard Karls Universität Tübingen, Institut für Medienwissenschaft; tino.meitz@uni-tuebingen.de

Lisa Meyer, M.A., Ludwig-Maximilians-Universität München, Institut für Kommunikationswissenschaft und Medienforschung; meyer@ifkw.lmu.de

Linda Mummer, B.A., Masterstudentin, Universität Erfurt, Seminar für Medien- und Kommunikationswissenschaft; linda.mummer@uni-erfurt.de

Corinna Oschatz, M.A., Johannes Gutenberg-Universität Mainz, Institut für Publizistik; corinna.oschatz@uni-mainz.de

Yvonne Prinzellner, Technische Universität Ilmenau, Institut für Medien und Kommunikationswissenschaft; yvonne.prinzellner@tu-illmenau.de

Prof. Dr. **Oliver Quiring**, Johannes Gutenberg-Universität Mainz, Institut für Publizistik; quiring@uni-mainz.de

Isabel Rackow, B.A., Universität Hohenheim; isabel.rackow@uni-hohenheim.de

Prof. Dr. **Constanze Rossmann**, Universität Erfurt, Seminar für Medien- und Kommunikationswissenschaft; constanze.rossmann@uni-erfurt.de

Dr. **Doreen Reifegerste**, M.A., Kommunikationswissenschaft, Friedrich-Schiller-Universität Jena, Institut für Kommunikationswissenschaft; doreen.reifegerste@uni-jena.de

Markus Schäfer, M.A., Johannes Gutenberg-Universität Mainz, Institut für Publizistik; markus.schaefer@uni-mainz.de

Dr. **Michael Scharkow**, M. A., Universität Hohenheim, Institut für Kommunikationswissenschaft; michael.scharkow@uni-hohenheim.de

Dr. **Sebastian Scherr**, Ludwig-Maximilians-Universität München, Institut für Kommunikationswissenschaft und Medienforschung; scherr@ifkw.lmu.de

Prof. Dr. **Peter J. Schulz**, Università della Svizzera italiana, Institute of Communication and Health; peter.schulz@usi.ch

Dr. **Markus Seifert**, Dipl.-Medienwiss., Universität Erfurt, Seminar für Medien- und Kommunikationswissenschaft; markus.seifert@uni-erfurt.de

Dr. **Astrid Spatzier**, Kommunikationswissenschaftlerin; astrid.spatzier@gmx.at

Freya Sukalla, M.A., Universität Augsburg, Institut für Medien, Wissen und Kommunikation; freya.sukalla@phil.uni-augsburg.de

Michael Sülflow, M.A., Johannes Gutenberg-Universität Mainz, Institut für Publizistik; michael.suelflow@uni-mainz.de

Anna J. M. Wagner, M.A., Universität Augsburg, Institut für Medien, Wissen und Kommunikation; anna.wagner@phil.uni-augsburg.de

Juliane Wagner, B.A., Masterstudentin, Hochschule Mittweida, University of Applied Science, Information and Communication Science; jwagner8@hs-mittweida.de

FSC
www.fsc.org
MIX
Papier | Fördert
gute Waldnutzung
FSC® C083411

Zeitfracht Medien GmbH
Ferdinand-Jühlke-Straße 7
99095 Erfurt, Deutschland
produktsicherheit@kolibri360.de